U0251731

牙周再生术
直通成功的技术战略

著 （日）宫本泰和 （日）尾野 诚

译 吕 达 张泓灏 王晓歌

PERIODONTAL
REGENERATIVE
THERAPY

北方联合出版传媒（集团）股份有限公司
辽宁科学技术出版社

图文编辑

杨 帆 刘 娜 张 浩 刘玉卿 肖 艳 刘 菲 康 鹤 王静雅 纪凤薇 杨 洋

This is the translation edition of Japanese edition, original title:
歯周再生療法を成功させるテクニックとストラテジー
著者：宮本泰和 尾野誠
Copyright © 2020 Quintessence Publishing Co., Ltd.
All rights reserved.

©2024，辽宁科学技术出版社。
著作权合同登记号：06-2021第246号。

版权所有·翻印必究

图书在版编目（CIP）数据

牙周再生术 /（日）宫本泰和，（日）尾野诚著；吕达，张泓灏，王晓歌译. — 沈阳：辽宁科学技术出版社，2024.5

ISBN 978-7-5591-3420-2

Ⅰ.①牙… Ⅱ.①宫… ②尾… ③吕… ④张… ⑤王… Ⅲ.①牙周病—诊疗 Ⅳ.①R781.4

中国国家版本馆CIP数据核字（2024）第026652号

出版发行：辽宁科学技术出版社
　　　　　（地址：沈阳市和平区十一纬路25号　邮编：110003）
印 刷 者：深圳市福圣印刷有限公司
经 销 者：各地新华书店
幅面尺寸：210mm×285mm
印　　张：27.25
插　　页：4
字　　数：545千字
出版时间：2024年5月第1版
印刷时间：2024年5月第1次印刷
出 品 人：陈　刚
责任编辑：张丹婷　殷　欣
封面设计：袁　舒
版式设计：袁　舒
责任校对：李　霞

书　　号：ISBN 978-7-5591-3420-2
定　　价：598.00元

投稿热线：024-23280336
邮购热线：024-23280336
E-mail:cyclonechen@126.com
http://www.lnkj.com.cn

译者简介 TRANSLATOR INTRODUCTION

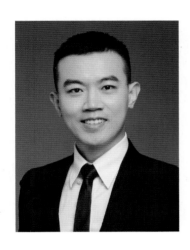

吕　达

北京大学牙周病学博士

友睦口腔牙周专科医生

中华口腔医学会牙周病学专业委员会委员

海堂学社总编辑

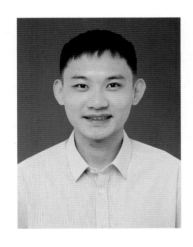

张泓灏

日本大阪齿科大学口腔修复学博士

中山市口腔医院口腔种植科医生

日本牙周病学会、日本临床牙周病学会会员

海堂学社专栏作者

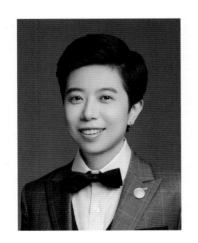

王晓歌

暨南大学口腔医学硕士

美国佛罗里达大学访问学者

美国牙周病学会（AAP）会员

海堂学社发起人

前言 INTRODUCTION

《吉尼斯世界纪录》于2001年将牙周病收录为"全世界蔓延最广泛的感染性疾病"。如今日本大约有80%的成年人罹患牙周病，该疾病成为失牙的首要原因。近年来，随着牙周病与全身性疾病关系的研究不断深入，已证实牙周病是多种全身性疾病的病因，更是关乎生死的一些疾病的病因。面对这样一种威胁国民健康的疾病，目前我们还不能狂言已确立其治疗方法。

在我刚成为牙科医生的时候（1983年），日本国内专门治疗牙周病的医生还非常稀缺，我认为我最早工作的牙科诊所，在牙周病的治疗水平方面尚有不足。

后来与恩师——小野善弘医生的因缘际会，使我信念坚定——未来要成为牙周病专科医生。小野善弘医生从九州齿科大学毕业后，于大阪大学齿学部学习口腔修复学，随后在大分县开设了自己的诊所。在那里牙周病患者数量巨大、治疗手段匮乏，使他深感痛心，于是携家眷赴美国留学，专攻牙周病学。在美国，他师从在波士顿大学牙周病科长年执教的Kramer医生和Nevins医生，最终学成归国。

小野善弘医生的人生奇遇让我大受震撼，同时也意识到美国的牙周治疗学研究远远领先于日本。美国系统完整的牙周治疗方法令我倾慕不已。遂加入美国牙周病学会（AAP），成为一名会员。有幸到Nevins医生等的诊所参观学习，观摩了牙周专科医生如何花费1～2小时的诊疗时间为一位患者提供服务，折服于他们的专业素养。在小野善弘医生的推荐下，我加入了1983年创设的日本临床牙周病学会，获得了与川崎仁医生等多位著名牙周病专科医生相识、相知的机会。这段宝贵的经历更燃起了我心中热爱牙周治疗的熊熊烈火。

彼时（20世纪80年代初期），牙周手术的主流仍是切除性手术，但在基础研究方面，Nyman等报告在人体内行引导组织再生术（GTR），Lindskog、Hammarström等对釉基质蛋白（emdogain，EMD）的临床应用开发也渐入佳境。

GTR手术在1990年大步迈入临床应用，EMD也从1998年进入了牙科临床技术的视野，牙周手术经历了从"切除"到"再生"的范式转移。记得当时日本的牙周病学界因牙周再生治疗而震惊不已，我自己每次阅读相关论文时也兴奋不已。EMD在技术和材料飞速更新迭代的牙科医疗界中，罕见地拥有了20年以上的持续使用历史，意味着它受到多数临床医生的支持，也证明了它已应用到许多国家的无数临床治疗案例中，并有良好的长期结果。本书展示的病例多数都使用了EMD的治疗方法。

而从2017年开始，碱性成纤维细胞生长因子（FGF-2）进入临床，目前EMD与FGF-2的临床效果对比研究正在谨慎进行当中（参阅**第10章**）。今后可能全新治疗方法仍将层出不穷，但我坚信，经过了20年锤炼和检验的EMD再生治疗仍将拥有一席之地，并成为未来治疗技术进步的坚实基础。

在此，我分享两例使用EMD的牙周再生术的典型病例。

病例1是单颗牙牙槽骨吸收的再生手术病例。牙周组织几乎完全恢复到健康的状态，患者也因治疗效果受到了极大的鼓舞，开始重视牙病预防，保持了连续20年定期复诊的好习惯，也为自己带来了一生的健康口腔。

病例2是全牙列多位点发现牙槽骨吸收的病例。如果用传统的切除性手术来治疗，大概率会因为需要固定松动牙和改善美观而制作牙周夹板固定桥修复体。本病例通过5次的牙周再生术和正畸治疗，改善了牙齿松动和美观问题。如果行牙周夹板固定修复，会牺牲多数牙齿的大量牙釉质，这些牙齿也很可能都需要行根管治疗，势必会影响牙列永久稳定性的维持。

可以说，牙周再生术虽伴随着外科创伤，但比既往的其他治疗侵入性更低，可谓"最低介入

病例1 单颗牙牙槽骨吸收行牙周再生术后的20年随访观察

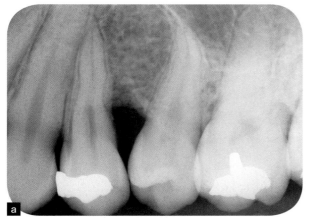

病例1a 初诊时（1999年10月）。

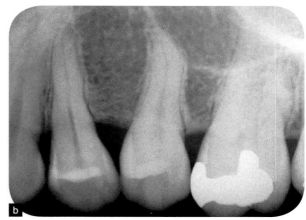

病例1b 牙周再生术后20年（2019年12月）。→ 详情请参阅**第2章病例2**。

病例2 全牙列多位点行牙周再生术后的15年随访观察

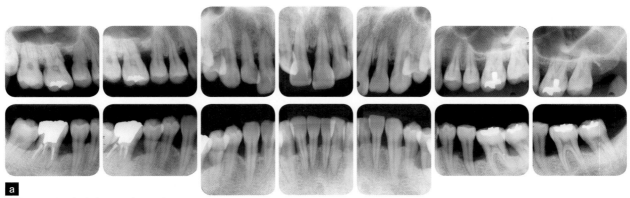

病例2a 初诊时（2003年1月）。

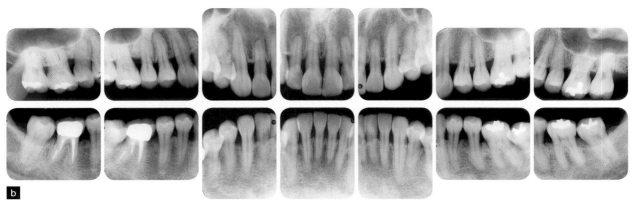

病例2b 全牙列多位点行牙周再生术后15年（2019年2月）。→ 详情请参阅**第6章病例1**。

（minimum intervention）"的治疗了。我在1983—1990年后期的牙周治疗仍以牙周夹板固定修复为主，对于当时的我来说，上述的两个病例简直是"梦幻般的治疗方法"。身在牙周治疗巨大变革的时代，并参与其中，作为牙科医生，我荣幸且自豪。

本书将介绍30年来牙周再生术在牙科临床治疗中的变迁，不惜笔墨，分享我们的长期随访病例，讨论其"成功的关键"以及"失败的原因"等，尝试与大家一同探讨究竟，哪种治疗方法可称为"胜算高的牙周再生术"。我衷心祝愿，越来越多的牙科医生能够掌握牙周再生术，为治愈更多的牙周病患牙而不懈努力。

宫本泰和

2020年4月

目录 CONTENTS

第1章

牙周再生术的变迁

牙周再生术的历史变迁（表1-1）

随着牙周炎的进展，牙槽骨发生吸收，呈现出各种各样的骨缺损形态。较浅的垂直骨缺损可以用切除性手术来处理。但对于较深的垂直骨缺损，拔牙曾经是最常见的处理方式。Schluger[1]、Ochsenbein[2-3]等的骨手术理论，至今仍适用于较浅的垂直骨缺损。

龈下刮治与骨暴露技术

在20世纪中期，切除性手术是去除牙周袋的主流方法，Goldman等证实，在垂直骨缺损处行龈下翻瓣清创（subgingival curettage）后，会发生骨组织再生[4]。另外在1958年，牙周炎来源的垂直骨缺损（骨内缺损）被分类为一壁、二壁、三壁。研究证实二壁、三壁是窄且深的或者火山口状的骨缺损，只要翻瓣清创并稳定住血凝块，即可获得一定程度的骨组织再生[5]。川崎仁也在2014年时发表了20世纪60年代所做的病例，展示了翻瓣清创后确可获得垂直骨再生[6]。此后，牙周组织再生治疗朝着确切性更高、适应证更广的方向发展。至此，"牙周再生术"这一新领域得以确立。

1957年，Prichard发表了更为激进的骨再生手术方法，即"骨暴露技术（bone denudation technique）"[7]。通过去除骨缺损上方的上皮组织，暴露骨缺损部位，从而延迟上皮向根方增殖，以使骨缺损侧的细胞优先生长，形成附着。然而此法仅适用于第二磨牙远中的垂直骨吸收等特殊位点，现在临床上基本已弃用。

骨移植

自体骨移植术（Nabers，1965）[8]、脱矿冻干异体骨移植术（Urist，1965）[9]、髂骨松质骨移植术（Schallhorn，1967、1968）[10-11]等，这些使用骨移植的牙周再生术法相继走进大家的视野。

自体骨移植不存在外源性感染风险，被称为骨移植材料的金标准，在临床应用中有着悠久历史。但该法也存在不少问题，如取骨造成外科创伤以及取骨量有限等。

Bowers等（1989）[12-13]通过人体组织学研究，证实脱矿冻干异体骨移植术组织再生效果好。其后有报告指出，该方法与引导组织再生术（GTR）或Emdogain并用，可以获得良好的治疗结果[14-15]。脱矿冻干异体骨的临床应用可追溯至50年前，目前尚未有过感染等报告，可谓是简便、安全且高效的生物材料[16-18]。有报告指出，脱矿冻干异体骨的骨再生潜能与骨组织中含有的骨形态发生蛋白（bone morphogenic protein，BMP）密切相关，随后即开展

表1-1　牙周再生术的历史变迁

发表年份	报告者	牙周再生术
1949	Goldman	骨下牙周袋治疗的基本原理
1957	Prichard	骨暴露技术
1965	Nabers	自体骨移植术
1965	Urist	脱矿冻干异体骨移植术
1967	Shallhorn	髂骨松质骨移植术
1971	Urist	骨形态发生蛋白
1976	Melcher	原始细胞再增殖
1982	Nyman	引导组织再生术
1982	Hammarström	釉基质蛋白衍生物
2005	Giannobile	血小板衍生生长因子（PDGF）（GEM 21S）
2017	Murakami	碱性成纤维细胞生长因子（FGF-2）（Regroth®）

了BMP的相关研发工作[19]。经历了旷日持久的研发过程后，BMP终于在2000年左右得以产品化，临床应用于牙槽嵴骨增量手术等方面，但未应用于牙周组织再生术中。

游离龈移植术等

前文提及Prichard的骨暴露技术，是一种阻止上皮向骨缺损根方增殖的方法，而Ellegaard等报告指出，垂直骨缺损处同时行骨移植术和游离龈移植术（free gingival graft，FGG）能够抑制上皮向根方增殖，获得牙槽骨再生[20]。其原理为：使用游离龈移植物覆盖骨缺损部位，缺损内部的血凝块被结缔组织覆盖，而移植物的上皮组织则会出现暂时性坏死，延迟上皮细胞向根方增殖，促进牙槽骨的再生（病例1-1）[21]。

此外，Kramer报告了另一种方法，在垂直骨缺损处行骨移植后，定期用酚剂灼烧龈瓣的上皮，以防止手术后上皮向根方增殖[22]。

引导组织再生术

引导组织再生术（guided tissue regeneration，GTR）是一种能够切实地阻止上皮向根方增殖的方法。此方法基于Melcher的假说，即"牙周手术后的愈合是①牙龈上皮、②牙周膜纤维、③牙骨质、④牙槽骨这4种不同组织的游走细胞竞争附着于根面的过程，附着形式与是否实现再生取决于根面附着的细胞类型"[23]。Nyman等使用"Millipore Filter"屏障膜，于骨缺损处与上皮之间人为地制作一道"墙壁"，创造一个仅有牙周膜、牙骨质及牙槽骨来源细胞增殖的环境，让牙周组织更加切实地再生[24]。其后，Gottlow等（1984）开发了"Gore-Tex膜"屏障膜，并最终投入临床应用[25]。当时发表的GTR技术，引起了全球牙科界的轰动。牙周病专科医生纷纷发表了大量GTR手术成功的报告。作为一种能够切实防止上皮向根方增殖的方法，再生手术的成功率有了质的飞跃。从19世纪80年代后期

到2000年左右，临床医生发表的效果良好的GTR手术报告不胜枚举。

Schallhorn与McClain等（1993）以及Anderegg等（1991）报告指出，Gore-Tex膜合并骨移植，与单独使用该屏障膜相比，牙周组织再生量明显增多，并具有长期稳定性[26-27]。然而，手术的技术敏感性高，屏障膜暴露、龈瓣坏死、术中感染等术后并发症报告也屡见不鲜[28]。在20世纪90年代后期釉基质蛋白（Emdogain®）投入临床应用后，使用屏障膜的牙周再生术逐渐没落。

釉基质蛋白

着眼于牙槽骨再生和控制上皮向根方增殖的研究不断进展，牙骨质再生的研究也紧随其后。1976年开始，Slavkin等的一系列研究结果显示[29-30]，在牙根形成阶段从Hertwig上皮根鞘分泌出的釉基质蛋白可以刺激未分化间充质细胞，促使其分化为成牙骨质细胞[31]。因此可以推测，在牙根面上沉积的釉基质蛋白可以诱导牙骨质、牙槽骨以及二者之间的结缔组织再生。换言之，使用Emdogain®的牙周再生术是在模仿牙根形成时出现的牙周组织发生过程（详细参阅第2章）。

碱性成纤维细胞生长因子（FGF-2）

2016年，以"碱性成纤维细胞生长因子（basic fibroblast growth factor，b-FGF/FGF-2）"为主要成分，由日本研发投产的牙周组织再生诱导剂——Regroth®开始发售。Regroth®已被证实能促进牙周膜来源细胞的游走和增殖，未分化间充质细胞的增殖、血管新生，从而加速纤维性结缔组织、新生骨组织、新生牙周膜和新生牙骨质的形成[32]。

该诱导剂的长期效果尚未得到验证，应用时仍需审慎，对比Emdogain®的材料特性、效果等方面的差异，确认其长期有效性的相关研究仍在进行中（详细请参阅第10章）。

牙周再生术与牙周组织的愈合方式

开展牙周再生术前，必须充分理解牙周组织愈合方式（图1-1）相关的术语（表1-2）[33]。图1-2展示的是牙周手术后可能发生的几种愈合方式[34]。笔者加入了一些临床观点来解说各种术语[33]。

再生

再生指的是形成新生骨组织、新生牙骨质和新生牙周膜，也是牙周再生治疗的终极目标（图1-2a）。骨移植术、GTR和Emdogain®，让实现"再生"的可能性变大。严谨来说，想证明"再生"，必须获取组织学切片，通过组织学标本去展示。但这一点在临床上几乎难以实现，只能通过观察X线片、牙周探诊、骨嵴顶探诊（bone sounding）或者再次翻瓣查验（re-entry）等方法来推测是否实现"再生"。

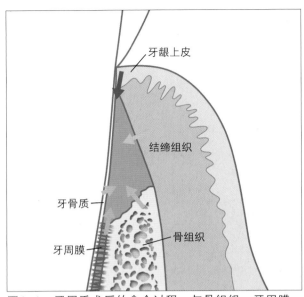

图1-1　牙周手术后的愈合过程，与骨组织、牙周膜、牙骨质、牙龈上皮和结缔组织细胞密切相关。各种细胞的愈合速度存在差异，只要改变细胞的附着顺序，愈合方式就会发生变化。

表1-2　牙周再生术相关术语的定义（改编、引用自参阅文献[33]）

再生 （regeneration）	受损或丧失的组织，在结构与功能上完全恢复。牙周组织再生则是指新生骨组织、新生牙骨质和新生牙周膜形成于曾受细菌污染的根面上。
修复 （repair）	受损组织未完全恢复。在这种状态下发生了愈合。
新附着 （new attachment）	曾受细菌污染的根面上，有新的结缔组织附着。有新生牙骨质形成，胶原纤维埋入其中，形成结合。
再附着 （reattachment）	根面残留的牙周膜与结缔组织再次结合。
骨粘连 （ankylosis）	没有牙周膜和牙骨质为介，牙槽骨与根面直接接触，两者有时会发生粘连。
牙根吸收 （root resorption）	没有牙周膜和牙骨质为介，牙槽骨与根面直接接触，牙根表面有时会发生吸收。

修复

修复指的是组织损伤未完全恢复的状态下发生的愈合。临床上最常见的属于修复的愈合方式当属"长结合上皮"（图1-2b）。骨缺损处的根面清创之后原位复位龈瓣，上皮开始沿着根面向根方增殖，虽然在骨缺损底部会出现部分的骨组织和附着再生，但大部分区域仍以长结合上皮的形式愈合。这种愈合方式归类于"修复"。一般来说，翻瓣清创的愈合方式都是长结合上皮[34]。

新附着

新附着指的是曾受细菌污染的根面出现新的结缔组织附着。有新生牙骨质形成，胶原纤维埋入其中，形成结合。有报告指出，在牙龈退缩暴露根面之处，利用上皮下结缔组织移植术覆盖根面，能获得新附着（长结缔组织附着）[36-38]。为了更切实地获得新附着，移植上皮下结缔组织时，可在根面上涂布Emdogain®[39]。即使此时没有伴随骨组织的再生，其愈合方式仍然归类于"再生"。究其原因，即使是健康的牙齿也可能存在唇侧骨开裂（dehiscence），根面覆盖术若能恢复原本状态，也可以认为是一种牙周再生术。

牙周组织的愈合方式

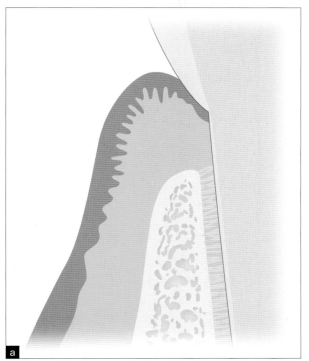

图1-2a 再生（regeneration）。指的是有新生骨组织、新生牙骨质和新生牙周膜形成，是理想的愈合方式。

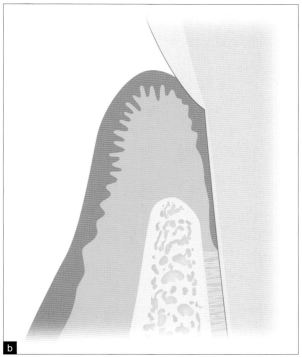

图1-2b 修复（repair）。指的是组织损伤未完全恢复，在此状态下发生的愈合。"再生"以外的愈合方式都归类于"修复"。长结合上皮也属此类，但临床上常常难以区分愈合方式究竟是属于"再生"还是"修复"。

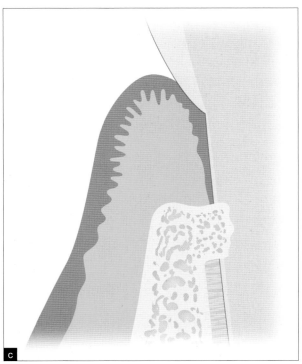

图1-2c 骨粘连（ankylosis）。指的是没有牙周膜为介，牙槽骨与根面之间直接粘连的状态。有时会发生于牙移植、牙再植或者髂骨移植等情况。

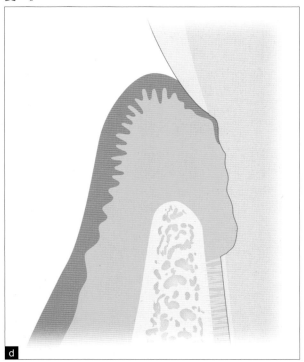

图1-2d 牙根吸收（root resorption）。牙周手术后，此类发生率通常较低，偶见于根面覆盖术中使用枸橼酸处理根面的病例。

牙周手术愈合方式的差异

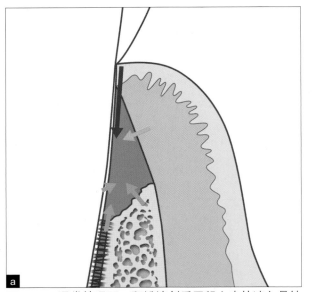

图1-3a　通常情况下，翻瓣清创后牙龈上皮快速向骨缺损区域增殖。与之相比，骨组织、牙骨质和牙周膜的增殖速度则较慢，最终上皮向根方增殖，变成上皮结合的愈合方式。

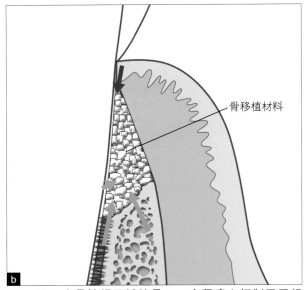

骨移植材料

图1-3b　在骨缺损区域植骨，一定程度上抑制了牙龈组织（上皮、结缔组织）的增殖，创造了形成骨组织、牙周膜和牙骨质等细胞增殖的有利环境，但有时也会出现上皮沿着根面与骨移植材料之间的空隙向根方增殖的情况。

再附着

再附着指的是根面残存的结缔组织（牙周膜纤维）与龈瓣的结缔组织再次结合。临床上，牙移植术等的愈合方式归为此类。

骨粘连、牙根吸收

骨粘连指的是上皮向根方增殖之前，根面已经出现炎症性细胞的增殖，根面与骨组织发生粘连（图1-2c），十分罕见。

在某段时期，根面覆盖术中常常使用枸橼酸作为根面处理剂。然而有相当数量的病例报告指出，经枸橼酸根面处理的牙根在术后会出现牙根吸收（图1-2d）[35]。以根面脱矿为目的而使用强酸，可能会导致牙根吸收，需引起注意。

曾有报告指出，骨缺损处行髂骨移植术，术后发生骨粘连[40]。而通常使用在口腔内取得的自体骨移植，或使用同种异体骨、人工骨材料等，几乎未见发生骨粘连的报告。

各种牙周手术愈合方式的差异

想要深入了解牙周组织的再生，必须充分理解创伤愈合的机制。正如图1-1所示，牙周手术后的愈合过程与牙龈上皮、结缔组织、牙槽骨、牙骨质和牙周膜密切相关。由于这些细胞有各自不同的游走、分化及增殖速度，致使愈合方式也不相同[41]。

翻瓣清创术和改良Widman翻瓣术[42]等术后愈合过程中，由于上皮的增殖速度最快，上皮细胞沿着龈瓣内侧面的结缔组织向根方游走。结果，上皮快速占据了根面与龈瓣之间的空隙并继续向根方增殖，形成长结合上皮（图1-3a，图1-4）。

另一方面，在骨缺损的底部，骨细胞和牙周膜细胞等增殖分化，发生一定程度的再生。其再生量取决于上皮向根方增殖的速度，同时也受到骨缺损位置及形态、牙龈的状态等因素的影响，因此再生量难以预测。

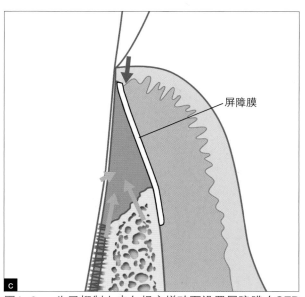

图1-3c　为了抑制上皮向根方增殖而设置屏障膜（GTR膜），能够创造骨组织、牙周膜和牙骨质等细胞增殖的有利环境。

　　那么骨移植后，愈合方式会有何种变化？在垂直骨缺损处植骨后，一定程度上可以防止软组织塌陷，有利于上皮断端定位于根面更靠冠方的位置，上皮向根方增殖也一定程度上受到抑制（图1-3b）。然而，Caton等在动物实验的组织学评价[43-44]报告中指出，即使行自体骨移植，上皮向根方增殖情况与单纯改良Widman翻瓣术并无差异。

　　一例自体骨移植病例（病例1-2），术后的X线片显示仅有轻微的牙周膜增宽，探诊深度较浅，维持了良好的临床结果，但在术后20年随访时再次出现牙周袋。由此临床结果可见，正如Caton等的动物实验结果那样，在自体骨移植术后仍易出现上皮结合的愈合方式。

　　GTR手术使用屏障膜来抑制上皮向根方增殖（图1-3c），具有划时代的意义。理论上，只要能避免上皮入侵，剩余细胞就会以理想的方式愈合。但实际上骨组织、牙周膜和牙骨质等细胞能否遵循生理性的平衡，达到良好的再生，这样的疑问依然很多。有报告指出，GTR手术位点的组织学评价显示，新生的牙骨质并不是本应出现的无细胞牙骨质，而更多是有细胞牙骨质[46-48]。严格来说，此结果更应称为"修复"。另外，GTR手术因为使用屏障膜而频繁引起牙龈组织坏死，术后并发症的发生率较高，也常常无法获得良好的临床结果[50-55]。

　　使用Emdogain®的牙周再生术可以提高牙骨质及牙周膜的增殖分化速度，也能一定程度上抑制上皮向根方增殖，术后并发症的发生率也大幅减少。不仅如此，Emdogain®与植骨或者覆盖可吸收膜组合使用，手术适应证得以扩大（Emdogain®相关的详细内容请参阅第2章）。

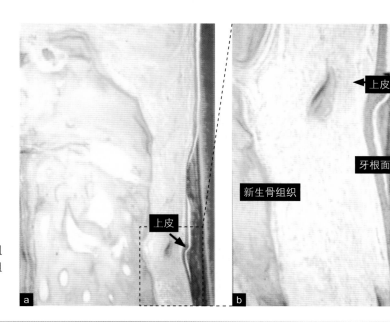

图1-4a，b　动物（猴子）实验的组织学标本，翻瓣清创术后，新生骨组织与根面之间有上皮向根方增殖。（参阅文献[34]，得到许可转载）

病例1-1　垂直骨缺损处行"游离龈移植"，延迟上皮向根方增殖，获得牙周组织再生

患者　36岁男性，非吸烟者

初诊日期　1986年9月

主诉　右侧上下后牙松动，希望接受全牙列牙周治疗

治疗计划　后牙区行牙周治疗，缺牙区戴入临时修复体以获得稳定的咬合。随后计划治疗尖牙的垂直骨缺损，但当时GTR手术尚未在临床应用，在阅读了Ellegarrd等[20]的文献报告后，决定在骨缺损上方行游离龈移植术（FGG）。

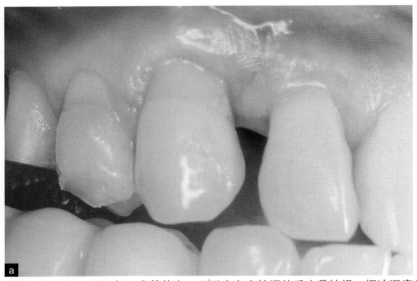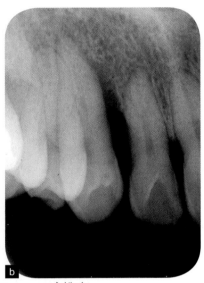

病例1-1a，b　1986年，术前状态。$\underline{3}$近中存在较深的垂直骨缺损，探诊深度为8mm，Ⅰ度松动。

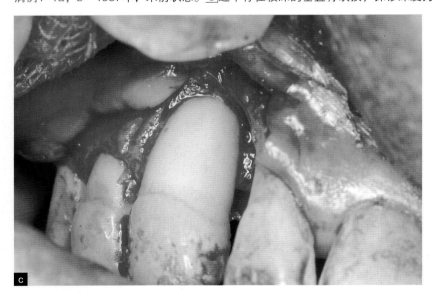

病例1-1c　翻瓣，骨缺损处清创后的状态。可见二壁垂直骨缺损。

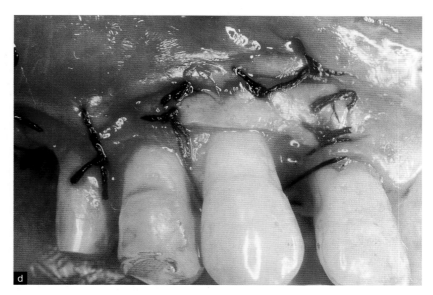

病例1-1d　于骨缺损上方覆盖游离龈移植物。

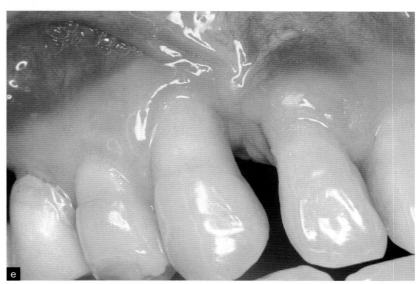

病例1-1e　术后2个月的状态。游离龈移植物留有瘢痕，但探诊深度逐渐变浅。

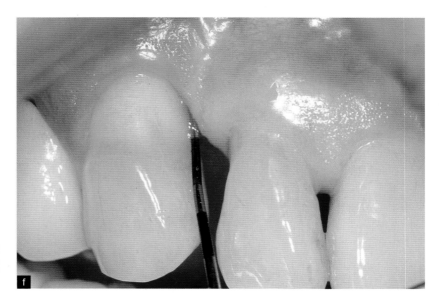

病例1-1f　1997年，术后10年的状态。爬行附着的缘故，暴露的根面区域不断减少。探诊深度为3mm。

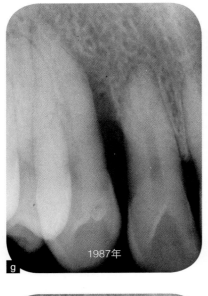
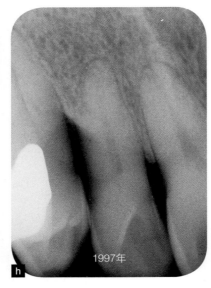
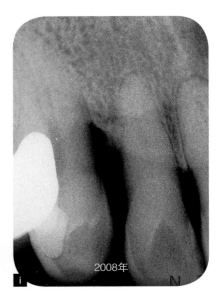
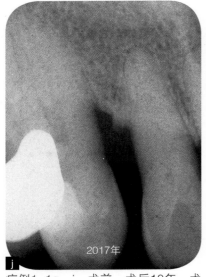

病例1-1g~j　术前、术后10年、术后20年、术后30年的X线片。可见垂直骨缺损得以改善，牙槽骨高度保持稳定。

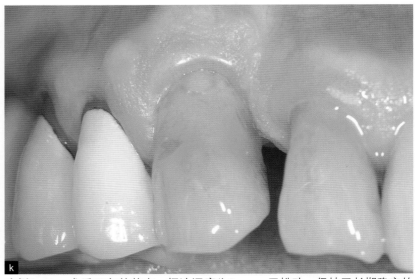

病例1-1k　术后30年的状态。探诊深度为3mm，无松动，保持了长期稳定的状态。

病例讨论　上颌尖牙近中存在二壁骨缺损，其原因之一可能是后牙咬合支持丧失导致的咬合创伤。恢复后牙区的咬合支持后，再去尝试骨缺损处的再生手术。当时GTR手术和Emdogain®尚未面世，因此尝试游离龈移植术来控制上皮向根方增殖。

游离龈移植术后早期，只有上皮出现坏死，剩余结缔组织的表面会发生再上皮化。其间骨缺损处的血凝块出现牙槽骨与牙周膜的再生。虽然这是今时今日不再应用的手术方法，但本病例仍证明了抑制上皮向根方增殖有助于垂直骨缺损处的牙周组织再生。

病例1-2　垂直骨缺损处行"自体骨移植"后，发生上皮向根方增殖

患者　26岁女性，非吸烟者

初诊日期　1996年4月

主诉　上颌前牙松动，想改善外观

治疗计划　上颌前牙戴入临时修复体后，治疗 2| 远

中的垂直骨缺损。当时GTR手术已开始应用于临床，但Emdogain®尚未面市。若行GTR手术，一旦引起龈乳头坏死，外观改善难如登天，于是决定行自体骨移植术。

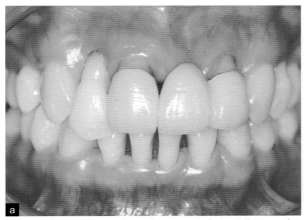

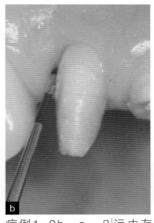

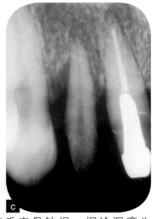

病例1-2a　初诊时，全牙列可见牙周病广泛进展，2| 因牙周炎而冠向移位。

病例1-2b，c　2| 远中存在垂直骨缺损，探诊深度为6mm，Ⅱ度松动。②①|1② 为临时桥基牙，修复缺失的 |1。

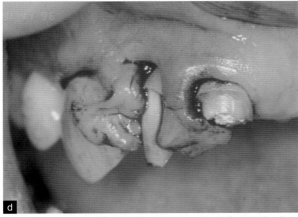

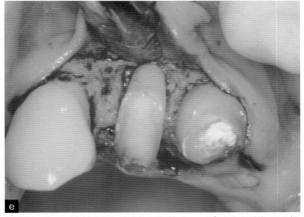

病例1-2d　一旦发生龈乳头坏死，美观改善则变成至难之事，因此特意避开GTR手术，使用H.Takei[56]提出的腭侧U形切口的保留龈乳头术（papilla preservation technique-palatal U-shape，PPT-PU，参阅第87页），行自体骨移植。

病例1-2e　骨缺损处清创后的状态。2| 远中颊侧可见较大的二壁骨缺损。

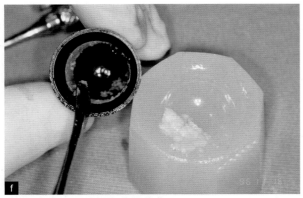

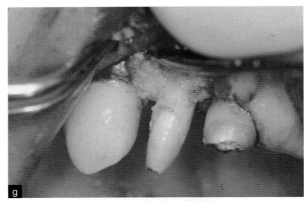

病例1-2f，g　使用自体骨收集器"osseous coagulum trap（Salvin）"于下颌磨牙后区取自体骨移植。

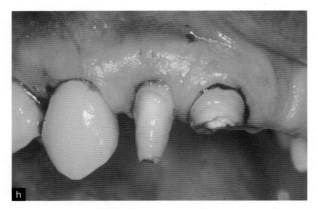

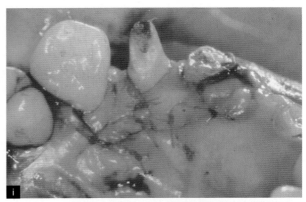

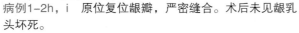

病例1-2h，i　原位复位龈瓣，严密缝合。术后未见龈乳头坏死。

病例1-2j　戴入最终修复体时的状态。获得了理想的美观效果。

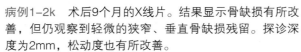

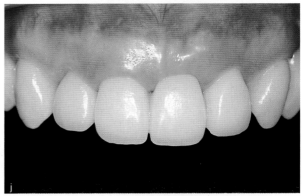

病例1-2k　术后9个月的X线片。结果显示骨缺损有所改善，但仍观察到轻微的狭窄、垂直骨缺损残留。探诊深度为2mm，松动度也有所改善。

病例1-2l　术后1年的X线片。

病例1-2m　术后10年的X线片。维持着良好的临床状态。

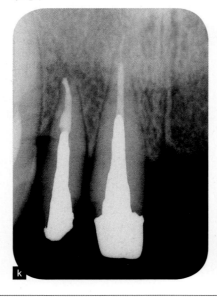

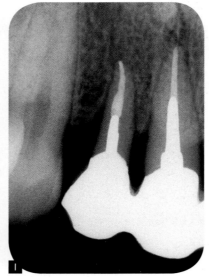

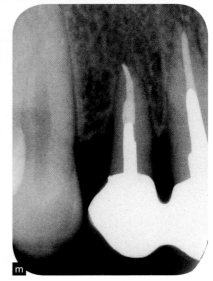

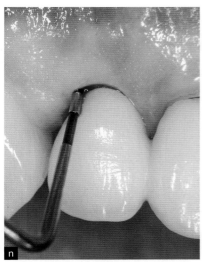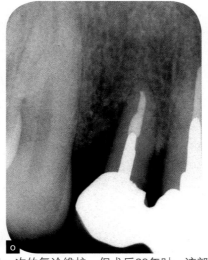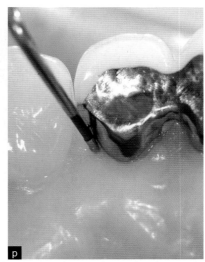

病例1-2n～p 患者在术后保持每3个月一次的复诊维护，但术后20年时，该部位的探诊深度开始增加，术后22年时探诊深度增加至8mm，X线片上可确认垂直骨缺损已重现。

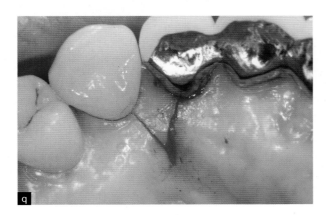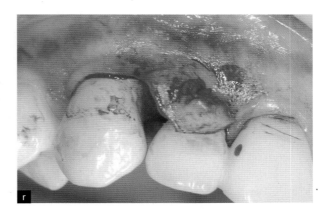

病例1-2q～s 翻瓣清创后的状态。骨缺损与初诊时相比略狭窄，但深度相当。正如Caton等[44]做的动物实验结果所示，即使是植骨，仍有可能发生上皮性附着，而上皮性附着可能更容易导致牙周袋再形成。

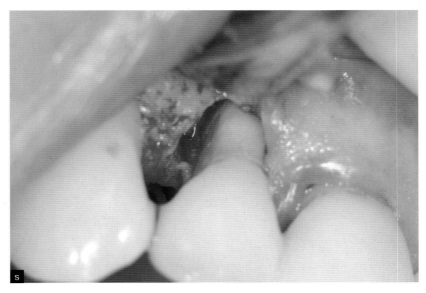

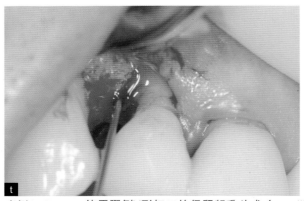 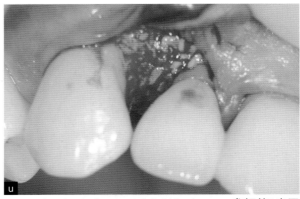

病例1-2t，u　使用腭侧V形切口的保留龈乳头术（papilla preservation technique–palatal V–shape，参阅第3章图3–11b PPT–PV）翻瓣，行Emdogain®合并植骨的再生手术。

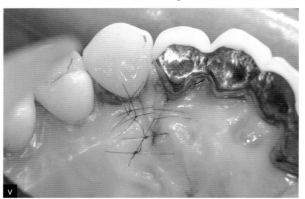 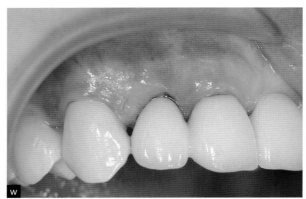

病例1-2v，w　保留龈乳头术（papilla preservation technique）缝合后的状态。

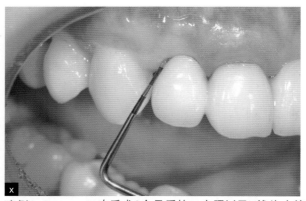 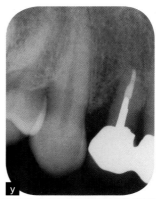

病例1-2x，y　二次手术6个月后的口内照以及X线片（首次手术22年后）。X线片上仍可观察到低密度影，移植骨尚未完全成熟，但探诊深度已低于3mm。

病例讨论　这位患者于1996年开始治疗，那时GTR手术为牙周再生的主流术式。但GTR手术常引起龈乳头坏死，在美学区使用屏障膜风险较大，所以选择了H.Takei提出的腭侧U形切口的保留龈乳头术，行自体骨移植。虽然X线片可见牙周膜轻度增宽，但是探诊深度在3mm以下，维持了稳定的临床状态。

然而术后22年牙周袋重新出现，发生了与初诊时同样的骨缺损。本病例证明，即使进行了骨移植，根面与龈瓣之间一旦发生上皮向根方增殖，重新出现骨缺损的可能性会变高。从治疗结果的长久稳定性出发，单纯的自体骨移植术并不是一种可预测性高的治疗方法。同时，本病例也向笔者团队抛出了一个谜题——究竟在哪个时间节点（术后5年？10年？15年？）可以判定为治疗成功呢？（笔者团队在本病例术后20年复查以前，一直将其作为一个成功病例多次演讲。为此笔者团队深刻反省）

病例1-3　　牙周-牙髓联合病变引发的垂直骨缺损处，行"同种异体骨移植"

患者　50岁男性，非吸烟者

主诉　⌐3牙龈肿胀、流脓

手术日期　1993年10月

治疗计划　怀疑作为固定桥基牙的⌐3因牙髓感染

而引起牙周-牙髓联合病变，⌐3近中的探诊深度为10mm。根管治疗后，行牙周再生术，植入脱矿冻干同种异体骨（DFDBA）。

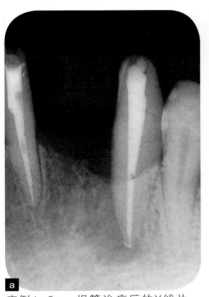

病例1-3a　根管治疗后的X线片，可见骨缺损从根尖周蔓延至近中牙颈部。

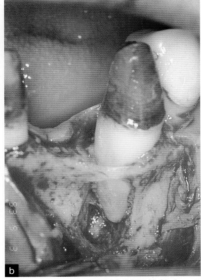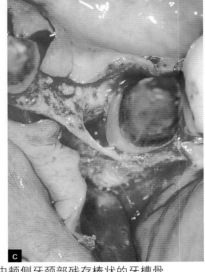

病例1-3b，c　翻瓣清创后的状态。近中颊侧牙颈部残存棒状的牙槽骨。

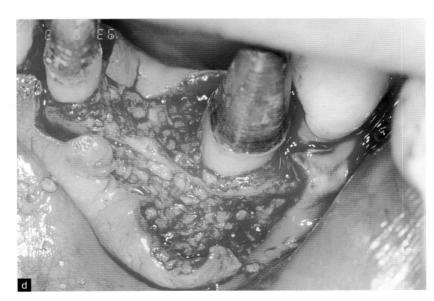

病例1-3d　植骨（DFDBA）。棒状的牙槽骨可以帮助维持空间，判断无须使用屏障膜。

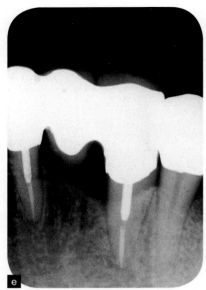

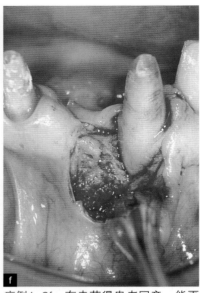

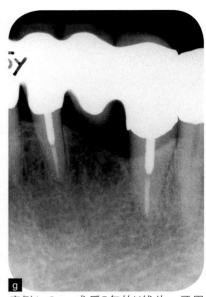

病例1-3e　术后1年的X线片。骨缺损已经消失，牙周膜也恢复正常状态。

病例1-3f　有幸获得患者同意，能再次翻瓣查验（re-entry）。牙槽骨与新生骨组织之间未见间隙（去除了临时粘接的固定桥）。

病例1-3g　术后5年的X线片。牙周组织处于稳定状态。

病例讨论　由病例1-2的自体骨移植来看，笔者认为单独移植同种异体骨（DFDBA）很有可能也出现同样的愈合方式（上皮向根方增殖）。Bower等[58-59]通过人体组织学试验证实，植入DFDBA也可引起牙周组织再生，却未提及其成功率。本病例再次翻瓣查验（re-entry），通过肉眼观察与X线片检查来看，似乎未发生上皮向根方增殖。其理由是骨缺损是牙周-牙髓联合病变的并发症，垂直骨缺损的冠方开口非常小，这不利于上皮向根方增殖，因此手术效果良好。由于患者移居异地，无法追踪观察远期结果，但本病例证明了一件事——在深且窄的三壁骨缺损处，大部分的骨组织是从缺损底部再生而成的。

病例1-4 三壁垂直骨缺损处，单纯放置"GTR屏障膜"行牙周再生术

患者 43岁女性，非吸烟者

主诉 牙龈出血

手术日期 1993年8月

治疗计划 问诊得知曾在10年前拔除左下埋伏智

齿。推测得知，⌐7远中根面受埋伏智齿影响而被污染，导致智齿拔除后形成牙周袋。骨缺损为包围远中根的三壁骨袋，判断可行单纯放置Gore-Tex膜的GTR手术。

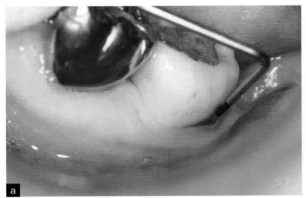
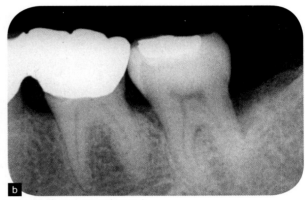

病例1-4a，b ⌐7发现探诊深度为10mm的牙周袋，X线片显示垂直骨缺损（1993年8月）。

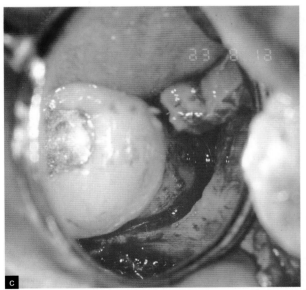
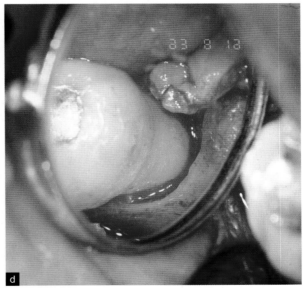

病例1-4c，d 翻瓣后可见根面沉积大量牙石。行根面清创后的状态。

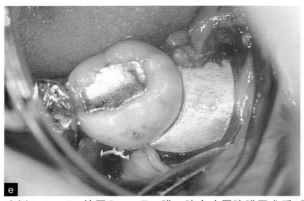
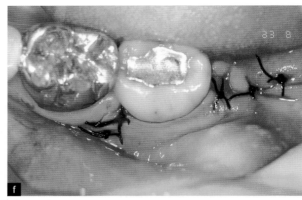

病例1-4e，f　放置Gore-Tex膜，缝合（屏障膜于术后8周去除）。

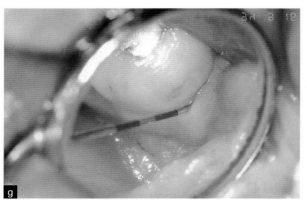
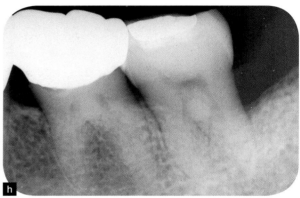

病例1-4g，h　术后1年，探诊深度降至2mm，X线片显示垂直骨缺损已消失。

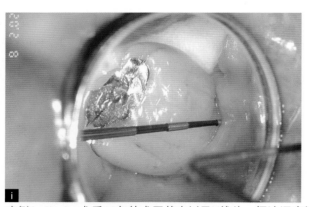
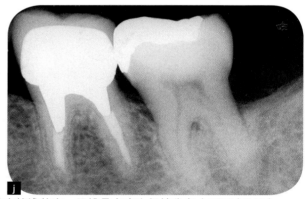

病例1-4i，j　术后12年的术区状态以及X线片。探诊深度维持在较浅状态，牙槽骨高度也保持稳定（2005年8月）。

病例讨论　这是早期做GTR手术的病例。不仅垂直骨缺损是比较狭窄的三壁骨袋，而且软组织状态和咬合状态均良好。免去植骨，单纯放置屏障膜的GTR手术取得了良好结果，并能维持长期稳定。垂直骨缺损处具备良好条件时，只要做到彻底清创，阻止上皮向根方增殖，就能得到预测性较高的再生结果。只是使用不可吸收膜的GTR手术技术敏感性高，覆盖屏障膜的上皮常常发生坏死，这也是GTR手术几乎淡出大家视野的主要原因。不过，为了更切实地阻止上皮向根方增殖，使用Emdogain®合并覆盖可吸收膜的术式，也是GTR手术临床应用的延伸。

病例1-5　较深的垂直骨缺损处，合并使用"GTR膜"与"骨移植"

患者　37岁男性，非吸烟者

主诉　牙齿松动，牙龈肿胀。希望治疗中尽可能不拔牙

手术日期　1997年9月

治疗计划　骨缺损达根尖以下，引起牙髓感染。

计划根管治疗，待根尖周阴影消失后再行牙周再生术。两牙间的骨缺损为一壁骨袋，决定合并使用GTR和植骨，以期牙周组织再生。手术结束后，对扭转的患牙做局部正畸治疗。

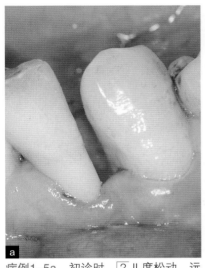
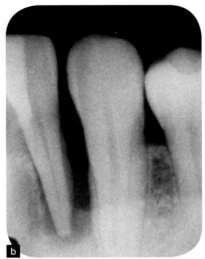
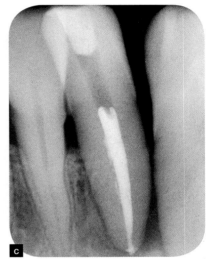

病例1-5a　初诊时，⌐2 Ⅱ度松动，远中探诊深度为8mm，牙髓电活力测试无反应。为了控制松动，⌐1 2 间用粘接树脂暂时联结固定。

病例1-5b，c　X线片可见⌐2 骨吸收已经超越根尖。根管治疗后，根尖周骨吸收有所改善，判断可行牙周再生术。

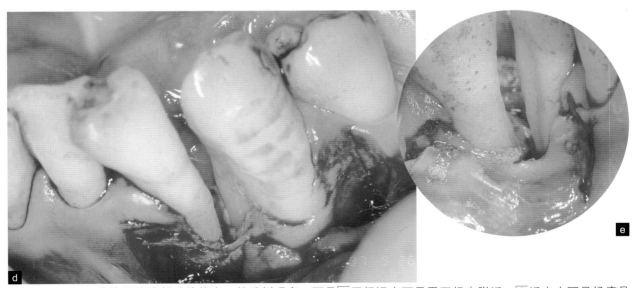

病例1-5d，e　骨缺损处清创后的状态。从舌侧观察，可见⌐2 牙根远中面暴露至根尖附近，⌐3 近中也可见轻度骨吸收。

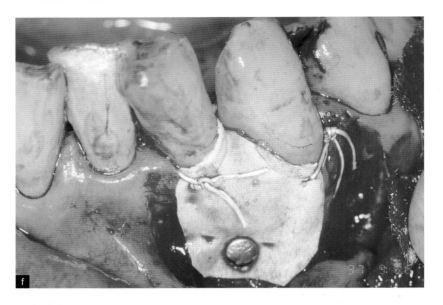

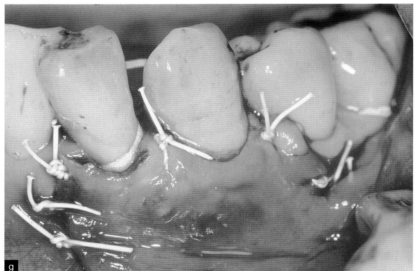

病例1-5f，g 骨缺损较大，剩余骨壁较少，判断适合植骨与覆盖Gore-Tex膜。用膜钉固定屏障膜以防止膜冠向移动。冠向复位龈瓣并缝合。

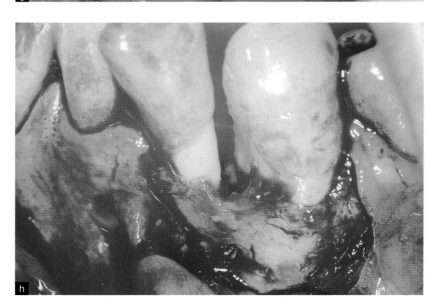

病例1-5h 约4周后去除屏障膜，可见新生组织再生至较高的位置。

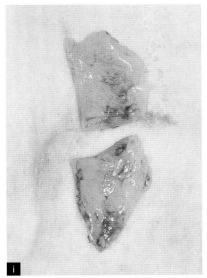

病例1-5i　因为牙间区域的牙龈发生坏死，行结缔组织移植以覆盖新生组织并增加角化龈。

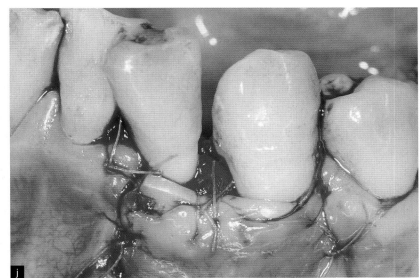

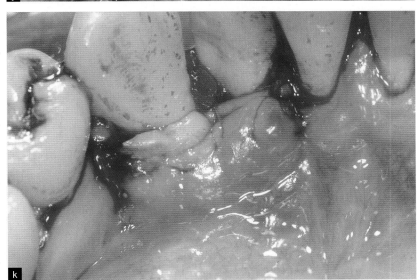

病例1-5j，k　缝合时的状态。牙间区域覆盖了白鹏公司的胶原膜Colla Tape®。

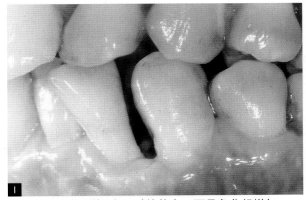

病例1-5l　术后约6个月时的状态。可见角化龈增加。

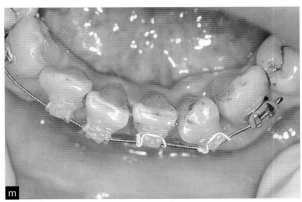

病例1-5m　术后约6个月开始局部正畸治疗。

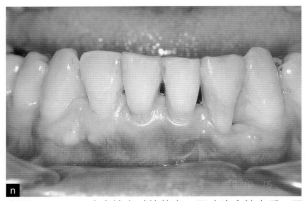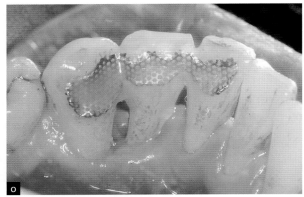

病例1-5n，o　治疗结束时的状态。正畸治疗结束后，下前牙舌侧用金属网暂时夹板固定。

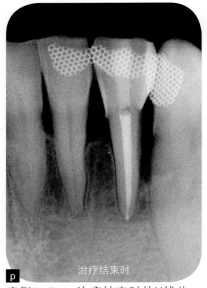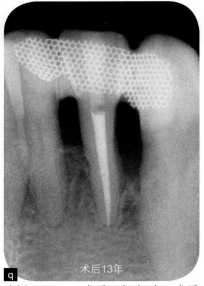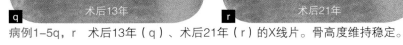

治疗结束时

术后13年

术后21年

病例1-5p　治疗结束时的X线片。
2 3 间的骨高度较低，但探诊深度
维持在3mm以下，处于容易清洁的
状态。

病例1-5q，r　术后13年（q）、术后21年（r）的X线片。骨高度维持稳定。

病例讨论　通常情况下患牙会被判断为保留无望（hopeless），在患者强烈要求下尝试牙周再生术。Schallhorn与McClain等[60]曾发表报告指出"GTR合并植骨能让附着获得量更大"。受此影响，笔者决定在本病例中使用GTR同期植入DFDBA。虽然未能让牙槽骨高度恢复到理想的位置，但21年来持续复诊，可见再生效果甚佳。

当然，本病例治疗的时候Emdogain®尚未问世，所以做了GTR手术。如果本病例放到现在，使用Emdogain®来治疗，更能降低牙龈坏死的可能性，不需要追加结缔组织移植等手术。重新思考过往的病例，笔者感觉到牙周再生术正朝着微创、预测性高的方向不断进化。

结语

从20世纪中期至今，牙周再生术不断变迁，术创愈合的思考方式也在推进，本章略展示其中缩影。笔者团队从近30年的牙周再生术经验当中，为大家简要地分享了数例有助于理解创伤愈合的病例（病例1-1～病例1-5）。从这样的历史变迁中可知，众多前人尝试牙周组织再生，也敲开了现代的"预测性较高的牙周再生术"的大门。Kramer医生在授课时说道："不知历史之人，只会重复过往的错误。所以，了解历史很重要。"必须理解过去的研究和探索的详情，将其知识灵活运用于现今的临床上，才能为未来的牙周治疗发展做出贡献。

参考文献

[1] Schluger S. Osseous resection; a basic principle in periodontal surgery. Oral Surg Oral Med Oral Pathol 1949；2（3）：316 - 325.

[2] Ochsenbein C. Osseous resection in periodontal surgery. J Periodontol 1958；29：15 - 26.

[3] Ochsenbein C. A primer for osseous surgery. Int J Periodontics Restorative Dent 1986；6（1）：8 - 47.

[4] Goldman HM. A rationale for the treatment of the intrabony pocket; one method of treatment, subgingival curettage. J Periodontol 1949；20（3）：83 - 91.

[5] Goldman HM. The Infrabony pocket: Classification and treatment. J Periodontol 1958；29：272 - 291.

[6] 川崎仁. 川崎仁の歯周治療. 長期経過症例からみた治療成功の要点. 東京：ヒョーロンパブリッシャーズ，2012.

[7] Prichard J. The infrabony technique as a predictable procedure. J Periodontol 1957；28：202 - 216.

[8] Nabers CL, O'Leary TJ. Autogenous bone transplants in the treatment of osseous defects. J Periodontol 1965；36：5 - 14.

[9] Urist MR. Bone：formation by autoinduction. Science 1965；150（3698）：893 - 899.

[10] Schallhorn RG. Eradication of bifurcation defects utilizing frozen autogenous hip marrow implants. J West Soc Periodont. Abstr 1967；15：101 - 105.

[11] Schallhorn RG.The Use of autogenous hip marrow biopsy implants for bony crater defects. J Periodontol 1968；39：145 - 147.

[12] Bowers GM, Chadroff B, Carnevale R, Mellonig J, Corio R, Emerson J, Stevens M, Romberg E. Histologic evaluation of new attachment apparatus formation in humans. Part II. J Periodontol 1989；60（12）：675 - 82.

[13] Bowers GM, Chadroff B, Carnevale R, Mellonig J, Corio R, Emerson J, Stevens M, Romberg E. Histologic evaluation of new attachment apparatus formation in humans. Part III. J Periodontol 1989；60：683 - 693.

[14] Harris RJ, Harris LE, Harris CR, Harris AJ. Clinical evaluation of a combined regenerative technique with enamel matrix derivative, bone grafts, and guided tissue regeneration. Int J Periodontics Restorative Dent 2007；27（2）：171 - 179.

[15] Gurinsky BS, Mills MP, Mellonig JT. Clinical evaluation of demineralized freeze - dried bone allograft and enamel matrix derivative versus enamel matrix derivative alone for the treatment of periodontal osseous defects in humans. J Periodontol 2004；75（10）：1309 - 1318.

[16] Mellonig JT, Prewett AB, Moyer MP. Inactivation in a bone allograft. HIV. J Periodontol 1992；63（12）：979 - 983.

[17] Mellonig JT. Donor selection, testing, and inactivation of the HIV virus in freeze - dried bone allografts. Pract Periodontics Aesthet Dent 1995；7（6）：13 - 22.

[18] Burchardt H, Mindell ER, Enneking WF, Tomford W. Allograft safety and ethical considerations. In: Proceedings of the fourth symposium sponsored by the Musculoskeletal Transplant Foundation. Edinburgh, Scotland, United Kingdom. Clin Orthop Relat 2003. Res 2005；435（6）：2 - 117.

[19] Urist MR, Strates BS. Bone morphogenetic protein. J Dent Res 1971；50（6）：1392 - 1406.

[20] Ellegaard B, Karring T, Löe H. New periodontal attachment procedure based on retardation of epithelial migration. J Clin Periodontol 1974；1（2）：75 - 88.

[21] Ellegaard B, Karring T, Löe H. Retardation of epithelial migration in new attachment attempts in intrabony defects in monkeys. J Clin Periodontol 1976；3（1）：23 - 37.

[22] Kramer GM. Surgical alternatives in regenerative therapy of the periodontium. Int J Periodontics Restorative Dent 1992；12（1）：10 - 31.

[23] Melcher AH. On the repair potential of periodontal tissues. J Periodontol 1976；47（5）：256 - 260.

[24] Nyman S., Lindhe J, Karring T, Rylander HJ. New attachment following surgical treatment of human periodontal disease. Clin Periodontol 1982；9：290 - 296.

[25] Gottlow J, Nyman S, Karring T, Lindhe J. New attachment formation as the result of controlled tissue regeneration. Clin Periodontol 1984；11：494 - 503.

[26] Schallhorn RG, McClain PK. Periodontal regeneration using combined techniques. Periodontol 2000 1993；1（1）：109 - 117.

[27] Anderegg CR, Martin SJ, Gray JL, Mellonig JT, Gher ME. Clinical evaluation of the use of decalcified freeze - dried bone allograft with guided tissue regeneration in the treatment of molar furcation invasions. Periodontol 1991；62：264 - 268.

[28] Murphy KG. Postoperative healing complications associated with Gore-Tex Periodontal Material. Part I. Incidence and characterization. Int J Periodontics Restorative Dent 1995；15（4）：363 - 375.

[29] Slavkin HC. Towards a cellular and molecular understanding of periodontics. Cementogenesis revisited. J Periodontol 1976；47（5）：249 - 255.

[30] Slavkin HC, Bringas PJ, Bessem C, Santos V, Nakamura M, Hsu MY, Snead ML, Zeichner-David M, Fincham AG. Hertwig's epithelial root sheath differentiation and initial cementum and bone formation during long-term organ culture of mouse mandibular first molars using serumless, chemically-defined medium. J Periodontal Res 1989；24：28 - 40.

[31] Hammarström L. Enamel matrix, cementum development and regeneration. J Clin Periodontol 1997；24：658 - 668.

[32] Murakami, S. Periodontal tissue regeneration by signaling molecule（s）: what role does basic fibroblast growth factor（FGF-2）have in periodontal therapy? Periodontology 2000 2011；56（1），188 - 208.

[33] 日本歯周病学会・編. 歯周病学用語集 第3版. 東京：医歯薬出版，2019.

[34] Caton J, Zander HA. Osseous repair of an infrabony pocket without new attachment of connective tissue. J Clin Periodontol. 1976；3（1）：54 - 58.

[35] Carnio J, Camargo PM, Kenney EB. Root resorption associated with a subepithelial connective tissue graft for root coverage: clinical and histologic report of a case. Int J Periodontics Restorative Dent 2003；23（4）：391 - 398.

[36] Pasquinelli KL. The histology of new attachment utilizing a thick autogenous soft tissue graft in an area of deep recession: a case report. Int J Periodontics Restorative Dent 1995；15（3）：248 - 257.

[37] Cortellini P, Clauser C, Pini Prato GP. Histologie assessment of new

attachment following the treatment of a human buccal recession by means of guided tissue regeneration procedure. J Periodontol 1993；64：387 - 391.

[38] Bruno JF, Bowers GM. Histology of a human biopsy section following the placement of a subepithelial connective tissue graft. Int J Periodontics Restorative Dent 2000；20（3）：225 - 231.

[39] McGuire MK, Scheyer ET, Schupbach P. A Prospective, Case-Controlled Study Evaluating the Use of Enamel Matrix Derivative on Human Buccal Recession Defects: A Human Histologic Examination. J Periodontol 2016；87（6）：645 - 53.

[40] Dragoo MR, Sullivan HC. A clinical and histological evaluation of autogenous iliac bone grafts in humans. I. Wound healing 2 to 8 months. J Periodontol 1973；44（10）：599 - 613.

[41] Wikesjö UM, Nilvéus RE, Selvig KA.Significance of early healing events on periodontal repair: a review. J Periodontol 1992；63（3）：158 - 165.

[42] Ramfjord SP, Nissle RR. The modified widman flap. J Periodontol 1974；45（8）：601 - 7.

[43] Caton J, Nyman S, Zander H. Histometric evaluation of periodontal surgery. II. Connective tissue attachment levels after four regenerative procedures. J Clin Periodontol 1980；7（3）：224 - 231.

[44] Caton JG, Greenstein G. Factors related to periodontal regeneration. Periodontol 2000. 1993；1（1）：9 - 15.

[45] Nyman S, Gottlow J, Karring T, Lindhe J. The regenerative potential of the periodontal ligament. An experimental study in the monkey. J Clin Periodontol 1982；9（3）：257 - 265.

[46] Schüpbach P, Gaberthüel T, Lutz F, Guggenheim B. Periodontal repair or regeneration: structures of different types of new attachment. J Periodaontal Res 1993；28：281 - 293.

[47] Araújo M, Berglundh T, Lindhe J. The periodontal tissue in healed degree III furcation defects : An experimental study in dogs. J Clin Periodontol 1996；23：532 - 541.

[48] Araújo M, Berglundh T, Lindhe J. On the dynamics of periodontal tissue formation degree III furcation defects. An experimental study in dogs. J Clin Periodontol 1997；24：738 - 746.

[49] Weltman R, Trejo PM, Morrison E, Caffesse R. Assessment of guided tissue regeneration procedures in intrabony defects with bioabsorbable and non - resorbable barriers. J Periodontol 1997；68（6）：582 - 590.

[50] Becker W, Becker BE, Berg L, Prichard J, Caffesse R, Rosen - berg E. New attachment after treatment with root isolation procedures: report for treated class III and class II furcations and vertical osseous defects. Int J Periodontics Restorative Dent 1988：8：8 - 23.

[51] Cortellini P, Pini-Prato G, Baldi C, Clauser C. Guided tissue regeneration with different materials. Int J Periodontics Restorative Dent 1990：10：137 - 151.

[52] Cortellini P, Pini-Prato GP, Tonetti MS. Periodontal re-generation of human infrabony defects. I. Clinical measures. J Periodontol 1993：64：254 - 260.

[53] DeSanctis M, Clauser C, Zucchelli G. Bacterial colonization of resorbable barrier materials and periodontal regeneration. J Periodontol 1996：67：1193 - 1200.

[54] Murphy K. Post-operative healing complications associated with Gore-Tex periodontal material. 1. Incidence and characterization. Int J Periodontics Restorative Dent 1995：15（4）：363 - 375.

[55] Selvig K, Kersten B, Wikesjö U. Surgical treatment of intra- bony periodontal defects using expanded polytetrafluoro-ethylene barrier membranes：influence of defect configuration on healing response. J Periodontol 1993：64：730 - 733.

[56] Takei HH, Han TJ, Carranza FA Jr, Kenney EB, Lekovic V. Flap technique for periodontal bone implants. Papilla preservation technique. J Periodontol 1985；56（4）：204 - 210.

[57] Murphy KG. Interproximal tissue maintenance in GTR procedures: description of a surgical technique and 1-year reentry results. Int J Periodontics Restorative Dent 1996；16（5）：463 - 477.

[58] Bowers GM, Chadroff B, Carnevale R, Mellonig J, Corio R, Emerson J, Stevens M, Romberg E. Histologic evaluation of new attachment apparatus formation in humans. Part II. J Periodontol 1989；60（12）：675 - 682.

[59] Bowers GM, Chadroff B, Carnevale R, Mellonig J, Corio R, Emerson J, Stevens M, Romberg E. Histologic evaluation of new attachment apparatus formation in humans. Part III. J Periodontol 1989；60（12）：683 - 693.

[60] Schallhorn RG, McClain PK. Periodontal regeneration using combined techniques. Periodontol 2000 1993；1（1）：109 - 117.

第2章

使用釉基质蛋白的
牙周再生术

范式转移：从GTR手术到"Emdogain® 手术"（表2-1）

Emdogain®的研发

Slavkin和Boyde等（1975）发现在牙根表面形成牙骨质之前，釉基质蛋白（enamel matrix protein，EMP）就已附着于根面上，因此提出观点——来源于Hertwig上皮根鞘的EMP与无细胞牙骨质的形成有关（图2-1）[1-4]。Lindskog等（1982）通过研究猴子的切牙发现Hertwig上皮根鞘的内层存在分泌器，并证实在牙骨质形成以前及形成的最初阶段有釉基质样物质在牙根表面形成[5-7]。随后从幼猪牙胚中提取并精制而成EMP，命名为釉基质衍生物（enamel matrix derivative，EMD），此物已进入开发阶段[8]。EMD是以釉原蛋白（amelogenin）为主要成分，包含釉蛋白（enamelin）、成釉蛋白（ameloblastin）、釉成熟蛋白（amelotin）和Apin（译者注：从成釉器细胞分泌的一种蛋白）等的一种蛋白质复合体。Emdogain®手术是利用这种蛋白质复合体来模仿牙齿生长发育时期牙周组织的形成过程，促使因牙周病丧失的牙周组织再生的一种方法[9]。

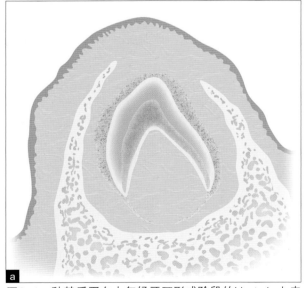

a

图2-1 釉基质蛋白由年轻牙胚形成阶段的Hertwig上皮根鞘分泌而成，不仅与牙釉质形成有关，更与牙骨质形成和附着组织的再生有关。从幼猪牙胚中提取精制而成的Emdogain®则是利用仿生（biomimetic）的作用，引导已丧失的牙周组织再生。

表2-1 Emdogain®手术的历史

1975年	Slavkin与Boyde发现釉基质蛋白与牙骨质形成有关
1982年	Lindskog、Hammarström等从幼猪牙胚中提取EMP，命名为釉基质衍生物（enamel matrix derivative）
1986年	Biora公司（瑞典）成立
1994年	Emdogain®在欧洲获得许可
1996年	获得美国FDA许可
1998年	获得日本厚生劳动省许可
2001年	Emdogain® Gel获得日本厚生劳动省许可
2017年	发售20周年，全球44个国家使用，共超过200万例

EMD与牙根面接触后，在生理条件下（中性pH及正常体温）难以溶解，并因其具备易吸附于羟基磷灰石的理化特性，在牙根表面形成难溶性被膜。成牙骨质细胞附着其上，最终新生牙骨质形成，牙周膜与牙槽骨再生，结合上皮细胞的根方增殖受阻[9]。

Hammarström等（1997）在猴子口内人为制造裂开型骨缺损，观察EMD的效果。对照组不涂布任何物质，试验组将不同溶媒与EMD混合后，分别涂布缺损处。通过组织学观察证实，使用以PGA（propylene glyconate alginate，即海藻酸丙二醇酯）为溶媒的EMD，可以获得包括无细胞牙骨质、牙周膜和牙槽骨在内的新生组织，达到理想的牙周再生[10]。基于上述研究，Emdogain® Gel以PGA作为溶媒。

Emdogain®手术的临床应用

Heijl（1997）进行了人体试验，在计划拔除的下颌前牙处人为制造裂开型骨缺损并涂布Emdogain®，4个月后将牙齿连同周围组织一起拔除，做组织学检查，证实形成了无细胞牙骨质，并有牙周膜及牙槽骨再生[11]。许多GTR手术的组织学报告均显示有细胞性牙骨质的再生[12-14]。可以认为Emdogain®手术效果可能更加接近于"真正的再生"。另外，上述研究也认为Emdogain®可以抑制上皮向根方增殖。

Mellonig（1999）在牙周炎患者垂直骨缺损位点行Emdogain®手术。征得患者同意，在术后6个月临床评价后，拔除患牙行组织学评价[15]。临床检查显示，探诊深度减小5mm，临床附着获得4mm。组织学检查证实有新生无细胞性牙骨质形成，实现了牙周组织再生。此后，大量相关临床研究均证实了Emdogain®手术的有效性[12-20]。

Emdogain®手术与GTR手术的临床效果对比

Pontoriero等（1999）[21]和Sculean等（1999）[22]进行了Emdogain®手术与GTR手术的临床对照研究。虽然研究中也对比了GTR手术使用不可吸收膜和可吸收膜的效果，结论是膜的种类并不影响效果，但是Emdogain®手术与GTR手术的效果具有显著差异。

如第1章所述，垂直骨缺损位点能否再生，关键在于能否阻止上皮向根方增殖。GTR手术利用物理屏障阻止上皮向根方增殖，其可预测性理应比Emdogain®手术更高。然而GTR手术的屏障膜会阻断血供，频繁引起牙龈坏死[23-29]。

Sanz等（2004）对比研究了GTR和Emdogain®病例，发现GTR术后并发症发生率为100%，而Emdogain®仅为6%。Emdogain®手术的临床附着获得值比GTR平均高0.85mm[30]。

Sculean等（2001）指出，Emdogain®具备抗菌性，能抑制术后龈缘菌斑形成或可促进创面愈合[31]。

正因Emdogain®手术有着术后并发症发生率更低、组织学评价更近似于"真正的再生"、技术难度低于GTR手术、更易实现多颗牙同期手术等优点，它获得了临床医生的高度认可。

Emdogain®1995年率先在瑞典上市，1998年获得日本国内的使用许可。Emdogain®堪称"近20年牙周再生术的头角"。迄今为止已有超过200万例的临床应用报告，超过840篇的文献报告（其中200篇以上为临床研究）。不仅如此，均未见Emdogain®的副作用和感染等报告，这可证明它是安全可靠的[20,32-33]。

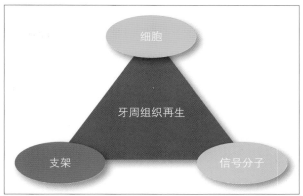

图2-2 牙周再生术的基本原则。牙周再生术的成功，需3个要素达到平衡，形成有利于愈合的环境和时间。细胞（Cell）：骨细胞，成牙骨质细胞，牙周膜细胞。支架（Scaffold）：植骨材料，屏障膜，软组织处理。信号分子（Signaling molecules）：EMD，FGF-2，PDGF等。

扩大Emdogain®手术适应证

Emdogain®手术在全球范围内不断推广，有了大量的相关临床研究。在与植骨材料、屏障膜合并使用后，Emdogain®的适应证也得以扩大。

Froum等（2001）把骨缺损形态分为3类，并提出需根据分类来选择"单独使用Emdogain®"、"Emdogain®+植骨材料"或"Emdogain®+植骨材料+屏障膜"[34]。因为Emdogain®在物理性质上是一种黏性液体，缺乏空间维持能力。即骨缺损处的空间维持还需要"支架（scaffold）"（图2-2）。植骨材料包括自体骨、同种异体骨、异种骨、人工骨等。以下展示的是各种植骨材料与Emdogain®合并使用的实际临床效果。

合并使用植骨材料
①自体骨

"自体骨（autogenous bone）+Emdogain®"的研究报告非常有限。Cochran等（2003）报告指出，在动物实验中合并使用Emdogain®与自体骨能获得良好结果[35]。

Yilmaz等（2010）在二至三壁骨缺损处行对照试验，指出相比单独使用Emdogain®而言，合并使用Emdogain®与自体骨移植有更多附着获得量，还可明显降低探诊深度[36]。

但是收集自体骨需要开辟第二术区，不同的收集工具获得的移植骨颗粒大小不同，因此吸收速率也不同。另外使用骨收集器（bone trap）获取骨屑，有较大可能会引发细菌感染等，这些不稳定事件多有发生[37-38]。

②同种异体骨（DFDBA、FDBA）

Bowers等（1989）的组织学研究证实，人类脱矿冻干骨（demineralized freezed-dried bone allograft，DFDBA）作为一种同种异体骨移植材料（allograft），在牙周组织再生中效果显著[39-40]。

Boyan等（2000）在裸鼠的肌肉中同时植入Emdogain®和DFDBA并观察其骨诱导能力，结果证明Emdogain®能够促进DFDBA的骨诱导能力[41]。

Gurinsky等（2004）在临床研究中对比"单独使用Emdogain®"和"Emdogain®+DFDBA"治疗骨下袋的效果。报告指出两者的牙周袋降低值和附着获得值没有明显差异，但"Emdogain®+DFDBA"的牙槽骨增加量更有优势[42]。

Rosen等（2002）的临床研究对比了"Emdogain®+DFDBA"和"Emdogain®+FDBA（同种异体冻干骨）"的治疗效果，报告指出"Emdogain®+DFDBA"效果更佳[43]。

另外，Ogihara S和Tarnow DP等（2014）对比了"单独使用Emdogain®"、"Emdogain®+DFDBA"以及"Emdogain®+FDBA"的治疗效果，报告指出Emdogain®合并使用植骨材料比起单独使用Emdogain®更有效，但DFDBA与FDBA之间没有明显差异[44]。

1965年Urist发表了同种异体骨（DFDBA，FDBA）使用报告[45]，此后以美国为中心，多个国家和地区广泛应用于临床超过50年。迄今未见感染报告，可以说它是比较安全的材料。但在日本国内，它仍未获得厚生劳动省的临床许可，只能以个人名义进口，在临床使用前必须向患者充分说明并获得知情同意。

③异种骨——脱蛋白小牛骨矿物质（deproteinized bovine bone mineral，DBBM）：Bio-Oss®

异种骨（xenograft）的移植效果又如何？Lecovic等（2000）[46]以及Zucchelli等（2003）[47]的报告指出，"Emdogain®+DBBM"比"单独使用Emdogain®"更有效。

然而，Cortellini等（2011）[48]以及其他团队[49-50]的报告中指出，"Emdogain®+DBBM"与二者各自单独使用相比，并没有明显的效果差异。

DBBM也被称为延迟性可吸收材料，有报告指出在移植数年后仍有材料残留，几乎不吸收[51]。牙周组织属于易受细菌感染的环境，骨粉残存其中能否长期稳定，值得深究。

该材料在日本国内已经获得厚生劳动省的临床许可，但为了消除患者对于疯牛病（即牛海绵状脑病）的疑虑，在临床使用前必须向患者充分说明并取得知情同意。

④人工骨（β-磷酸三钙、生物活性玻璃等）

Sculean等在临床试验中对比"单独使用Emdogain®"与"Emdogain®+人工骨（生物活性玻璃）"的植骨效果，结果显示两者间无明显差异[52]。截止到目前，报告Emdogain®合并使用人工骨有明显优势的研究非常有限。

⑤GTR屏障膜

有研究指出，将充当支架作用的Emdogain®使用在GTR膜中，没产生显著效果[53]。另一方面，Froum等[54]提倡按照不同的骨缺损形态，酌情选择"单独使用Emdogain®"、"Emdogain®+植骨材料"和"Emdogain®+植骨材料+可吸收膜"3种方法。我们在Emdogain®合并植骨时，若判断植骨材料外形易崩塌，或者为了更有力地抑制上皮向根方增殖，会合并使用可吸收膜。但是，如果合并使用GTR不可吸收膜，软组织坏死风险更高[23-28]。第二磨牙远中或者缺牙区牙槽嵴发生软组织坏死的情况较少，但在龈乳头区域即使用保留龈乳头切口，使用GTR膜还是常常引起龈乳头坏死，因此需慎用。

Rothamel等[55]体外试验对比研究几种GTR膜，认为猪源性胶原蛋白膜（Bio-Gide）是对血管和结缔组织新生的最佳材料。Sculean等（2004）的临床研究报告也指出，在垂直骨缺损处使用"EMD+异种骨（Bio-Oss）+Bio-Gide"可以获得良好的结果[56]。

如此，在充分理解材料的特性后，依照不同的骨缺损形态分别选择"单独使用EMD"、"EMD+植骨材料"或者"EMD+植骨材料+GTR膜"，才能提高牙周再生术的成功率。

如今Emdogain®手术的适应证

Emdogain®手术的临床应用已有20年之久，联用植骨、GTR膜或结缔组织移植等技术，该手术的适应证持续扩大，治疗效果也不断提高。笔者认为，目前Emdogain®手术的适应证如图2-3所示。

垂直骨缺损（图2-4）

深度大于3mm的垂直骨缺损适宜手术[57]。有人认为，对小于3mm的垂直骨缺损，更适合骨修整术，可预测性更高。但美学区域3mm以下的垂直骨缺损，有时更适合选用再生术。

①容器状骨缺损（狭窄的三壁骨缺损）

针对容器状骨缺损（狭窄的三壁骨缺损），Emdogain®术有望获得良好结果（图2-4a，图2-5）。有报告指出，使用微创外科技术（minimally invasive surgical techniques，MIST；参阅第3章）效果良好[58-60]。

若是大范围的三壁骨缺损，预计术后软组织可能发生塌陷，最好合并植骨或"植骨+可吸收膜"[57]。

②非容器状骨缺损（二壁骨缺损、一壁骨缺损）

针对非容器状骨缺损（二壁骨缺损、一壁骨缺损；图2-4b、c，图2-6，图2-7），出于空间维持考虑，需合并植骨和覆盖可吸收膜[20,57]。还需确保

龈瓣和龈乳头达成一期愈合，设计切口与缝合。只有不引起软组织坏死，才能获得良好的结果[61]。选用"Emdogain®+植骨"时，植骨材料可以防止软组织塌陷，血液会稳定存留在骨粉颗粒间隙，基本不会妨碍软组织血供。

三壁且宽大的骨缺损容易发生软组织塌陷，即便是植骨也很难维持形态。这种情况下，可使用"Emdogain®+植骨+可吸收膜"来应对。另外，如果仅靠植骨材料难以实现空间维持，考虑到龈瓣坏死的风险，也应使用可吸收膜。

Ⅱ度根分叉病变

Chitsazi等（2007）对10位患者的20颗患有Ⅱ度根分叉病变的磨牙，分别行翻瓣清创手术（open flap debridement）和Emdogain®手术，6个月后再次翻瓣查验（re-entry）比较了两者的治疗结果。报告指出，行Emdogain®手术的根分叉病变位点的水平探诊深度明显改善，但根分叉病变完全闭合的比例非常小[67]。

Jepsen等开展多中心临床研究，治疗下颌磨牙颊侧的Ⅱ度根分叉病变部位，纳入45位患者总共90颗磨牙，在根分叉病变处分别行Emdogain®手术和GTR手术，比较了两者的治疗效果。术后14个月的再评估中，Emdogain®组根分叉水平探诊深度明显改善，平均减少了（2.6±1.8）mm；而GTR组则只减少了（1.9±1.4）mm。另外，患者的术后问卷调查显示，Emdogain®组术后疼痛和肿胀更少[68]。

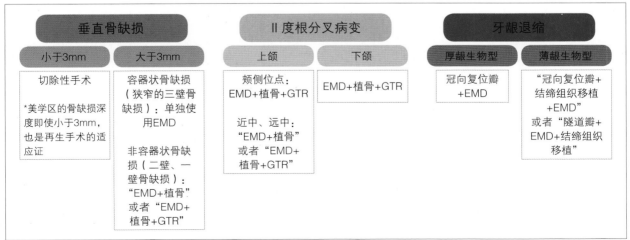

图2-3　Emdogain®牙周再生术的适应证。*引用并改编自参考文献[20]

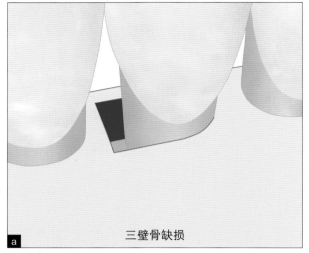

三壁骨缺损

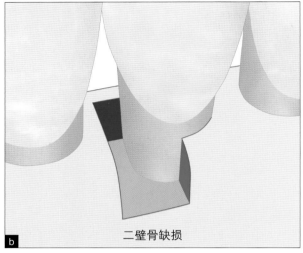

二壁骨缺损

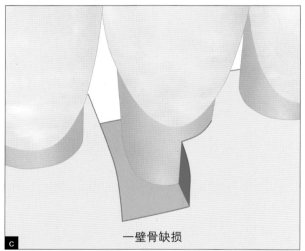

一壁骨缺损

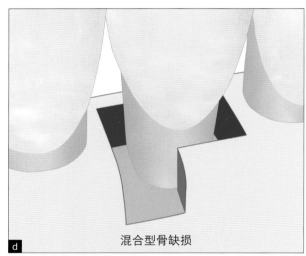

混合型骨缺损

图2-4a～d　各种垂直骨缺损的形态。过往骨缺损形态是通过牙周探诊或X线片来诊断的。现在有了CBCT，在术前就能获知骨缺损的三维形态。

　　Jaiswal等（2013）在下颌的Ⅱ度根分叉病变位点做"Emdogain®+DFDBA+GTR（可吸收膜）"、"DFDBA+GTR"与"翻瓣清创"的疗效比较研究，指出联合使用"Emdogain®+DFDBA+GTR"可获得明显的牙周改善[69]。笔者支持该研究结果，"Emdogain®+DFDBA+可吸收膜"联合冠向复位瓣的手术方法可取得良好的治疗效果（病例2-3）。

牙龈退缩

　　在牙龈退缩的相关研究中，Rasperini、McGuire和Carnio等对人的牙龈退缩部位使用Emdogain®行根面覆盖，通过组织学观察确认了牙周组织的再生[70-72]。

＊　　　　＊　　　　＊

　　除此之外，使用Emdogain®的临床病例报道不

在少数，Emdogain®在骨内缺损、根分叉病变和牙龈退缩部位是很好的牙周组织再生材料。关于牙龈退缩的详细内容将在第7章论述。

影响Emdogain®牙周再生术疗效的因素

　　在日本国内，牙周病是拔牙的首要原因[73]。通常情况下，经过牙科医生诊断，判断为"无法保留（hopeless）"后，牙齿才会被拔除。也就是说，几乎所有的牙周病患牙都是经过牙科医生诊断后拔除的。如果能有更多牙科医生拥有"牙周再生"技术，或可挽救很多牙齿。

　　如第1章所述，牙周再生术在半个多世纪的漫长演变中，其创口愈合的机制逐渐明确。应用

容器状骨缺损

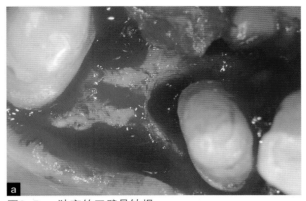
图2-5a 狭窄的三壁骨缺损。

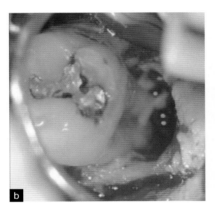
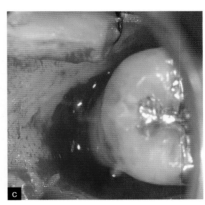
图2-5b 稍大的三壁骨缺损。
图2-5c 大范围的三壁骨缺损。

Emdogain®后，手术成功率飞跃提升，拔牙标准不可同日而语。如若犹豫"是拔是留"的牙齿，不妨试试牙周再生术，或许能大幅改变牙齿预后。

Cortellini等的报告指出，被诊断为"无望保留"的牙齿，行Emdogain®再生手术后，5年保存率92%（25颗存留23颗）[74]。毫无疑问，Emdogain®手术大大改善了牙周病患牙的预后。

然而，Emdogain®手术并非万能，无法拯救所有的牙周病患牙。对于重度牙周炎患牙的牙周再生术，应当在积累了相当丰富的经验之后再去挑战。取得患者的充分理解，也是手术成功的前提。最初可选择成功率较高的病例，以取得切实良好的结果。牙科医生总是肩负重大责任，要拿出"让患者接受的结果"。为了再生手术成功，术前就应多角度深入分析。牙周再生术疗效的影响因素如下：
①患者相关因素。

非容器状骨缺损

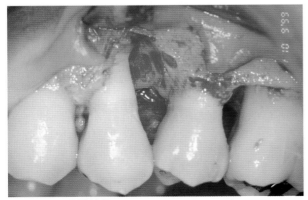
图2-6 二壁骨缺损。

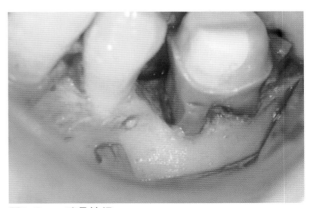
图2-7 一壁骨缺损。

②患牙相关因素（包括牙体与牙槽骨）。
　　a.骨缺损形态。
　　b.骨缺损位置。
　　c.软组织状态。
　　d. 咬合状态。
③使用材料（生物材料）。
④外科技术与术者技能。

影响牙周再生术疗效的因素①
患者相关因素（patient-related factors）

影响牙周再生术结果的因素见表2-2。首先，作为牙周治疗的基本原则，必须向患者说明牙周病的病因和菌斑控制的重要性，并调查加重牙周病的因素。分析以下项目，探讨牙周再生术成功的可能性。

有无全身性疾病（特别是糖尿病、骨质疏松症、其他代谢异常等）

有一般外科治疗禁忌证的患者不能手术。即使患者能够接受小型外科手术，伴有全身性疾病仍然会影响牙周组织的再生量，并且术后可能有牙周袋复发等问题。特别是有的糖尿病患者，术前的检查值良好，术后糖尿病恶化，牙周炎还会复发。对待此类患者需要更加谨慎，定期安排随访和牙周护理。如果糖尿病患者糖化血红蛋白值（HbA1c）大于6.9%，最好不要做牙周手术[75]。

骨质疏松症的患者，特别是使用双膦酸盐类药物的患者，由于牙槽骨代谢异常，应慎行牙周手术或拔牙等外科治疗[75]。

【评价】

健康人	A
轻度糖尿病（HbA1c：低于6.9），以及其他全身性疾病患者	B
中重度糖尿病（HbA1c：高于6.9）或骨质疏松症患者	C

表2-2　影响牙周再生术结果的因素

因素		评价		
		A	B	C
①患者相关因素（patient-related factors）	有无全身性疾病	健康人	轻度糖尿病	中至重度糖尿病
	菌斑控制	PCR小于15%	PCR 15%～30%	PCR大于30%
	吸烟习惯	非吸烟者	少于10支/日	多于10支/日
	年龄	小于40岁	40～60岁	60岁以上
②患牙相关因素（bone defect & tooth-related factors）	骨缺损形态	二壁、三壁，杯状	一壁，火山口状，Ⅱ度根分叉病变	深达根尖的骨缺损，Ⅲ度根分叉病变
	骨缺损位置	可直视，器械可到达病变部位	可直视但器械稍难到达病变处	病变区域清创非常困难
	软组织状态	厚龈型，角化龈充足	薄龈型，角化龈不足	薄龈型，角化龈不足+系带高位附丽，前庭沟过浅
	咬合状态	稳定、无松动	虽有松动，但通过暂时固定和咬合调整可以控制	无法控制松动度
③使用材料（bio-materials）		单独EMD，EMD+植骨，EMD+植骨+屏障膜，植骨材料的种类等		
④外科技术与术者技能（surgical technique & skill）		切开，翻瓣，清创，缝合，操作速度和灵巧度等		

菌斑控制

毋庸置疑，菌斑控制对所有牙科治疗都非常重要。术前应该进行菌斑控制指导，逐步降低菌斑控制指数（PCR）。PCR最好控制在小于15%[76-77]。

为重度牙周炎患者做牙周再生术时，除了关注菌斑量，也要关注细菌的成分。如果条件允许，最好做细菌检查（如PCR-invader法等），确定引起牙周炎的细菌是哪些。根据细菌检查的结果，联合使用抗菌药，可使口腔内细菌数量快速减少。在牙周基础治疗时用抗菌药，效果更好[78-79]。

在菌斑控制良好的前提下，牙周再生术的成功率会提高，牙周袋再形成的风险也会降低。当然，必须向患者说明手术后长期随访维护的必要性，并作为知情同意项记录下来。

【评价】

PCR 小于15%　　A

PCR 15%～30%　B

PCR 大于30%　　C

吸烟习惯

吸烟患者牙周组织血流不畅，软组织伤口愈合缓慢。术后容易发生龈乳头坏死、凹陷、植骨材料泄露等，影响牙周组织再生量。吸烟虽然不是患者牙周再生术的绝对禁忌，但若吸烟量大，无法对其承诺可有良好的治疗结果，因此不建议手术。另外，对于吸烟量相对较少的患者，也有必要事先告知可能无法达成令人满意的牙周组织再生量。具体来说，吸烟量少于10支/日算是再生手术适应证，但如果大于10支/日，建议选择切除性手术或拔牙[80]。

【评价】

非吸烟者　　　　　　A

少于10支/日　　　　B

多于10支/日　　　　C

年龄

牙周再生术后的组织再生量，取决于病损部位的细胞活跃度。一般认为年轻患者的细胞活性较高，年长患者的细胞活性较低。当然也存在个体差异，不能仅凭实际年龄来判断，而应根据基础治疗期间牙龈的变化、牙龈的颜色和性状、是否吸烟、生活习惯、营养状态等方面推测个人的牙周再生能力。

虽然目前还没有关于牙周再生术的成功率和患者年龄相关性的证据，但从笔者的临床经验来看，年轻人的牙周组织再生效果确实更好。

【评价】

小于40岁　　　　　A

40～60岁　　　　　B

60岁以上　　　　　C

影响牙周再生术疗效的因素②

患牙相关因素

（ bone defect & tooth-related factors ）

骨缺损形态

牙周再生术的适应证包括：垂直骨缺损、Ⅱ度根分叉病变以及牙龈退缩。通常，垂直骨缺损中的骨壁数越多，缺损空间越狭小，牙周组织再生的可预测性就越高。即狭窄的三壁骨缺损可预测性最高，宽大的一壁骨缺损可预测性最低。对于根分叉病变，由于骨面只存在于根分叉底，所以手术成功率不高。

一般来说，牙周再生术的可预测性三壁 > 二壁 > 一壁 > Ⅱ度根分叉病变 > Ⅲ度根分叉病变。前文提及骨缺损处的血凝块稳定性如何，将会影响骨再生结果，因此可以把骨缺损形态分为两类：容器状骨缺损（类似杯子一样，呈容器状，液体可稳定停留）和非容器状骨缺损（无容器形态，液体会流出）。当然，要让缺损处再生，牙周膜和骨来源的细胞可游走的面积越大，牙周组织再生量就越大，这么想貌似有理。但是，大多数骨缺损属于混合型（二至三壁混合型、火山口状、杯状等；图2-8，图2-9），仅根据骨缺损形态是难以预测手术成功率的。在狭窄的三壁容器状骨缺损中，仅使用液体状的Emdogain®就能获得良好的效果。可是同为容器状的三壁骨缺损，如果形状宽大，仅使用Emdogain®时龈瓣塌陷的可能性会很高，因此

杯状、火山口状骨缺损

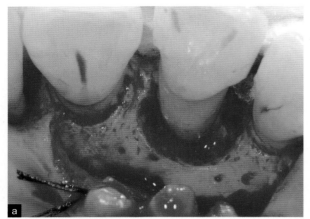
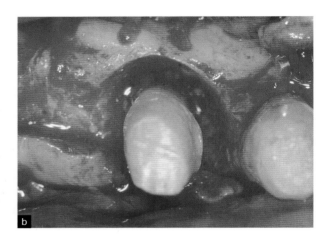

图2-8a，b 杯状骨缺损。

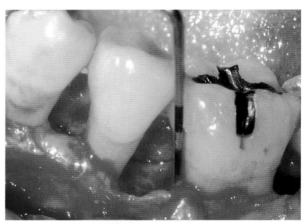

图2-9 火山口状骨缺损。

需要合并使用植骨材料和GTR膜。若为二壁骨缺损（非容器状骨缺损），有时候也可利用如腭侧牙龈那样坚硬的角化龈代替骨壁，将其看作容器状骨缺损。也就是说，不仅要考虑骨缺损的形态，还要考虑根面形态、软组织状态、翻瓣设计等，通过选择"单独使用Emdogain®""Emdogain®+植骨""Emdogain®+植骨+GTR膜"，可以进一步提高手术的可预测性。

骨缺损位置

牙周再生术病例的难易程度，取决于骨缺损形态，还取决于病变部位。

上下颌前牙和前磨牙处术野容易保证，牙根形态简单，根面清创比较容易。软组织创口是否愈合良好也会影响手术结果，所以在邻面的骨缺损处，保留龈乳头切口是一项重要的技术。龈乳头能否完整保留，受到牙根间距的影响（详细参阅**第4章**）。

在磨牙区，手术常常无法直视下完成，需要利用口镜，缝合难度较大。而且由于龈乳头的颊舌向距离更长，保留龈乳头变得困难。患者开口度也会影响该区术野和器械操作，加大手术难度。

如果患者口腔前庭较浅，或颊黏膜、口唇较紧张，则术野难以确保。建议基础治疗期做洁治、刮治和根面平整时，事先预判器械操作的难易度。

为了让手术清创更可靠、高效，器械的选择很重要。除手用刮治器以外，超声器械、牙周外科用的钻针、牙科用激光等有效配合，可实现在短时间内彻底清创。缩短手术时间不仅可以减轻患者的压力，还可以防止软组织坏死，提高手术成功率。

综上所述，手术的难度不仅取决于骨缺损形态，还取决于缺损的位置、与邻牙的关系、软组织状态等。术前应充分研判这些因素，设计好切口，备全手术器械，做好万全的准备后再开始手术（病例2-1～病例2-6，表2-5～表2-7）。

软组织状态（soft tissue condition）

患牙存在软组织炎症时，不宜手术。牙周再生术中能否达成软组织创口一期愈合，对恢复临床附着水平影响巨大。如果手术时牙龈仍有红肿，则缝线容易撕脱，创口愈合不良，继而引发龈瓣坏死、龈乳头凹陷等问题。应注重基础治疗，减少菌斑和牙石，使牙龈处于无炎症状态。

牙龈较薄或角化龈不足的情况下，虽不会影响牙周再生术的效果，但由于切开、缝合等操作中，牙龈容易撕裂，因此对细致度要求较高。使用显微刀片、精细缝线时，对术者的手术技巧也提出了更高要求。另外，系带附丽高和口腔前庭浅等情况下，颊黏膜的活动会牵涉到创口，妨碍术后愈合，此时需行龈瓣减张等。

咬合状态

垂直骨缺损和根分叉病变多与咬合问题有关，因此术前必须对咬合问题做诊断和处理。处理咬合创伤通常是基础治疗的一环，内容包括调整咬合、暂时固定和佩戴夜间殆垫等。另外，在伤口愈合阶段，应该避免新生组织因受到异常咬合力而创伤。即使术前患牙的松动度较小，手术后松动度也将会增加，所以最好在术后3~8个月内保持暂时固定。

影响牙周再生术疗效的因素③
使用材料（bio-materias）

根据骨缺损的形态，治疗方式有"单独使用Emdogain®""Emdogain®+植骨""Emdogain®+植骨+GTR膜"3种选择。如前所述，在选择材料时应考虑空间维持、软组织血供以及各种材料的特点。术者的判断非常重要，必须在术前把握好骨缺损形态和软组织状态，准备好可能使用到的材料（参阅第27页和第28页）。

影响牙周再生术疗效的因素④
外科技术与术者技能
（surgical technique & skill）

可以想象，牙周手术效果因术者技巧而有差异。牙周再生术的技术敏感性较高。切开、翻瓣、根面和骨缺损部位的清创、缝合等，任何一项失败都会影响最终的结果。还应尽量缩短手术耗时，避免龈瓣坏死，这将考验术者的手速。因此，建议在经过系统训练并积累了一定的牙周手术经验之后，再行牙周再生术[81]。

骨缺损内的根面能否彻底清创?

牙周再生术的对象大多是中至重度牙周炎患牙，因此首先需要考虑的是拔牙还是保存。如果

表2-3　判断牙齿拔除还是保存时应该考虑的事项

• 患牙的牙周炎进展程度（探诊深度，松动度，骨缺损的大小、类型、部位等） • 充分把握位点的特异性 • 在整个牙列中的重要程度（key tooth） • 能否确保患牙咬合稳定 • 评估拔牙后种植、固定桥等修复方式的优缺点 • 患者的风险因素、理解程度、配合程度 • 术者的技术和经验

表2-4　牙周再生术的适应证（按照可预测性由高至低的顺序）与非适应证

适应证（按照可预测性由高至低的顺序）	①二至三壁深且窄的垂直骨缺损 ②较宽的三壁垂直骨缺损 ③一壁垂直骨缺损 ④牙龈退缩 ⑤Ⅱ度根分叉病变 ⑥上颌磨牙近远中的Ⅱ度根分叉病变 ⑦下颌磨牙的Ⅲ度根分叉病变
非适应证	①水平骨缺损 ②上颌磨牙的Ⅲ度根分叉病变 ③暂时固定却无法获得稳定咬合的牙齿 ④菌斑控制不良的患者 ⑤有外科手术禁忌证的患者 ⑥吸烟者 ⑦不合作的患者

有一定的牙周外科经验，通过X线片和骨嵴顶探诊（bone sounding）可以大致诊断出骨缺损的状态，若使用CBCT则可做出更确切的诊断（参阅第4章）。如果临床检查后能够掌握骨缺损的状态，就可以判断是否属于牙周再生术的适应证。最重要的一点是骨缺损内的根面能否彻底清创。如果病变部位不能彻底清创，牙周再生术便不可能成功。例如上颌磨牙的Ⅲ度根分叉病变，在口内做到彻底清创极为困难。邻牙的存在与否也会影响器械操作。

另外，近年来也有报告指出，如微创外科技术般的最小限度翻瓣可以减少软组织坏死和塌陷，展现良好的手术结果[58]。但为了彻底清创，必须充分剥离龈瓣。在最小的外科侵入下取得最好的结果，这需要熟练的技术和丰富的经验。

此外，还必须充分考虑表2-3、表2-4所列的事项，谨慎判断是拔除牙齿，还是行牙周再生术尽可能保存牙齿。

然而，即使判断某患牙该拔除，若患者保牙意愿强烈，并且能够充分理解医生和配合手术，有时也可以用牙周再生术，接受保牙的挑战。由于牙周再生术在进步，拔牙标准也一直在变化，请铭记"切勿轻易拔牙"。

病例2-1 Emdogain®单独使用于深窄的二至三壁垂直骨缺损

患者 53岁男性，非吸烟者

初诊日期 1999年1月

主诉 ⒉松动，希望尽量保存牙齿

病例概要 牙列整体严重磨耗，数颗牙齿存在咬合创伤，这可能是垂直骨吸收的原因。为恢复上颌牙冠形态、修复牙列缺损及固定松动牙，计划通过烤瓷固定桥作为夹板，永久固定松动牙。虽然已向患者说明⒉属于拔牙适应证，但是根据患者的强烈要求，尝试牙周再生术以保存患牙。

患者相关因素（patient-related factors）		患牙相关因素（bone defect & tooth related factors）	
（1）有无全身性疾病	A	（1）骨缺损形态	B
（2）吸烟习惯	A	（2）骨缺损位置	A
（3）菌斑控制	A	（3）软组织状态	A
（4）年龄	B	（4）咬合状态	B → A 通过牙周夹板固定桥来改善

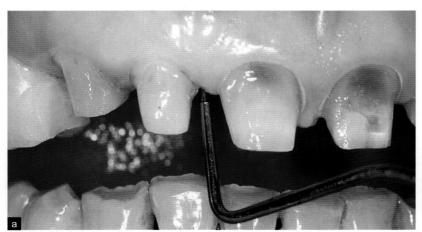 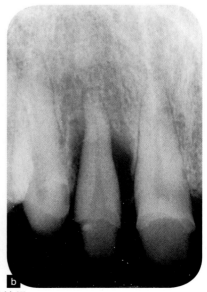

病例2-1a，b 术前探诊深度为10mm，Ⅱ度松动。X线片也显示有很深的垂直骨缺损。

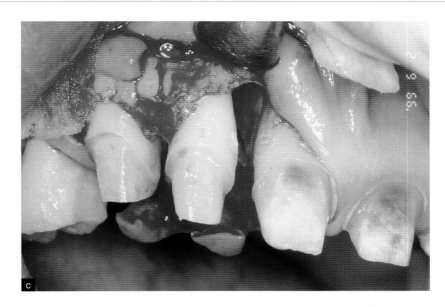

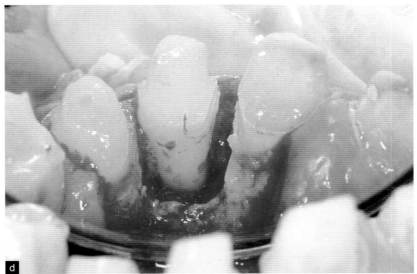

病例2-1c，d 骨缺损在腭侧且呈杯状。然而，近中颊侧垂直骨吸收仅约3mm，Emdogain®难以稳定停留于此。

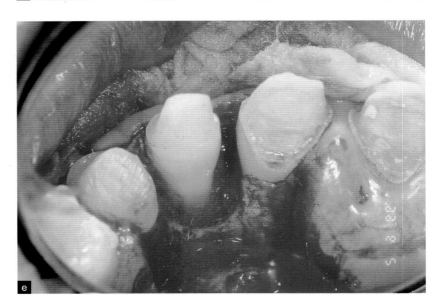

病例2-1e 彻底清创，涂布Emdo-gain®。可见Emdogain®能稳定停留于垂直骨缺损处。

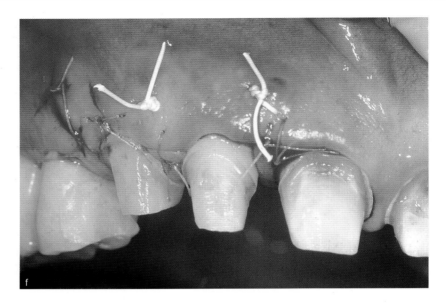

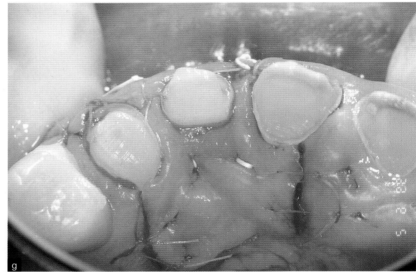

病例2-1f，g　根据术前检查，考虑到骨缺损的位置和形态，翻瓣设计为颊侧保留龈乳头切口，以达到一期愈合。缝合时采用Gore-Tex Cv-6缝线（日本Gore）行褥式缝合，龈乳头部位则采用Viclyle-coated 6-0缝线（Ethicon）行单纯缝合。

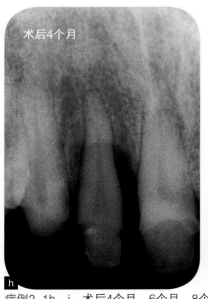

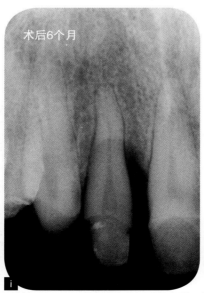

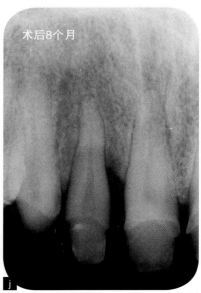

术后4个月

术后6个月

术后8个月

病例2-1h~j　术后4个月、6个月、8个月的情况。可见骨组织再生逐渐出现。该病例于术后8个月后，未见再有骨组织进一步增加。

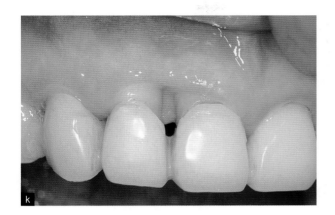

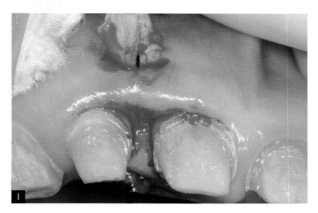

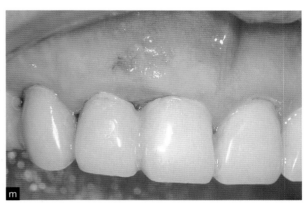

病例2-1k 由于单独使用Emdogain®，无法维持颊侧骨壁较低位置的空间，术后3个月出现了龈乳头塌陷。

病例2-1l 术后8个月时行结缔组织移植，重建龈乳头。在唇舌向制备隧道瓣，植入结缔组织。

病例2-1m 龈乳头重建术后约1个月。一定程度上恢复了牙龈美观。

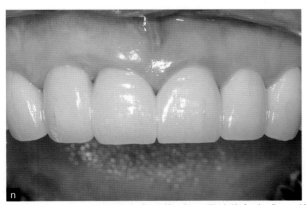

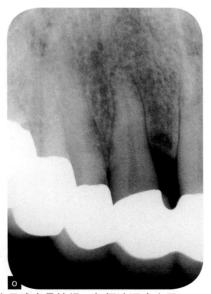

病例2-1n，o 牙周再生术后约1年，最终修复完成。X线片显示仍有少量残余骨缺损，但探诊深度小于3mm。随后进入每3个月一次的牙周维护阶段。

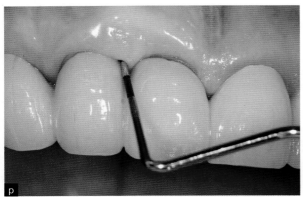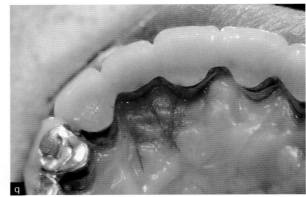

病例2-1p，q　术后10年内情况良好，但术后10~11年时，牙周维护治疗一度中断（约1年半）。再次复查，<u>2</u>近中的探诊深度变为6mm。于是再次向患者提出使用Emdogain®行牙周再生术，患者同意。本次手术的翻瓣设计则选择了腭侧V形切口的保留龈乳头术。

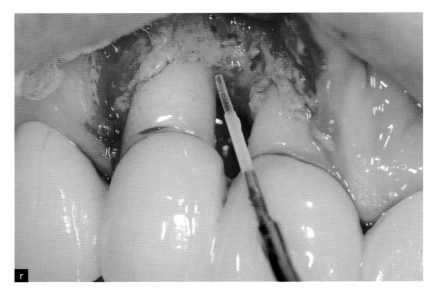

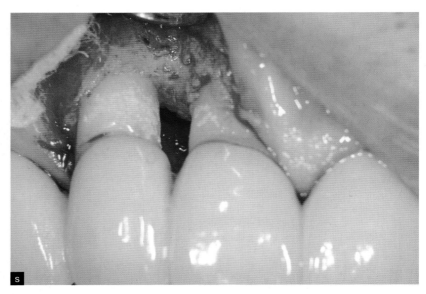

病例2-1r，s　翻瓣后，用Er：YAG激光行根面清创。与首次手术时的骨缺损（c，d）相比，可见明显的骨再生。牙周袋再形成的原因可能是术后<u>2</u>近中骨嵴仍偏低，与邻牙形成台阶。

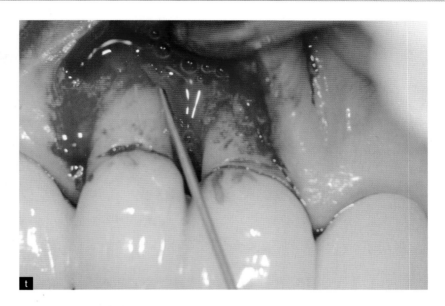

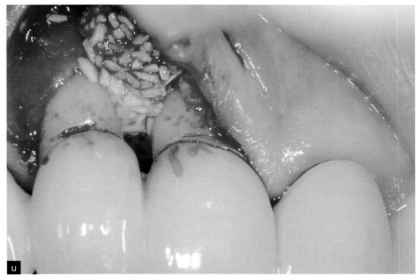

病例2-1t，u　此处为较浅的垂直骨缺损，单独使用Emdogain®无法实现空间维持，因此合并使用了FDBA，以求牙周组织再生。

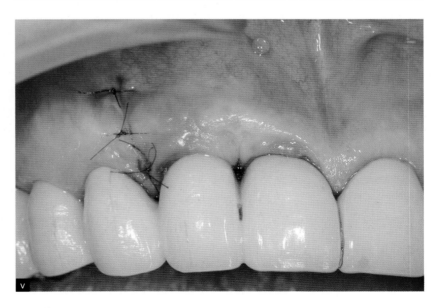

病例2-1v　术后即刻的状态。

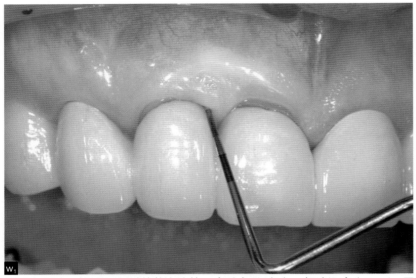 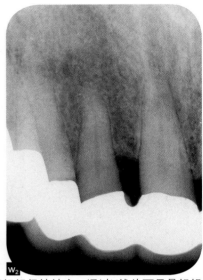

病例2-1w_{1,2}　术后12年时的状态（第二次手术后1年），探诊深度为3mm，牙周组织保持健康。通过X线片可见骨组织有少量增加。

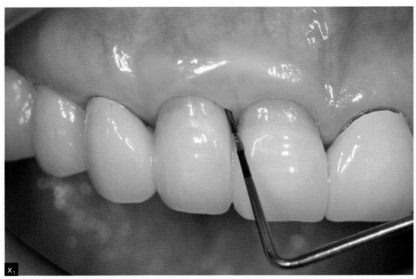 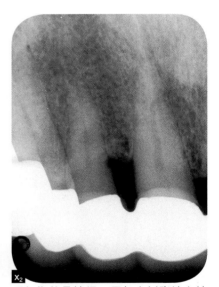

病例2-1x_{1,2}　术后20年的状态（第二次手术后9年）。由于过度用力刷牙造成牙颈部楔状骨缺损，用复合树脂填充缺损。X线片显示，垂直骨缺损消失，牙间骨嵴顶变得平坦。探诊深度为3mm，牙周组织保持着健康状态。

表2-5　"单独使用Emdogain®"的优缺点

优点	• 手术简单 • 费用低廉
缺点	• 黏性液体无法提供空间维持 • 为达成一期创口愈合需细致地缝合龈瓣，即使如此术后仍容易出现软组织塌陷

病例2-2　一至二壁垂直骨缺损病例——Emdogain®+植骨

患者　18岁女性

初诊日期　1999年9月

主诉　外院诊断为进行性牙周炎，经介绍转至笔者的医院

病例概要　4远中、6近中发现垂直骨缺损。4远中探诊深度为8mm，6近中探诊深度为6mm。4的骨缺损为一至二壁，如果单独使用Emdogain®，估计会发生龈乳头塌陷，因此决定合并使用植骨材料。6为三壁骨缺损，但也采用相同方法同期手术。

患者相关因素（patient-related factors）		患牙相关因素（bone defect & tooth related factors）	
（1）有无全身性疾病	A	（1）骨缺损形态	B
（2）吸烟习惯	A	（2）骨缺损位置	A
（3）菌斑控制	A	（3）软组织状态	A
（4）年龄	A	（4）咬合状态	B → A　通过咬合调整来改善

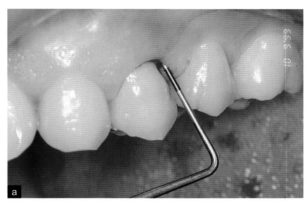

病例2-2a　初诊时，4远中牙周袋深度为8mm，6近中牙周袋深度为6mm。

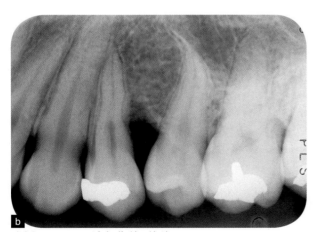

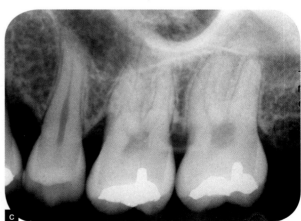

病例2-2b，c　该部位的X线片。

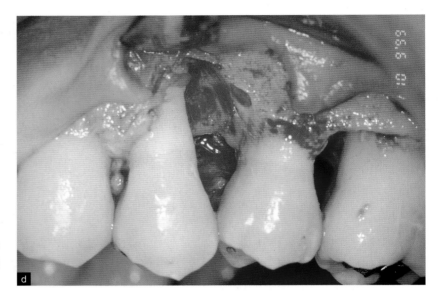

病例2-2d　骨缺损处清创后的状态。
|4 的骨缺损为一至二壁混合型，单独使用Emdogain®可能出现龈乳头塌陷。|6 近中则为三壁骨缺损。

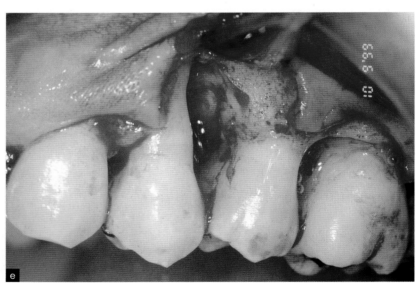

病例2-2e　涂布Emdogain®。

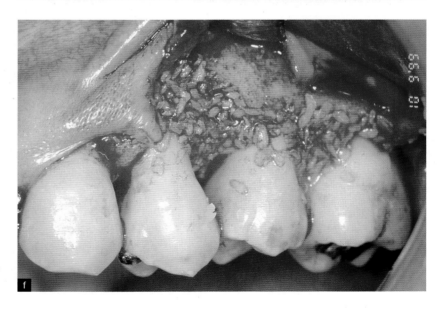

病例2-2f　移植脱矿冻干同种异体骨（DFDBA）。

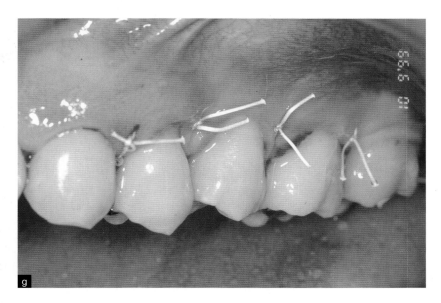

病例2-2g　使用Gore-Tex Cv-6缝线垂直褥式缝合。

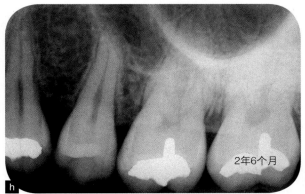

2年6个月

病例2-2h　术后2年6个月的X线片。可见牙槽骨明显改善。

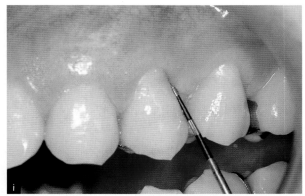

病例2-2i　术后3年。虽然探诊深度为2mm，但可见2mm的牙龈退缩。

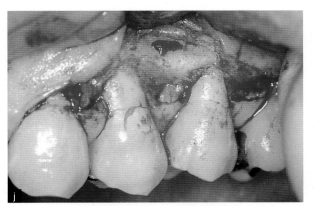

病例2-2j　得到患者同意后，行根面覆盖术。手术时见4远中牙槽骨确有再生。

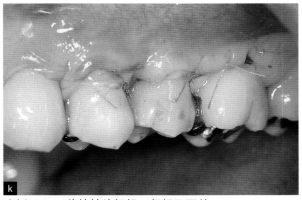

病例2-2k　移植结缔组织，行根面覆盖。

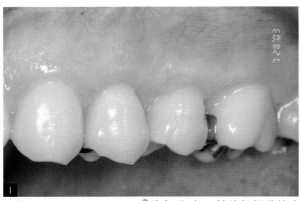

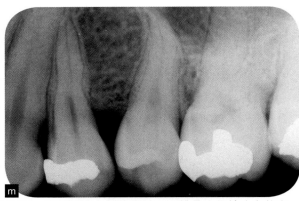

病例2-2l，m　Emdogain®手术后4年，结缔组织移植术后1年复查。实现了完全根面覆盖，牙槽骨也保持稳定状态。附着获得量为6mm。

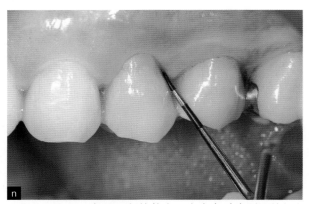

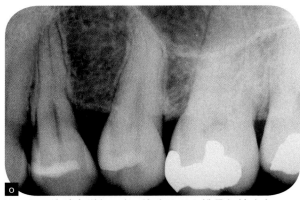

病例2-2n，o　术后20年的状态。患者有过度刷牙的倾向，4的牙龈退缩稍有增加，但X线片显示牙槽骨保持稳定。

病例2-2p　术后19年6个月的CBCT三维图像。4和6的垂直骨缺损完全消失（2019年3月）。

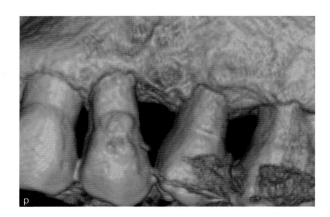

表2-6　"Emdogain®合并使用同种异体骨"的优缺点

优点	• 能维持空间 • 可以期待植骨材料发挥骨传导、骨诱导能力 • 帮助稳定血凝块，不妨碍龈瓣获得血供
缺点	• 植骨材料的骨诱导能力不均 • 植骨材料直接接触软组织，容易被软组织包绕并排出体外 • 一旦软组织发生坏死，部分植骨材料会泄露，再生量会减少 • 费用高昂

病例2-3　下颌第二磨牙远中宽大的三壁垂直骨缺损（EMD+植骨材料+膜）

患者　32岁女性，非吸烟者

初诊日期　2017年3月

主诉　定期牙科检查

病例概要　患者来院希望接受定期牙科检查。牙周检查发现 7̲ 远中有10mm深的牙周袋。该处曾拔除埋伏智齿，可能是牙周袋形成的原因。CBCT结果显示有宽大的三壁垂直骨缺损。牙周基础治疗后，计划对残余牙周袋行牙周再生术。由于骨缺损宽大，为了维持空间以及阻止上皮向根方增殖，决定采用"Emdogain®+植骨材料+可吸收膜"的方式。

患者相关因素（patient-related factors）		患牙相关因素（bone defect & tooth related factors）	
（1）有无全身性疾病	A	（1）骨缺损形态	A
（2）吸烟习惯	A	（2）骨缺损位置	B
（3）菌斑控制	A	（3）软组织状态	A
（4）年龄	A	（4）咬合状态	A

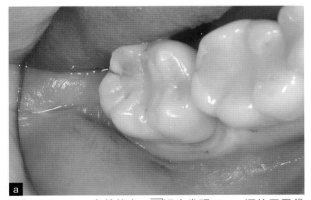
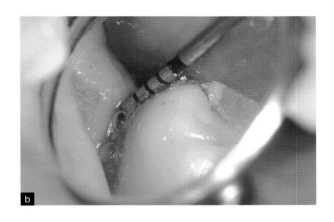

病例2-3a，b　术前状态，7̲ 远中发现10mm深的牙周袋。

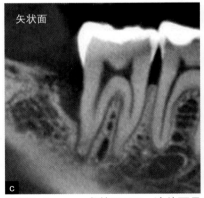
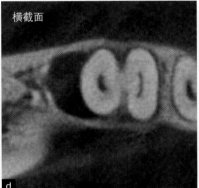
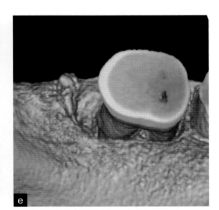

病例2-3c～e　术前CBCT。该处可见宽且深的三壁垂直骨缺损。

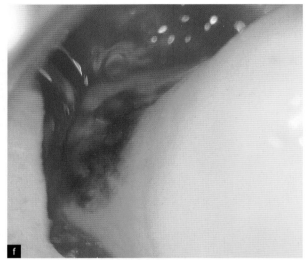

病例2-3f　翻瓣后发现 7 远中根面上有牙石沉积。

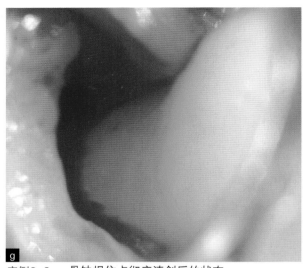

病例2-3g　骨缺损位点彻底清创后的状态。

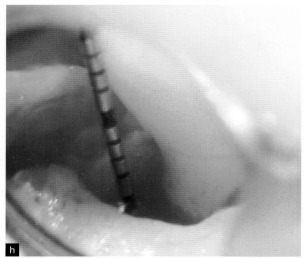

病例2-3h　骨嵴顶下缺损深度约为8mm。

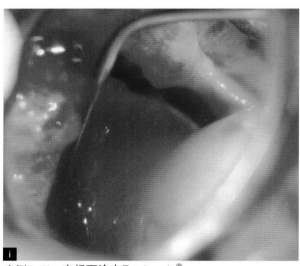

病例2-3i　在根面涂布Emdogain®。

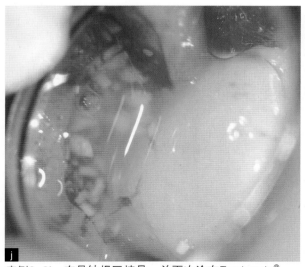

病例2-3j　在骨缺损区植骨，并再次涂布Emdogain®。

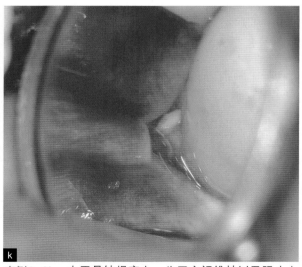

病例2-3k　由于骨缺损宽大，为了空间维持以及阻止上皮向根方增殖，覆盖可吸收膜。

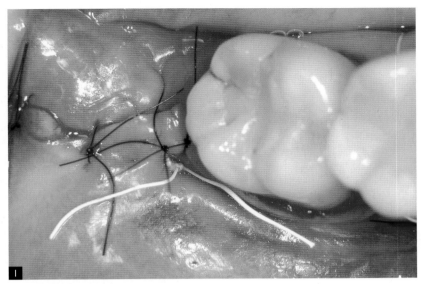

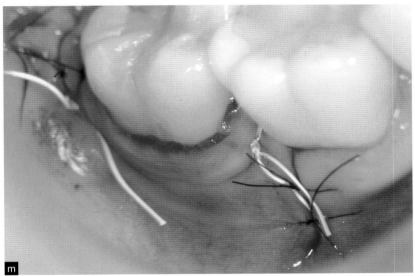

病例2-3l，m　术后即刻。使用
BIO Softretch 5-0缝线（日本GC）
（译者注：白色PTFE缝线）以及
Softretch 6-0缝线（日本GC）（译
者注：黑色尼龙缝线）缝合。

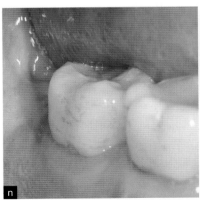

病例2-3n　术后2年复查。探诊深度
稳定在4mm。

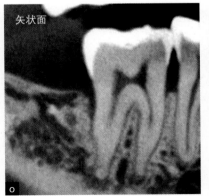

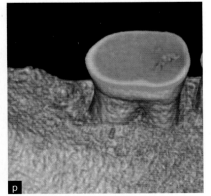

病例2-3o，p　术后2年的CBCT结果。原来的骨缺损位点已被骨样组织填满，
可通过矢状面及三维图像确认其生理性骨形态。

病例2-4　根分叉病变——Emdogain®+植骨材料+可吸收膜

患者　43岁女性，非吸烟者

初诊日期　2005年7月

主诉　外院介绍

病例概要　⌐6 7可见不良冠修复体，⌐6 7间、⌐7远

中存在垂直骨缺损，⌐6 7颊侧根分叉病变。去除不良修复体，行根管再治疗，纤维桩树脂核修复牙体组织后，戴临时修复体。随后行牙周再生术。

患者相关因素（patient-related factors）			患牙相关因素（bone defect & tooth related factors）		
（1）有无全身性疾病	A		（1）骨缺损形态	C	根分叉病变及杯状骨缺损*
（2）吸烟习惯	A		（2）骨缺损位置	A	无法肉眼直视，需要镜像技术*
（3）菌斑控制	B	刷牙指导后有所改善	（3）软组织状态	A	
（4）年龄	B		（4）咬合状态	B	通过联冠固定来改善

*有根分叉病变及杯状骨缺损，技术难度很高。由于经历过基牙预备，器械的可到达性良好。

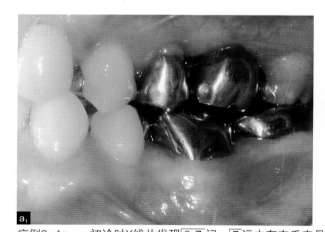 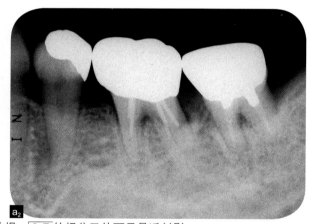

病例2-4a₁,₂　初诊时X线片发现⌐6 7间、⌐7远中存在垂直骨缺损，⌐6 7的根分叉处可见骨透射影。

病例2-4b　行根管再治疗后，纤维桩树脂核修复牙体组织，安装临时联冠。⌐6的根分叉病变为水平向3mm，⌐7为水平向2mm。

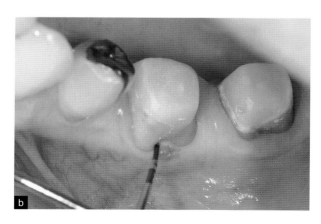

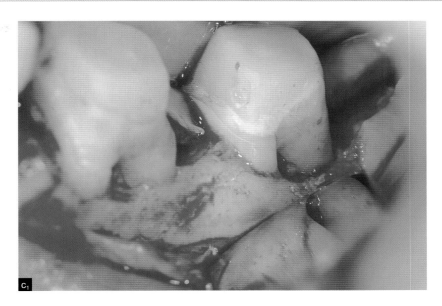

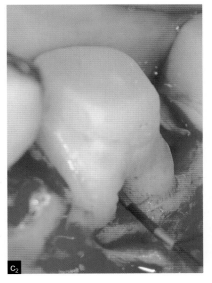
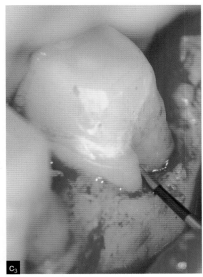

病例2-4$c_{1\sim3}$　骨缺损处彻底清创。$\boxed{6\,7}$间缺损呈火山口状，$\boxed{7}$远中是三壁骨缺损（c_1）。$\boxed{6}$为Ⅱ度根分叉病变（c_2），$\boxed{7}$为Ⅰ度根分叉病变（c_3）。

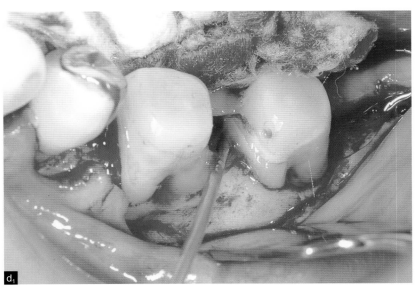

病例2-4d_1　在骨缺损以及根分叉病变处涂布Emdogain®。

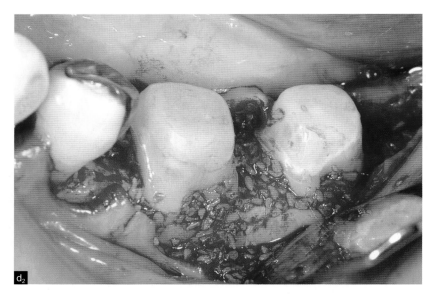

病例2-4d₂　植骨（DFDBA）。

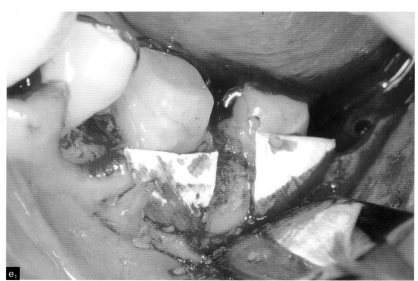

病例2-4e₁　诊断为根分叉病变，覆盖可吸收膜"Bio-Gide"。

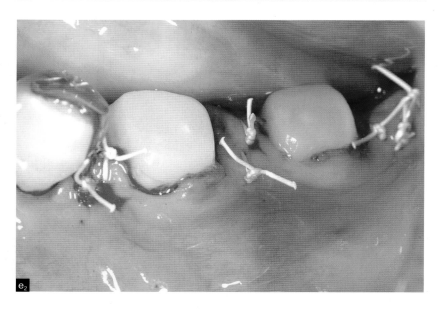

病例2-4e₂　颊侧龈瓣减张松弛，为延缓上皮向根方增殖，将龈瓣冠向复位并缝合。术后3周内没有戴临时联冠，静待软组织愈合。

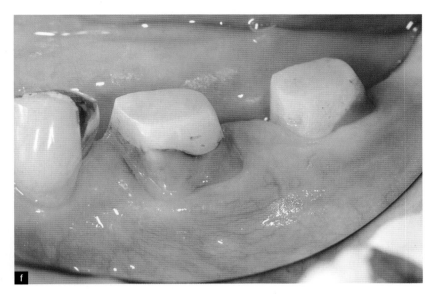

病例2-4f　术后1年的状态。行冠向复位瓣术后，颊侧角化龈宽度减少。

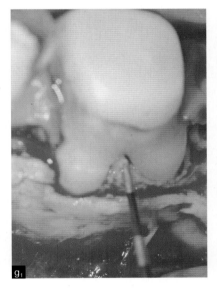
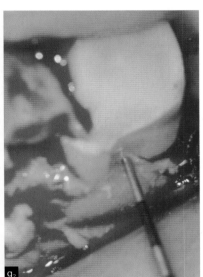

病例2-4g₁,₂　为增加角化龈行游离龈移植术。可见根分叉处充满了新生骨组织，其硬度足以抵抗牙周探诊。$\overline{6\,7}$间、$\overline{7}$远中的骨缺损处也可见牙槽骨再生。

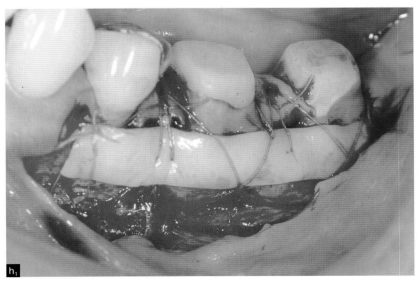

病例2-4h₁　游离龈移植术后。

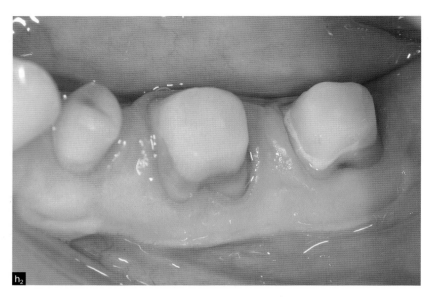

病例2-4h₂ 术后6个月拆除临时联冠。

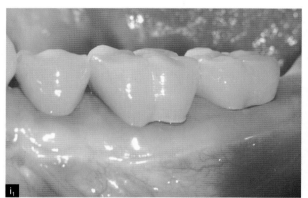

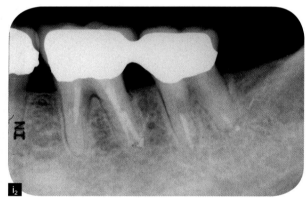

病例2-4i₁,₂ 牙周再生术后1年6个月，戴入最终修复体。X线片未发现根分叉病变及垂直骨缺损。

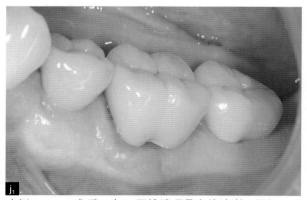

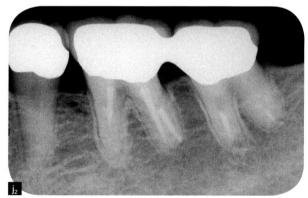

病例2-4j₁,₂ 术后12年。牙槽嵴顶骨白线清晰且平坦，牙周探诊深度维持在3mm以下。

表2-7 "Emdogain®+植骨材料+可吸收膜"的优缺点

优点	• 可以切实阻止上皮向根方增殖 • 维持植骨材料的形态，防止泄露
缺点	• 阻碍龈瓣血供，容易引起软组织坏死 • 技术难度大 • 材料费高昂

病例2-5　根面覆盖术中的应用——单独使用Emdogain®

患者　15岁女性

初诊日期　1999年3月

主诉　成釉细胞瘤摘除后，牙龈出现裂开

病例概要　在笔者的医院接受牙科治疗的患者，由于恒牙萌出延迟，拍全景片检查，却发现下颌骨（从左下磨牙到切牙）多囊性透射影，于是转诊到大学医院。诊断为成釉细胞瘤。肿瘤摘除术后到笔者的医院继续牙科治疗时，发现 3| 牙龈裂开，根面暴露。菌斑控制困难致使牙龈炎症。计划先行 3| 根面覆盖术，结缔组织移植合并使用Emdogain®，然后正畸治疗。

患者相关因素（patient-related factors）			患牙相关因素（bone defect & tooth related factors）		
（1）有无全身性疾病	A		（1）骨缺损形态	C	裂开型骨缺损*
（2）吸烟习惯	A		（2）骨缺损位置	A	
（3）菌斑控制	B	刷牙指导后有所改善	（3）软组织状态	C	裂开型牙龈退缩
（4）年龄	B		（4）咬合状态	B	通过咬合调整来改善

*裂开型骨缺损导致牙槽骨再生困难，手术目的是获得长结缔组织附着。通过正畸治疗改善 3| 在牙槽骨中的位置。

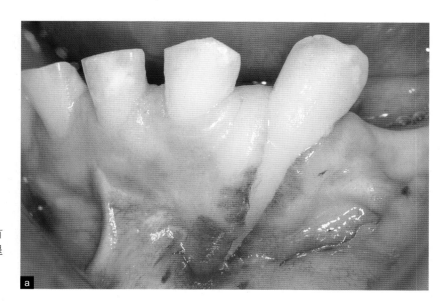

病例2-5a　3| 唇侧可见牙龈裂开，有可能是口腔外科手术后产生。牙龈退缩量为13mm。由于菌斑控制困难，牙龈出现炎症。

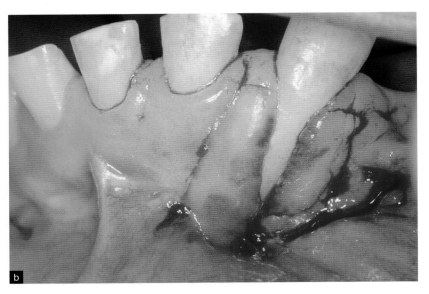

病例2-5b　初诊后约5个月，已控制
菌斑。持续随访中发现，牙龈炎症仍
未见改善。计划使用Emdogain®和结
缔组织移植根面覆盖术，征得患者本
人及其父母同意。术中制备双侧带蒂
旋转瓣（double pedicle flap）。

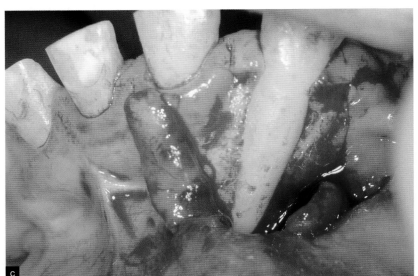

病例2-5c　根面清创结束后的状态。
牙根不在牙槽骨轮廓内，往外突出。

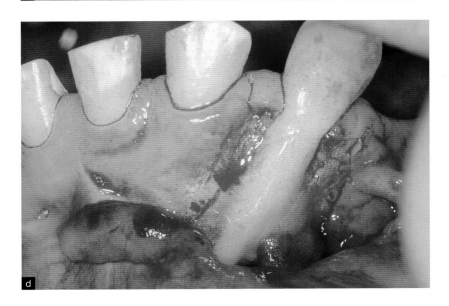

病例2-5d　涂布Emdogain®。

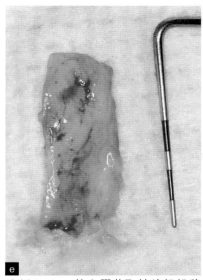

病例2-5e　从上腭获取结缔组织移植物。

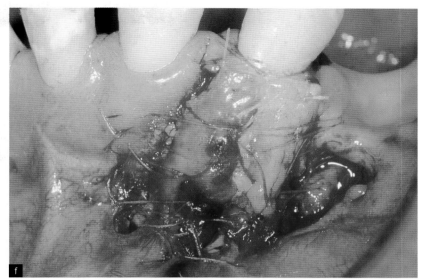

病例2-5f　纵向缝合结缔组织移植物后，用双侧带蒂旋转瓣覆盖，可吸收线缝合。

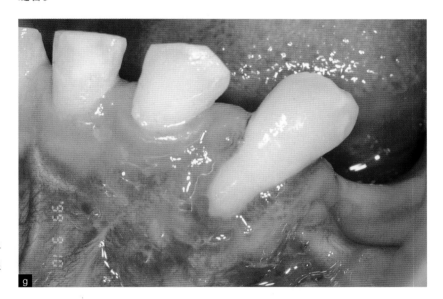

病例2-5g　术后约2周的状态。由于牙颈部附近的结缔组织部分坏死，根面暴露约5mm。

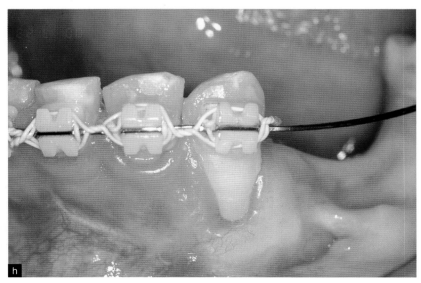

病例2-5h　术后约3个月开始正畸治疗。照片是术后约1年的状态。由于爬行效应，牙龈退缩值改善至3mm左右。

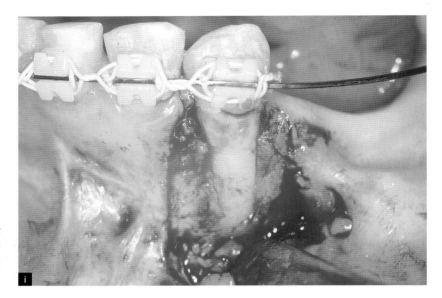

病例2-5i　用冠向复位瓣术覆盖剩余的暴露根面。照片是翻瓣后所见。牙根重新回到骨轮廓内，突出的牙根周围看起来有新生骨组织。

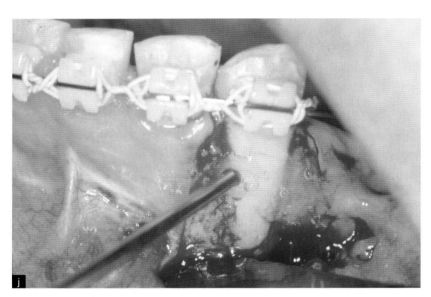

病例2-5j　根面涂布Emdogain®。

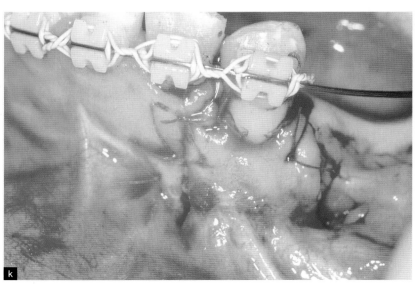

病例2-5k　龈瓣冠向复位缝合。

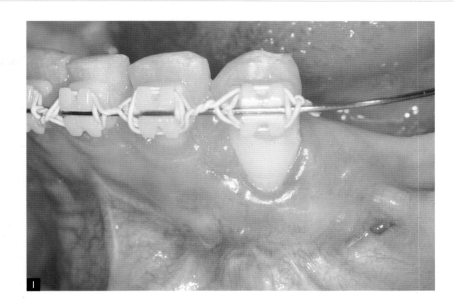

病例2-5l 术后3个月复查。

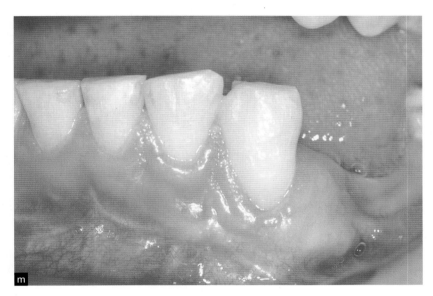

病例2-5m 术后6年复查。龈缘稳定在CEJ的位置。

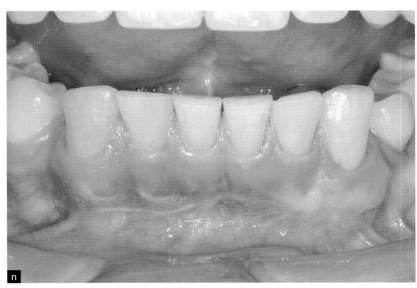

病例2-5n 术后20年复查。在术后10年时，由于成釉细胞瘤没有复发，所以在下颌左侧牙列缺损处行种植修复。⌐3根面覆盖后牙周组织稳定。

病例2-6 Emdogain®合并植骨手术病例的术后组织学评价

患者 35岁女性

主诉 牙龈出血，牙龈肿胀

病例概要 患者为35岁女性，初诊时发现全口牙周炎，多数牙齿有垂直骨缺损。基础治疗后，从左下后牙区开始，分4次对全口垂直骨缺损处行牙周再生术。术后1年结果良好。依照患者的愿望，转正畸治疗，收到正畸医生的指示，需先行4|减数拔牙。经患者同意，拔除4|及其周围组织并行组织活检。

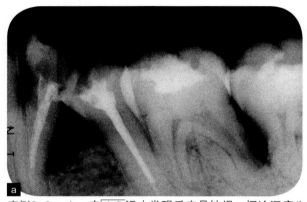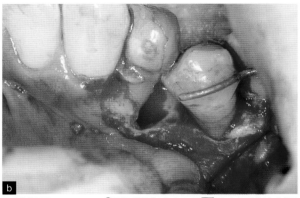

病例2-6a，b 在4 6|远中发现垂直骨缺损，探诊深度为8mm。进行了Emdogain®牙周再生术。b是4|远中翻瓣清创后所见，属于二至三壁骨缺损。

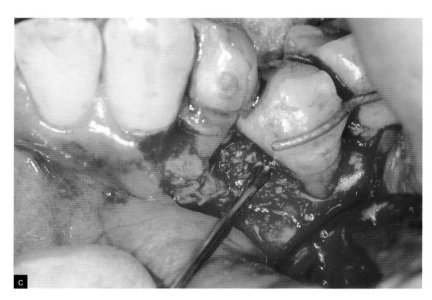

病例2-6c 使用Emdogain®并植入DFDBA，完成牙周再生术。

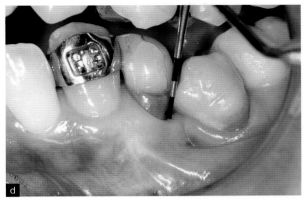

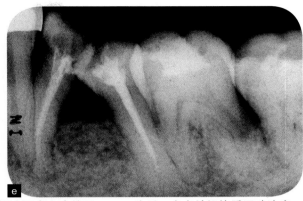

病例2-6d，e　术后1年，X线片显示有明显的骨组织再生。探诊深度也改善至3mm。此后，患者希望接受正畸治疗。经正畸医生检查设计，需要拔除 4 。为了取得 4 再生骨组织的组织学标本，经患者同意后，拔除 4 及其牙周组织。

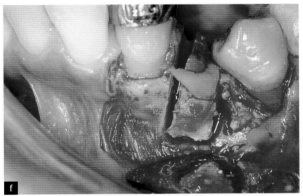

病例2-6f　需取得再生骨组织处的游离龈缘，拔牙时连带牙槽骨和牙龈组织，置于保存液中。

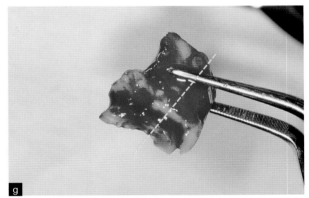

病例2-6g　送病理检验中心，在虚线部位制作组织学标本。

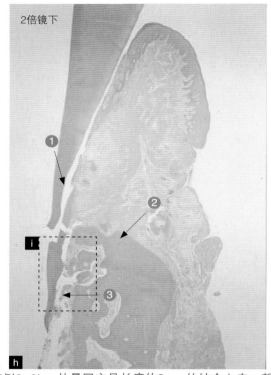

病例2-6h　从最冠方是长度约3mm的结合上皮，朝根尖方分别是约1mm的结缔组织附着、新生骨和新生牙周膜。术前所见的垂直骨缺损已不复存在（2倍放大）。
①结合上皮的最根方
②新生骨
③新生牙周膜纤维

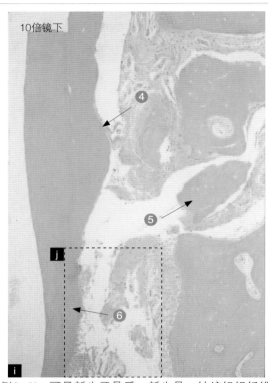

病例2-6i　可见新生牙骨质、新生骨、结缔组织纤维和残余的植骨材料颗粒（10倍放大，制作组织标本时发生了轻微的组织撕裂）。
④新生牙骨质
⑤植骨材料颗粒
⑥新生牙骨质上附着的结缔组织纤维

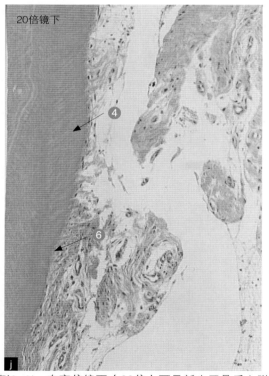

病例2-6j　在高倍镜下（20倍）可见新生牙骨质上附着的结缔组织纤维（制作组织标本时发生了轻微的组织撕裂）。

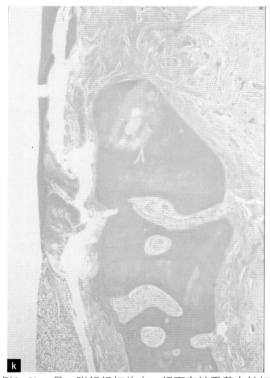

病例2-6k　另一张组织切片中，根面有被平整车针切削过的痕迹，该部位的冠方可以发现新生牙骨质、结缔组织纤维以及新生牙槽骨。牙槽嵴顶附近可见DFDBA颗粒残留。切削痕迹的根方可见原本的宽度均一的牙周膜。

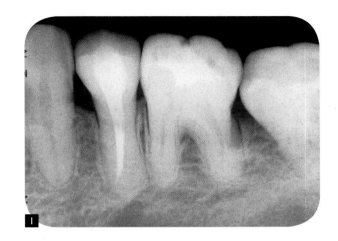

病例2-6l　正畸结束后复查。减数拔牙部位的牙槽骨愈合良好。

牙周再生术的成功是指什么？

要证明牙周组织成功再生，必须在组织学标本上找到新生骨、新生牙骨质以及新生牙周膜（病例2-6）。但是，经再生手术的患牙要拔除，并愿制作组织学标本的情况凿实罕见。因此可根据牙周再生术后的X线片检查和牙周再评价检查，推测"再生"与否。再评价的时机一般在术后8～12个月。

牙周再生术后的再评价

在表2-8中列举了牙周再生术后的再评价项目。这些项目与常规牙周治疗的目标相同。并不是所有的牙周再生术都能达到这个标准。如果仍然残存问题，应考虑追加治疗方案，探讨究竟是再行牙周再生术，还是通过再次翻瓣切除性手术（re-entry手术）去除牙周袋，或者采取正畸治疗等。在再评价检查中，如果这些项目全部达标，则可转入牙周维护阶段。

表2-8　牙周再生术成功的标准（牙周治疗的目标）

①浅龈沟（最好达到3mm以下）
②无探诊出血
③无垂直骨缺损，无骨水平极端落差
④无根分叉病变
⑤无牙槽黏膜问题
⑥咬合稳定
⑦松动度受到控制

参考文献

[1] Slavkin HC. Towards a cellular and molecular understanding of periodontics. Cementogenesis revisited. J Periodontol 1976；47（5）：249 - 255.

[2] Slavkin HC, Bringas PJ, Bessem C, Santos V, Nakamura M, Hsu MY, Snead ML, Zeichner-David M, Fincham AG. Hertwig's epithelial root sheath differentiation and initial cementum and bone formation during long-term organ culture of mouse mandibular first molars using serumless, chemically-defined medium. J Periodontal Res 1989；24：28 - 40.

[3] Slavkjn HC, Bessem C, Fincham AG, Bringas JRP, Snead M, Zeichner-David M. Human and mouse cementum proteins are immunologically related to enamel proteins. Biochemica & Biophysica Acta 1989；991：12 - 18.

[4] Slavkin HC, Boyde A. Cementum：An epithelial secretory product? Journal of Dental Research 1975；53：157（abstr, 409）.

[5] Lindskog S. Formation of intermediate cementum（I）. Early mineralization of aprismatic enamel and intermediate cementum in monkey. Journal of Craniofacial Genetics and Developmental Biology 1982；2：147 - 160.

[6] Lindskog S. Formation of intermediate cementum（II）. A scanning electron microscopic study ofthe epithelial root sheath of Hertwig in monkey. Journal of Craniofacial Genetics and Developmental Biology 1982b；2：161 - 169.

[7] Lindskog S, Hammarström L. Formation of intermediate cementum III：3Htryptophane and 3H-proline uptake into the epithelial root sheath of Hertwig in vitro. Journal of Craniofacial Genetics and Developmental Biology 1982；2；172 - 177.

[8] Heijl L, Heden G, Svärdström G, Östgren A. Enamel matrix derivative（EMDOGAINA）in the treatment of intrabony periodontal defects. J Clin Periodontol 1997；24：705 - 714.

[9] Hammarström L. Enamel matrix, cementum dexelopment and regeneration. J Clin Periodontol 1997；24：658 - 668.

[10] Hammarström L, Heijl L, Gestrelius S. Periodontal regeneration in a buccal dehiscence model in monkeys after application of enamel matrix proteins. J Clin Periodontol 1997；24：669 - 677.

[11] Heijl L. Periodontal regeneration with enamel matrix derivative in one human experimental defect. A case report. J Clin Periodontol 1997；24：693 - 696.

[12] Schpübach P, Gaberthüel T, Lutz F, Guggenheim B. Periodontal repair or regeneration：structures of different types of new attachment. J Periodaontal Res1993；28：281 - 293.

[13] Araújo M, Berglundh T, Lindhe J：The periodontal tissue in healed degree III furcation defects：An experimental study in dogs. J Clin Periodontol 1996；23：532 - 541.

[14] Araújo M, Berglundh T, Lindhe J. On the dynamics of periodontal tissue formation degree III furcation defects. An experimental study in dogs. J Clin Periodontol 1997；24：738 - 746

[15] Mellonig JT. Enamel matrix derivative for periodontal reconstructive surgery：technique and clinical and histologic case report. Int J Periodontics Restorative Dent 1999；19（1）：8 - 19.

[16] Sculean A, Reich E, Chiantella GC, Brecx M. Treatment of intrabony periodontal defects with an enamel matrix protein derivative（Emdogain）：a report of 32 cases. Int J Periodontics Restorative Dent 1999；19（2）：157 - 163.

[17] Froum SJ, Weinberg MA, Rosenberg E, Tarnow D. A comparative study utilizing open flap debridement with and without enamel matrix derivative in the treatment of periodontal intrabony defects: a 12-month re-entry study. J Periodontol 2001；72：25 - 34.

[18] Cardaropoli G, Leonhardt ÅS. Enamel Matrix Proteins in the Treatment of deep intrabony defects. J Periodontol 2002；73（5）：501 - 504.

[19] Trombelli L, Bottega S, Zucchelli G. Supracrestal soft tissue preservation with enamel matrix proteins in treatment of deep intrabony defects. A report of 35 consecutively treated cases. J Clin Periodontol 2002；29：433 - 439.

[20] Miron RJ, Sculean A, Cochran DL, Froum S, Zucchelli G, Nemcovsky C, Donos N, Lyngstadaas SP, Deschner J, Dard M, Stavropoulos A, Zhang Y, Trombelli L, Kasaj A, Shirakata Y, Cortellini P, Tonetti M, Rasperini G, Jepsen S, Bosshardt DD. Twenty years of enamel matrix derivative：the past, the present and the future. J Clin Periodontol 2016；43（8）：668 - 683.

[21] Pontoriero R, Wennström J, Lindhe J. The use of barrier membranes and enamel matrix proteins in the treatment of angular bone defects. A prospective controlled clinical study. Journal of Clinical Periodontology 1999；26：833 - 840.

[22] Sculean A, Donos N, Windisch P, Brecx M, Gera I, Reich E, Karring T. Healing of human intrabony defects following treatment with enamel matrix proteins or guided tissue regeneration. J Periodontal Res 1999；34（6）：310 - 322.

[23] Weltman R, Trejo PM, Morrison E, Caffesse R. Assessment of guided tissue regeneration procedures in intrabony defects with bioabsorbable and non-resorbable barriers. J Periodontol 1997；68（6）：582 - 590.

[24] Becker W, Becker BE, Berg L, Prichard J, Caffesse R, Rosen- berg E. New attachment after treatment with root isolation procedures：report for treated class III and class II fur- cations and vertical osseous defects. Int J Periodontics Restorative Dent 1988：8：8 - 23.

[25] Cortellini P, Pini-Prato G, Baldi C, Clauser C. Guided tissue regeneration with different materials. Int J Periodontics Restorative Dent 1990：10：137 - 151.

[26] Cortellini P, Pini-Prato GP, Tonetti MS. Periodontal re-generation of human infrabony defects. I. Clinical measures. J Periodontol 1993：64：254 - 260.

[27] DeSanctis M, Clauser C, Zucchelli G. Bacterial colonization of resorbable barrier materials and periodontal regeneration. J Periodontol 1996：67：1193 - 1200.

[28] Murphy K. Post-operative healing complications associated with Gore-Tex periodontal material. 1. Incidence and characterization. Int J Periodontics Restorative Dent 1995：15：363 - 375.

[29] Selvig K, Kersten B, Wikesjö U. Surgical treatment of intra- bony periodontal defects using expanded polytetrafluoro- ethylene barrier membranes：influence of defect configuration on healing response. J Periodontol 1993：64：730 - 733.

[30] Sanz M, Tonetti MS, Zabalegui I, Sicilia A, Blanco J, Rebelo H, Rasperini G, Merli M, Cortellini P, Suvan JE. Treatment of intrabony defects with enamel matrix proteins or barrier membranes：results from a multicenter practice-based clinical trial. J Periodontol 2004：75：726 - 733.

[31] Sculean A, Auschill TM, Donos N, Brecx M, Arweiler NB. Effect of an enamel matrix protein derivative（Emdogain）on ex vivo dental plaque vitality. J Clin Periodontol 2001；28（11）：1074 - 1078.

[32] 佐々木大輔，八重柏隆．EMD の現在 - 生誕 20 年にあたり．日本歯周病学会会誌 2015；57（4）：135 - 142.

[33] Zetterström O, Andersson C, Eriksson L, Fredriksson A, Friskopp J, Heden G, Hansson B, Lundgren T, Nilveus R, Olsson A, Renvert S, Salonen L, Sjöström L, Winell A, Östgren A, Gestrelius S. Clinical safety of enamel matrix derivative（EMDOGAIN）in the treatment of periodontal defects. J Clin Periodontol 1997；24：697 - 704.

[34] Froum S, Lemler J, Horowitz R, Davidson B. The use of enamel matrix derivative in the treatment of periodontal osseous defects：a clinical decision tree based on biologic principles of regeneration. Int J Periodontics Restorative Dent 2001；21（5）：437 - 449.

[35] Cochran DL, Jones A, Heijl L, Mellonig JT, Schoolfield J, King GN. Periodontal regeneration with a combination of enamel matrix proteins and autogenous bone grafting. J Periodontol 2003；74（9）：1269 - 81.

[36] Yilmaz S, Cakar G, Yildirim B, Sculean A. Healing of two and three wall intrabony periodontal defects following treatment with an enamel matrix derivative combined with autogenous bone. J Clin Periodontol 2010；37（6）:544 - 550.

[37] Young MP, Carter DH, Worthington H, Korachi M, Drucker DB. Microbial analysis of bone collected during implant surgery: a clinical and laboratory study. Clin Oral Implants Res 2001；12（2）：95 - 103.

[38] Takamoto M, Takechi M, Ohta K, Ninomiya Y, Ono S, Shigeishi H, Tada M, Kamata N. Risk of bacterial contamination of bone harvesting devices used for autogenous bone graft in implant surgery. Head Face Med 2013；9：3.

[39] Bowers GM, Chadroff B, Carnevale R, Mellonig J, Corio R, Emerson J, Stevens M, Romberg E. Histologic evaluation of new attachment apparatus formation in humans. Part II. J Periodontol 1989；60（12）：675 - 682.

[40] Bowers GM, Chadroff B, Carnevale R, Mellonig J, Corio R, Emerson J, Stevens M, Romberg E. Histologic evaluation of new attachment apparatus formation in humans. Part III. J Periodontol 1989；60（12）：683 - 693.

[41] Boyan BD, Weesner TC, Lohmann CH, et al. Porcine fetal enamel matrix derivative enhances bone formation induced by demineralized freeze dried bone allograft in vivo. J Periodontol 2000;71:1278 - 1286.

[42] Gurinsky BS, Mills MP, Mellonig JT. Clinical evaluation of demineralized freeze-dried bone allograft and enamel matrix derivative versus enamel natrix derivative alone for the treatment of periodontal osseous defects in humans. J Periodontol 2004；75：1309 - 1318.

[43] Rosen PS, Reynolds MA. A retrospective case series comparing the use of demineralized freeze-dried bone allograft and freeze-dried bone allograft combined with enamel matrix derivative for the treatment of advanced osseous lesions. J Periodontol 2002；73（8）：942 - 949.

[44] Ogihara S, Tarnow DP. Efficacy of enamel matrix derivative with freeze-dried bone allograft or demineralized freeze-driedbone allograft in intrabony defects：a randomized trial. J Periodontol 2014；85（10）：1351 - 60.

[45] Urist MR. Bone：formation by autoinduction. Science 1965 Nov 12；150（3698）：893 - 899.

[46] Lekovic V, Camargo PM, Weinlaender M, Nedic M, Aleksic Z, Kenney EB. A comparison between enamel matrix proteins used alone or in combination with bovine porous bone mineral in the treatment of intrabony periodontal defects in humans. J Periodontol 2000；71（7）：1110 - 6.

[47] Zucchelli G, Amore C, Montebugnoli L, De Sanctis M. Enamel matrix proteins and bovine porous bone mineral in the treatment of intrabony defects：a comparative controlled clinical trial. J Periodontol 2003；74（12）：1725 - 1735.

[48] Cortellini P, Tonetti MS. Clinical and radiographic outcomes of the modified minimally invasive surgical technique with and without regenerative materials：a randomized-controlled trial in intra-bony defects. J Clin Periodontol 2011；38（4）:365 - 373.

[49] Sculean A, Chiantella GC, Windisch P, Gera I, Reich E. Clinical evaluation of an enamel matrix protein derivative（Emdogain）combined with a bovine-derived xenograft（Bio-Oss）for the treatment of intrabony periodontal defects in humans. Int J Periodontics Re-storative Dent 2002；22：259 - 267.

[50] Scheyer ET, Velasquez-Plata D, Brunsvold MA, Lasho DJ, Mellonig JT. A clinical comparison of a bovine-derived xenograft used alone and in combina-tion with enamel matrix derivative for the treatment of periodontal osseous defects in humans. J Periodontol 2002；73：423 - 432.

[51] Schlegel AK, Donath K. BIO-OSS--a resorbable bone substitute? J Long Term Eff Med Implants 1998；8（3 - 4）：201 - 209.

[52] Sculean A, Pietruska M, Schwarz F, Willershausen B, Arweiler NB, Auschill TM. Healing of human in-trabony defects following regenerative periodontal therapy with an enamel matrix protein derivative alone or combined with a bioactive glass. A con-trolled clinical study. J Clin Periodontol 2005；32：111 - 117.

[53] Sculean A, Windisch P, Chiantella GC, Donos N, Brecx M, Reich E. Treatment of intrabony defects with enamel matrix proteins and guided tissue regen- eration. A prospective controlled clinical study. J Clin Periodontol 2001；28：397 - 403.

[54] Froum S, Lemler J, Horowitz R, Davidson B. The use of enamel matrix derivative in the treatment of periodontal osseous defect : Clinical decision tree based on biologic principle of regeneration. Int J Periodont Rest Dent 2001；21：437 - 449.

[55] Rothamel D, Schwarz F, Sager M, Herten M, Sculean A, Becker J. Biodegradation of differently cross-linked collagen membranes : an experimental study in the rat. Clin Oral Implants Res 2005；16（3）：369 - 378.

[56] Sculean A, Windisch P, Chiantella GC. Human histologic evaluation of an intrabony defect treated with enamel matrix derivative, xenograft, and GTR. Int J Periodontics Restorative Dent 2004；24（4）：326 - 333.

[57] Kao RT, Nares S, Reynolds MA. Periodontal regeneration-intrabony defects : a systematic review from the AAP Regeneration Workshop. J Periodontol 2015；86（2 Suppl）：S77 - 104.

[58] Cortellini P, Tonetti MS. A minimally invasive surgical technique with an enamel matrix derivative in the regenerative treatment of intra-bony defects : a novel approach to limit morbidity. J Clin Periodontol 2007；34：87 - 93.

[59] Cortellini P, Nieri M, Prato GP, Tonetti MS. Single minimally invasive surgical technique with an enamel matrix derivative to treat multiple adjacent intrabony defects : clinical outcomes and patient morbidity. J Clin Periodontol 2008；35：605 - 613.

[60] Harrel SK, Wilson TG Jr, Nunn ME. Prospective assessment of the use of enamel matrix derivative with minimally invasive surgery : 6-year results. J Periodontol 2010；81：435 - 441.

[61] Cortellini P, Prato GP, Tonetti MS. The modified papilla preservation technique. A new surgical approach for interproximal regenerative procedures. J Periodontol 1995；66（4）：261 - 266.

[62] Cortellini P, Pini-Prato GP, Tonetti MS. Periodontal regeneration of human infrabony defects. I. Clinical measures. J Periodontol 1993：64：254 - 260.

[63] Murphy K. Post-operative healing complications associated with Gore-Tex periodontal material. 1. Incidence and characterization. Int J Periodontics Restorative Dent 1995：15：363 - 375.

[64] Selvig K, Kersten B, Wikesjö U. Surgical treatment of intrabony periodontal defects using expanded polytetrafluoro- ethylene barrier membranes : influence of defect configuration on healing response. J Periodontol 1993：64：730 - 733.

[65] Rothamel D, Schwarz F, Sager M, Herten M, Sculean A, Becker J. Biodegradation of differently cross-linked collagen membranes : an experimental study in the rat. Clin Oral Implants Res 2005；16（3）：369 - 78.

[66] Sculean A, Windisch P, Chiantella GC. Human histologic evaluation of an intrabony defect treated with enamel matrix derivative, xenograft, and GTR. Int J Periodontics Restorative Dent 2004；24（4）：326 - 333.

[67] Chitsazi MT, Mostofi Zadeh Farahani R, Pourabbas M, Bahaeddin N. Efficacy of open flap debridement with and without enamel matrix derivatives in the treatment of mandibular degree II furcation involvement. Clin Oral Investig 2007；11（4）：385 - 9.

[68] Jepsen S, Heinz B, Jepsen K, Arjomand M, Hoffmann T, Richter S, Reich E, Sculean A, Gonzales JR, Bödeker RH, Meyle J. A randomized clinical trial comparing enamel matrix derivative and membrane treatment of buccal Class II furcation involvement in mandibular molars. Part I : Study design and results for primary outcomes. J Periodontol 2004；75（8）：1150 - 1160.

[69] Jaiswal R, Deo V. Evaluation of the effectiveness of enamel matrix derivative, bone grafts, and membrane in the treatment of mandibular Class II furcation defects. Int J Periodontics Restorative Dent 2013；33（2）：e58 - 64.

[70] Rasperini G, Silvestri M, Schenk RK, Nevins ML. Clinical and histologic evaluation of human gingival recession treated with a subepithelial connective tissue graft and enamel matrix derivative（Emdogain）: a case report. J Periodontol 2016；87（6）：645 - 53.

[71] McGuire MK, Scheyer ET, Schupbach P. A Prospective, case-controlled study evaluating the use of enamel matrix derivative on human buccal recession defects: A human histologic examination. J Periodontol 2016；87（6）：645 - 653.

[72] Carnio J, Camargo PM, Kenney EB, Schenk RK. Histological evaluation of 4cases of root coverage following a connective tissue graft combined with an enamel matrix derivative preparation. J Periodontol 2002；73（12）：1534 - 1543.

[73] Aida J, Ando Y, Akhter R, Aoyama H, Masui M, Morita M. Reasons for permanent tooth extractions in Japan. Journal of Epidemiology 2006；16（5）：214 - 219.

[74] Cortellini P, Stalpers G, Mollo A, Tonetti MS. Periodontal regeneration versus extraction and prosthetic replacement of teeth severelycompromised by attachment loss to the apex : 5-year results of an ongoing randomized clinicaltrial. J Clin Periodontol 2011；38（10）：915 - 924.

[75] 特定非営利活動法人日本歯周病学会編. 糖尿病患者に対する歯周治療ガイドライン 2014 改訂第 2 版. 東京：医歯薬出版，2014.

[76] Cortellini P, Bowers GM. Periodontal regeneration of intrabony defects : an evidence-based treatment approach. Int J Periodontics Restorative Dent 1995；15（2）：128 - 145.

[77] Cortellini P, Tonetti MS. Focus on intrabony defects : guided tissue regeneration. Periodontol 2000 2000；22：104 - 132.

[78] Haffajee AD, Socransky SS, Gunsolley JC. Systemic anti-infective periodontal therapy. A systematic review. Ann Periodontol 2003；8（1）：115-81.

[79] Herrera D, Sanz M, Jepsen S, Needleman I, Roldán S. A systematic review on the effect of systemic antimicrobials as an adjunct to scaling and root planing in periodontitis patients. J Clin Periodontol 2002；29 Suppl 3：136 - 59；discussion 160 - 2.

[80] 特定非営利活動法人日本歯周病学会編. 歯周病患者における再生治療のガイドライン 2012. 東京：医歯薬出版，2014.

[81] Tonetti MS, Cortellini P, Suvan JE, Adriaens P, Baldi C, Dubravec D, Fonzar A, Fourmousis I, Magnani C, Muller-Campanile V, Patroni S, Sanz M, Vangsted T, Zabalegui I, Pini Prato G, Lang NP. Generalizability of the added benefits of guided tissue regeneration in the treatment of deep intrabony defects. Evaluation in a multi-center randomized controlled clinical trial. J Periodontol 1998；69（11）：1183 - 92.

第3章

牙周再生术的
技术要点

术者技能高低，会影响Emdogain®牙周再生术成功与否。在掌握一定的基本牙周外科技术后，才适合着手牙周再生术。另外，一开始选择的手术病例，最好是范围小、单纯的垂直骨缺损。若挑战累及多牙的骨缺损、根分叉病变、重度骨缺损等高难度病例，建议在积累了一定经验的基础上再开展。

为了提高牙周再生术的成功率，笔者建议术前分步模拟各项外科技术。只有每一步都按计划般推行流畅，才可期望有良好结果。笔者整理了下述9个步骤及注意事项。

第1步　术前准备

第2步　切口设计

第3步　翻瓣

第4步　清创

第5步　涂布Emdogain®

第6步　植骨

第7步　缝合

第8步　暂时固定（T-fix）

第9步　术后管理

牙周再生术的各步骤

为了更好地分步展示手术步骤，笔者将选择一个手术难度较低、适合新手医生的下颌前磨牙垂直骨缺损病例（病例3-1a～k），以此为基础说明。

本病例为30岁女性，非吸烟者，发现 $\overline{5\ 4}$ 的近中有深牙周袋和垂直骨缺损（病例3-1a）。因计划后期矫正，术前以树脂金属混合全冠作为临时冠（译者注：树脂金属混合全冠在日本属于保险治疗范围以内，价格低廉，偶尔也可作为长期使用的临时冠）。

第1步：术前准备

牙周基础治疗

所有牙周病患者都应在术前行牙周基础治疗，但若初诊的牙周检查和X线片检查中，发现有可能是牙周再生术适应证的部位，必须以手术为前提慎重对待。

①刷牙指导

首先最重要的是完善刷牙指导，将菌斑控制记录（PCR）降至15%以下。

②抗菌治疗和龈下刮治、根面平整

即使预计要为患牙行牙周再生术，也要先尽力去除龈下牙石，减轻牙龈炎症。需要注意的是，为了降低牙龈退缩、龈乳头凹陷等风险，勿损伤龈缘组织。

病例3-1　基础治疗结束后

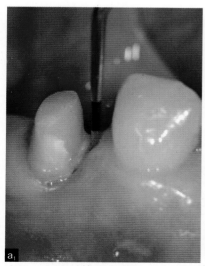 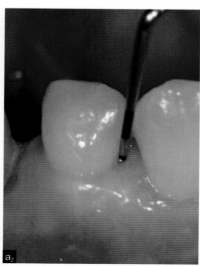 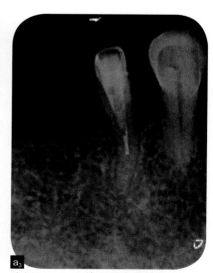

病例3-1a$_{1,2}$　基础治疗后，手术前的 $\overline{5|}$（a$_1$）探诊深度为7mm、$\overline{4|}$（a$_2$）探诊深度为5mm。

病例3-1a$_3$　X线示垂直骨缺损。

第1步 | 术前准备

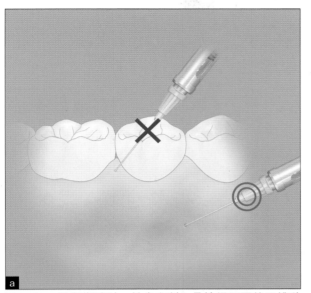

图3-1a　浸润麻醉时，针尖应刺入骨缺损周围的牙槽黏膜部。为了不阻碍血运，应避免在龈乳头处浸润麻醉。

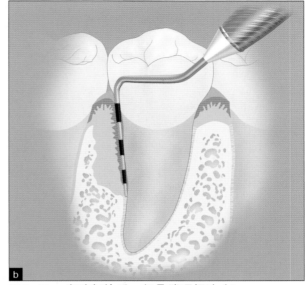

图3-1b　麻醉起效后，行骨嵴顶探诊（bone sounding），再次确认骨缺损的形态和位置。

如已行细菌检查，确定牙周病原菌，应配合使用抗菌治疗，可有效减少口腔内细菌，效果达数月之久[3]。抗菌治疗通常与龈下刮治、根面平整同时进行。

在龈下刮治、根面平整时，为尽可能减少牙龈退缩，应注意避免损伤龈缘。

③龋病治疗，根管治疗，咬合调整

在牙周基础治疗的同时，根据需要行龋病治疗、根管治疗和咬合调整等。

④暂时松牙固定，戴临时冠

松动度较大的牙齿可暂时固定，建议使用术中可以取下的方法做松牙固定，以方便手术。

若手术牙需要戴临时冠，备牙时应预备龈上边缘。因为在牙周再生术中，常常会使用冠向复位瓣术。

术前应该完成的事项

①口腔清洁

牙面清洁，漱口。

②术前服药

抗生素，止痛药。

③浸润麻醉

（a）浸润麻醉时（图3-1a），针尖应刺入骨缺损周围的牙槽黏膜部。为了不阻碍血运，应避免在龈乳头处浸润麻醉。

（b）麻醉起效后，行骨嵴顶探诊（bone sounding）（图3-1b），再次确认骨缺损的形态和位置。

第2步： 切口设计

牙颈部切口

牙颈部的切口基本上都是沟内切口。从有骨缺损的牙齿做沟内切口，并向近远中延伸一个牙位。

纵切口与牙槽嵴顶切口

为了充分翻瓣确保术野，必要时可附加纵切口。另外，在最后磨牙远中和缺牙区牙槽嵴处，可使用牙槽嵴顶切口。

冠向复位瓣时，纵切口应超越膜龈联合（mucogingival junction，MGJ），并在牙槽黏膜瓣的骨膜侧施加横向减张切口。

切开时必需的手术器械

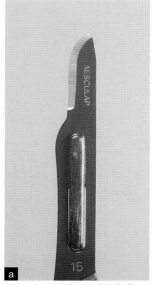 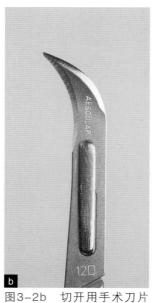 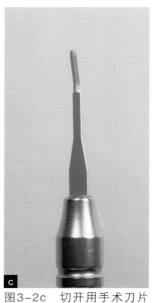 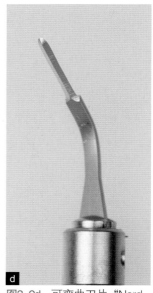

图3-2a　切开用手术刀片①　"BB515（15）"（Aesculap，松风）。

图3-2b　切开用手术刀片③　"BB542（12d）"（Aesculap，松风）。

图3-2c　切开用手术刀片④　"CK-2显微刀片"（Yoshida）。

图3-2d　可弯曲刀片"Nord-land型显微刀片"（Surgistar）。

第2步　切口设计

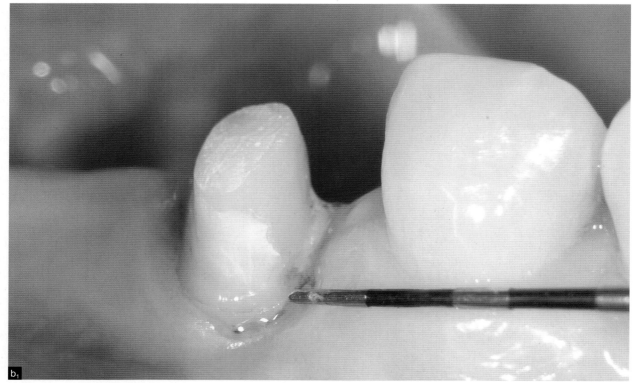

病例3-1b₁　本病例牙根间距离大于2mm，因此选择颊侧入路的保留龈乳头术（papilla preservation technique-buccal approach，PPT-B，图3-11d）。

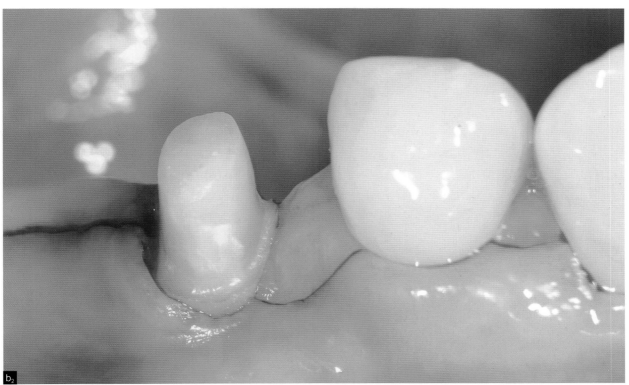

b₂

病例3-1b₂　切开时并不是一开始就切到骨膜，而是先用手术刀轻轻地划开黏膜浅层，然后描绘线条。之后，手术刀再次进入切口线，切达骨膜。（译者注：日本的牙周外科手术中，切开分为两步，即lining incision与deepening incision。先行lining incision，根据切口设计切至黏膜浅层，再行deepening incision，沿着lining incision切至骨膜）

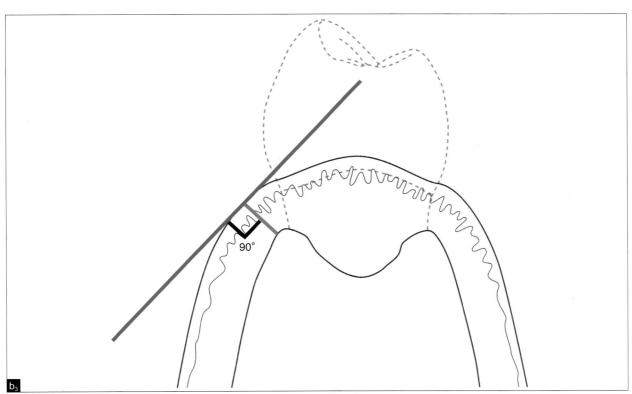

90°

b₃

病例3-1b₃　龈乳头处的切口应垂直于牙龈表面，可使创面平整对接。

牙间区域的切口

牙间区域的切口一般采用"简化保留龈乳头术（simplified papilla preservation technique，SPPT）[4]"。为了达成软组织一期愈合，可根据实际需要选择不同的保留龈乳头术式（病例3-1b，关于龈乳头的各种切开方法，参见图3-11d）。

另外，由于龈乳头组织纤细且脆弱，需使用显微刀片（图3-2）等器械谨慎地分离龈瓣。

术中应用生理盐水间歇性冲洗，以保持龈乳头组织湿润。

第3步：翻瓣

翻瓣时，在骨缺损即将分离龈瓣的沟内，或者纵切开牙颈部处，先用小型凿（TGO凿，Hu-Friedy，图3-3a，病例3-1c$_1$）。

翻瓣暴露2～3mm的牙槽骨后，用骨膜分离器或大骨凿推进剥离龈瓣（病例3-1c$_3$）。

如果需将龈瓣冠向移动，翻瓣应超过MGJ，在牙槽黏膜瓣内侧面行减张切口。翻瓣时有多种器具可供使用（图3-3）。

▎翻瓣时必需的手术器具

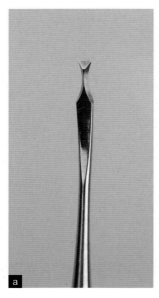
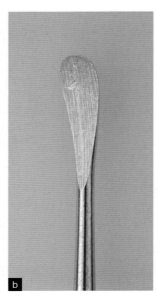

图3-3a　TGO凿（Hu-Friedy）。
图3-3b　骨膜分离器（Martin，茂久田商会）。

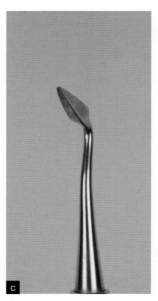
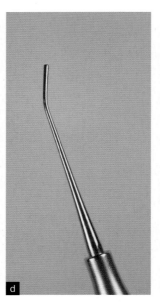
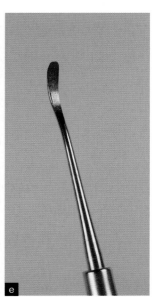

图3-3c　矛形刀（Spear Shape Knife；Hu-Friedy）。
图3-3d　显微起子（Martin，茂久田商会）。两端皆可用。
图3-3e　显微骨膜分离器（Martin，茂久田商会）。两端皆可用。

第3步 **翻瓣**

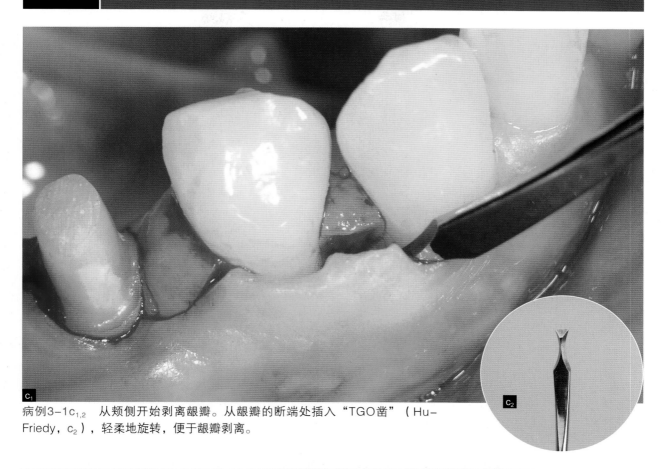

病例3-1c$_{1,2}$ 从颊侧开始剥离龈瓣。从龈瓣的断端处插入"TGO凿"（Hu-Friedy，c$_2$），轻柔地旋转，便于龈瓣剥离。

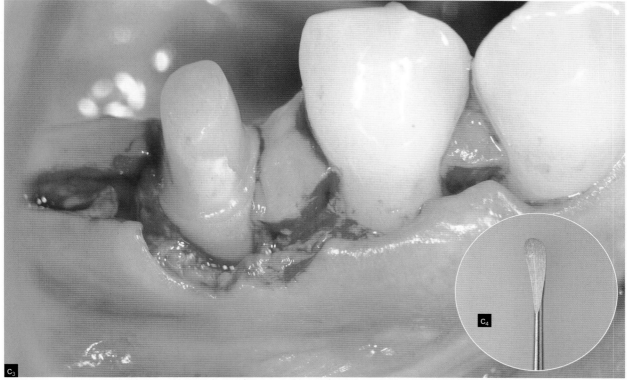

病例3-1c$_{3,4}$ 翻开龈瓣断端后，使用骨膜分离器（c$_4$）行大面积剥离。注意不要触碰牙间软组织。

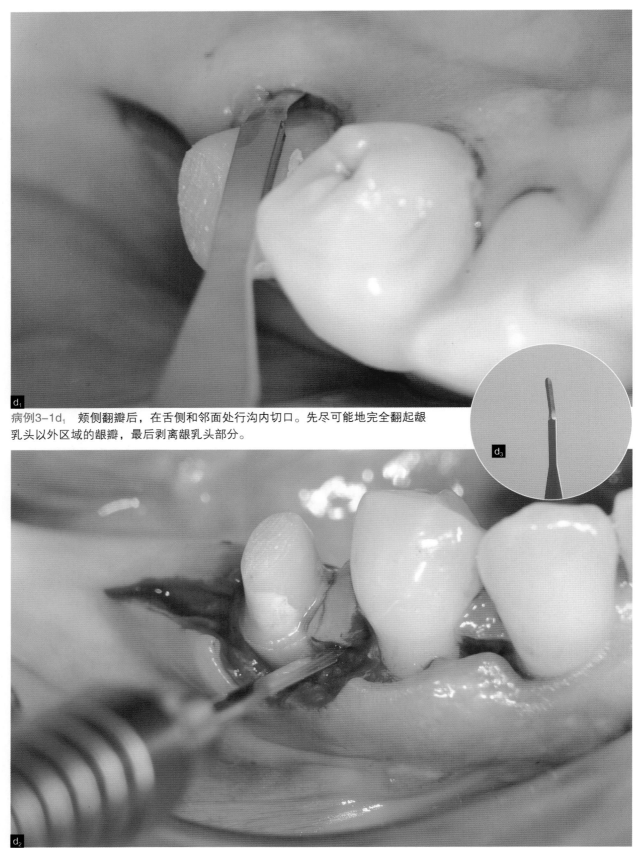

d₁

病例3-1d₁　颊侧翻瓣后，在舌侧和邻面处行沟内切口。先尽可能地完全翻起龈乳头以外区域的龈瓣，最后剥离龈乳头部分。

d₃

d₂

病例3-1d₂,₃　翻起龈乳头，严格来说是骨缺损部位肉芽组织的分离。从龈乳头切口的颊侧断端插入显微刀片（d₃），使其到达舌侧牙槽嵴顶，将龈乳头和肉芽组织分离开（连同牙间部的肉芽组织一同翻起，翻起后可用组织镊和显微手术刀修剪龈瓣内部）。

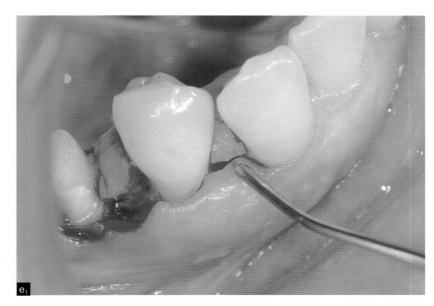

病例3-1e₁　因为已经预先完成了龈乳头以外区域的翻瓣，只需从颊侧推挤，即可翻起龈乳头。

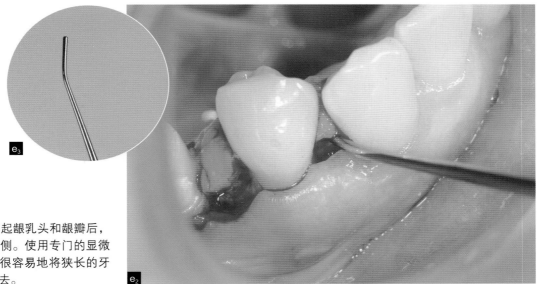

病例3-1e₂,₃　翻起龈乳头和龈瓣后，将龈乳头推向舌侧。使用专门的显微器械（e₃）可以很容易地将狭长的牙间软组织推挤出去。

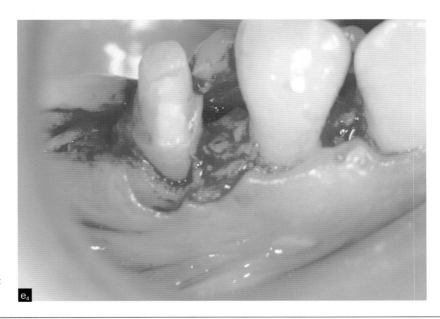

病例3-1e₄　翻瓣完成后，可见骨缺损处未切断而残余的肉芽组织。

第4步：清创

去除不良肉芽组织，对骨缺损和根面彻底清创。若清创不充分，可能造成牙周袋再形成等问题，最终导致牙周再生术失败。因此，必须彻底清创。

去除不良肉芽组织

首先，使用通用匙型刮治器（图3-4）去除不良肉芽组织（病例3-1f）。

清创必需的手术器械

使用金刚砂车针（diamond point）和钨钢车针（Carbide bur）等JIADS设计的牙周骨外科专用车针，能有效地去除肉芽组织（译者注：JIADS，即 The Japan Institute for Advanced Dental Studies，日本国内最大的牙科学习俱乐部之一，以牙周研究为特色，会员众多）。

骨缺损最深处的肉芽组织，则使用Er：YAG激光去除（病例3-1g₁）。去除不良肉芽组织后，出血明显减少（病例3-1g₂）。

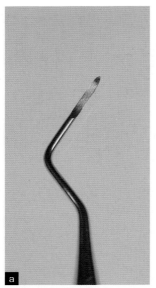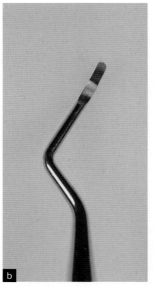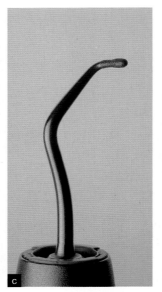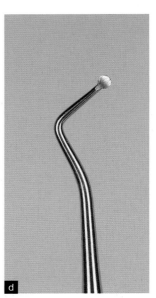

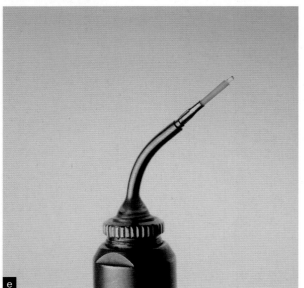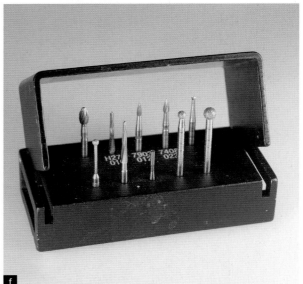

图3-4a~f　在清创时，除了通用匙型刮治器（Hu-Friedy a，b）和Er：YAG激光（森田e）之外，还可使用声波器械（air scaler）配合角度金刚砂车针（KaVo c）和钨钢车针（JIADS f）等。有时也可使用挖匙（Hu-Friedy d）去除根分叉和骨缺损部位的肉芽组织。

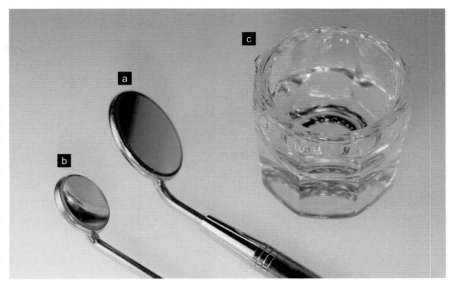

图3-5a～c　用于确认清创是否彻底的手术器械。清创过程不能盲目，需一边观察确认一边推进。磨牙远中等无法直视的部位可使用镜像，但由于普通口镜（a）尺寸较大，可以使用小直径口镜"ultravision 14mm"（Hahnenkratt，茂久田商会）（b）。另外，为了确保视野，可使用具有防雾效果的"镜面防雾液"（sundental c），从而减轻术中的精神压力。

龈下刮治和根面平整

　　接下来，确认根面牙石的附着位置，行龈下刮治和根面平整。为了避免牙石残留，使用放大镜和小直径口镜等（图3-5）仔细检查确认。使用根面平整车针、超声器械或Er：YAG激光等，也卓有成效。

第4步　　清创

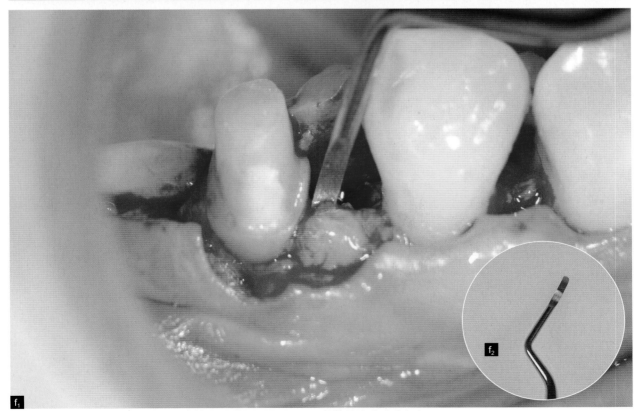

病例3-1f₁,₂　使用通用型刮治器，如同搔刮拔牙窝一样，尽量整块去除肉芽组织。

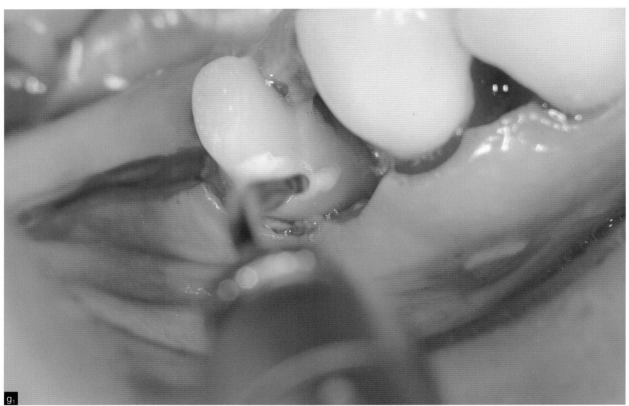

病例3-1g₁　骨缺损最深处和附着在根面的肉芽组织用Er：YAG激光清除。另外，受污染的根面也可用Er：YAG激光去污。

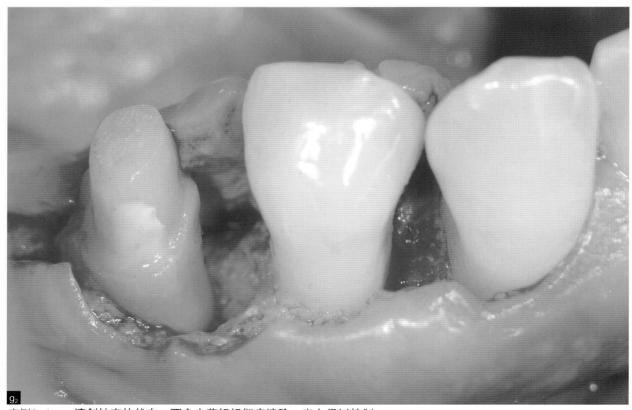

病例3-1g₂　清创结束的状态。不良肉芽组织彻底清除，出血得以控制。

第5步：涂布Emdogain®

彻底清创后，在根面涂布Emdogain®。Emdogain®在使用前需冷藏保存（图3-6）。有0.15mL、0.3mL、0.7mL等不同剂量，可根据骨缺损大小、牙齿数量来选择。

止血和涂布

在骨缺损处出血得到控制后，涂布Emdogain®。从组织附着和根周膜细胞增殖的角度来说，涂布Emdogain®的根面最好不要有血液污染。

在大多数情况下，如果清创充分，出血就能减少，但偶尔也有从较粗血管出血的情况。此时可追加浸润麻醉，或在骨缺损部位留置浸湿了Bosmin液（译者注：日本药典收录在册的0.1%肾上腺素液，浓度为0.1mg/mL）的棉球（图3-7a，b）数分钟，等待止血（病例3-1h₁）。

确认止血后，从骨缺损底部开始沿根面涂布Emdogain®（病例3-1h₂,₃）。

单独使用Emdogain®时，涂布后应迅速缝合，以免术创内被唾液等污染。

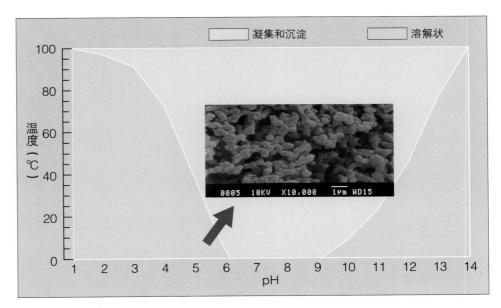

图3-6 Emdogain®凝胶在如图表所示的温度和pH条件下会发生凝集和沉淀。Emdogain®必须冷藏保存，使用前才移至室温环境，并尽快开封使用。要注意的是，Emdogain®长时间放置在室温下会发生凝固，无法使用。涂布于骨缺损部位的Emdogain®凝胶因体温而开始凝集、沉淀，成为高黏度流质。*引用并改编自参考文献[6]

图表标注：凝集和沉淀　溶解状
纵轴：温度（℃）
横轴：pH

涂布EMD（控制出血）时必需的手术器械

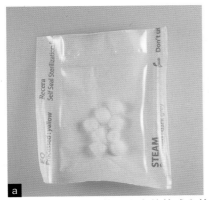

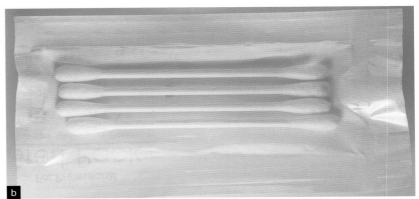

图3-7a，b 用于控制出血的棉球和棉棒。事先灭菌，小包分装方便使用。棉棒也可用于之后的植骨操作。

第5步 涂布Emdogain®

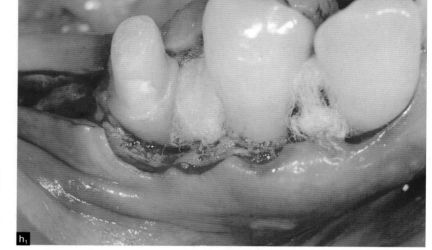

病例3-1h₁ 完成根面清创，生理盐水充分冲洗后，用棉球干燥根面。在此期间准备移植材料和Emdogain®。如果唾液有可能从舌侧进入术区，可使用纱布等简易隔湿。

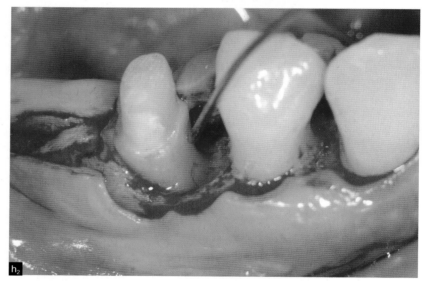

病例3-1h₂ 确认根面没有唾液和血液污染后，涂布Emdogain®。

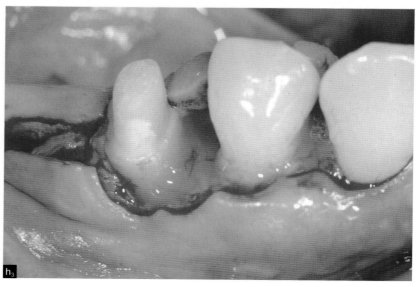

病例3-1h₃ 骨缺损内充盈Emdogain®的状态。

第6步：植骨

同种异体骨（FDBA，DFDBA），异体骨（DBBM "Bio-Oss®"）

使用同种异体冻干骨移植物（freeze dried bone allograft，FDBA；图3-8）时，先将骨粉浸泡在生理盐水中几分钟，使其从干燥状态恢复到湿润状态。用纱布去除部分水分，使骨粉颗粒具有黏性后再移植。

在根面涂布Emdogain®后，迅速植入骨粉。

植骨后，用棉棒去除多余的Emdogain®和血液等。挤压骨粉，调整形态。

最后在骨粉上方再次涂布Emdogain®。

DBBM（Bio-Oss®）使用方法与同种异体骨相同，浸泡在生理盐水中润湿后再植入。

自体骨

获取自体骨时，使用骨刨会比较方便。

自体骨若长时间放置，血液将凝固，可能会引发移植物坏死。因此，获取自体骨后应迅速移植。将移植物与少量的生理盐水混合，可以保存10～20分钟。

所以，应该事先想好取骨时机。

第6步	植骨

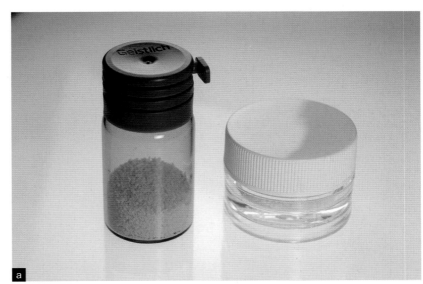

图3-8a　开封前的Bio-Oss®（Geistlich）和FDBA（Life Net）。市面上有不同容量和不同颗粒大小的产品供选择，可根据骨缺损的大小和手术牙数量选取合适产品。

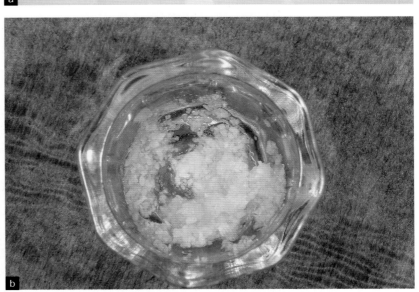

图3-8b　用生理盐水润湿后再使用。

第7步：缝合

术后创口愈合良好与否，对牙周组织再生量影响甚大。最好颊舌侧龈瓣能达成一期愈合。因此，龈乳头处的切开和缝合是关键（图3-9a）。

拉拢缝合（holding suture）

龈乳头处组织很脆弱，如果受到缝线过度牵拉就会断裂。因此，应在离龈瓣断端3~5mm的角化龈上行"褥式缝合"，通过牵引颊舌侧龈瓣靠拢，减少龈乳头处的张力（图3-9a，b）。这就是拉拢缝合（holding suture）。

褥式缝合时，应使用强度高，有一定伸缩性的缝线。Gore-Tex Cv-6，Cv-5缝线（日本Gore）、BIO Softretch 5-0缝线（日本GC，图3-10）等缝线具有一定强度和伸缩性，术后2周左右发生线结松脱的情况较少，在牙周再生术中使用则非常有效（病例3-1i_1）。

在褥式缝合牵引龈瓣靠拢时，应确认龈乳头创面在无张力的条件下准确对位。

关闭缝合（closing suture）

接下来是关闭龈乳头部创口的（closing suture）（病例3-1i_2）。

如果创口开放状态下，强行加大缝合张力关闭创面，创口极有可能会在后续裂开。此时应再次对颊侧龈瓣内侧面实施减张切开，确认龈乳头部创口两端完美对位后，行拉拢缝合和关闭缝合。

简化保留龈乳头术（simplified papilla preservation technique，SPPT）的关闭缝合，只需1~2针的单纯缝合。

在后述的腭侧V形切口（palatal V-shape）[7]、腭侧U形切口（palatal U-shape）[8]、颊侧入路（buccal approach）[9]的保留龈乳头术（papilla preservation technique）的缝合中，需3~4针的单纯缝合。

缝针应选用穿透性强的反三角针或类似的针。缝线应选用菌斑附着少、组织相容性高的Softretch 6-0（聚酰胺）缝线（日本GC）或Prolene 6-0（聚丙烯）缝线（Ethicon）等。"Softretch"缝线具有伸缩性，因此不容易产生过度张力。

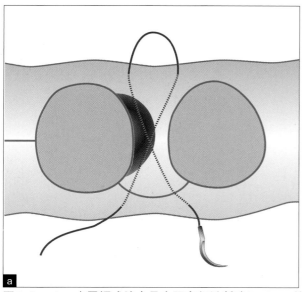
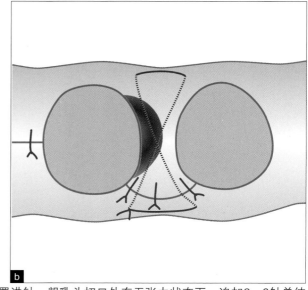

图3-9a，b　水平褥式缝合是在距离龈瓣断端3~5mm的位置进针。龈乳头切口处在无张力状态下，追加2~3针单纯缝合。

缝合时必需的手术用品

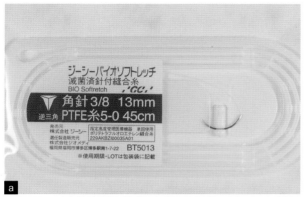

图3-10a 手术使用的缝线。"BIO Softretch，5-0反角针，3/8针弧，13mm针长"（日本GC）。

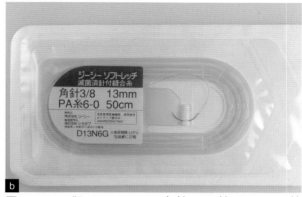

图3-10b "Softretch，6-0角针，3/8针弧，13mm针长"（日本GC）。

第7步　缝合（病例3-1）

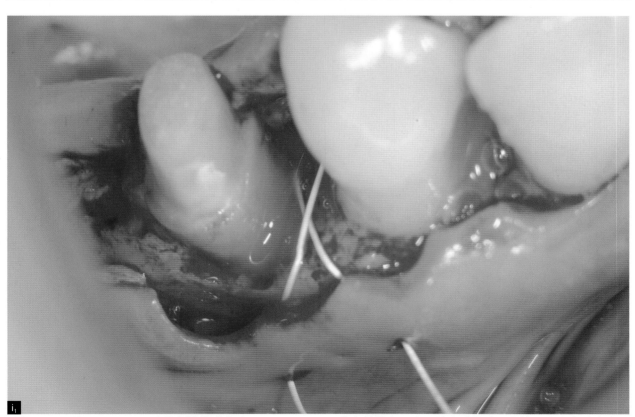

病例3-1i₁ 使用Gore-Tex缝线行拉拢缝合（holding suture，白色缝线）。为了防止缝线陷入骨缺损内，有时会使用交叉褥式缝合，或者错开进针位置（即off-set suture）[10]。

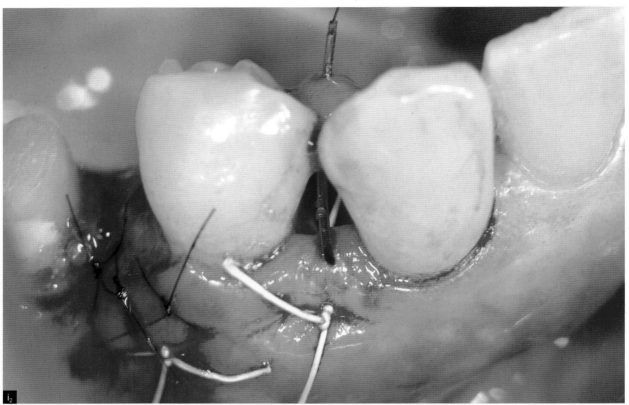

i2　病例3-1i2　用拉拢缝合（holding suture）拉拢龈瓣两端，确认龈瓣断端无错位并精确对位后，行关闭缝合（closing suture，绿色缝线）。

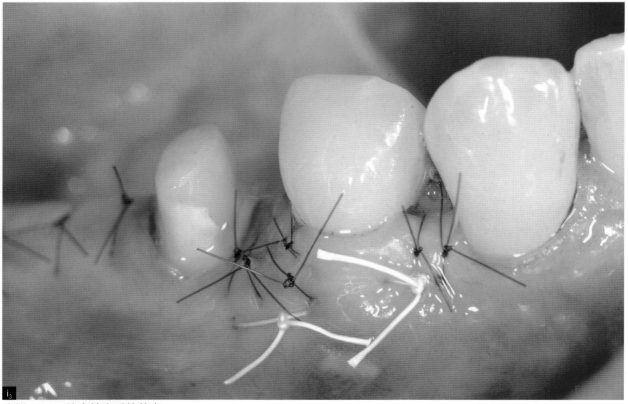

i3　病例3-1i3　缝合结束后的状态。

第8步 暂时固定（T-fix）

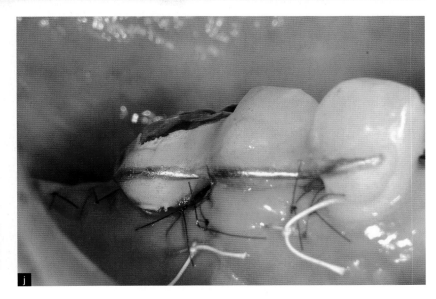

病例3-1j 术后戴临时冠，并使用钢丝和粘接树脂，将其暂时联接固定在邻牙上（本病例计划在术后正畸，临时冠采用树脂金属混合全冠）。

第8步：暂时固定（T-fix）

牙槽骨状况良好且没有松动的牙齿不需要暂时固定，但如果术前松动度超过Ⅰ度，则需要暂时固定（病例3-1j）。另外，在邻接较松的磨牙区，为避免术后食物嵌塞，最好行暂时固定。

固定方法方面，一般是用"超级粘接剂（Super-Bond，Sun Medical）"在颊侧面粘接金属丝，从美观角度考虑有时也会使用A-Splint（金属丝和复合树脂）。另外，如果后期计划做冠修复，最好在术前戴临时冠，降低手术难度。

暂时固定的时间是根据术前松动度而定，一般固定3～8个月。术后8～12个月再评估时可判断是否需要永久固定（详细参阅**第2章**）。

虽然大多数情况下不使用牙周塞剂，但如果龈外展隙较大，预计术后会有食物嵌塞，有时也会使用牙周塞剂（Coe-pac，GC公司）。

（译者注：T-fix为日本牙科保险治疗项目中松牙暂时固定的简称，即Temporary Fixation）

第9步：术后管理

开具处方药

术后服用抗生素（5～7天的量），镇痛剂数片（疼痛时服用），使用漱口水。若预计术后肿胀明显，为避免创口因肿胀而裂开，有时也会内服类固醇类抗炎药（泼尼松龙0.5mg）。

刷牙指导

术后2周内手术区域不刷牙。术后第3周开始使用软毛刷。术后第4周可重新使用牙线和牙缝刷。

拆线

术后1周只拆去已经松脱的线。通常情况下，拉拢缝合（holding suture）在术后2周左右依然会保持紧张。关闭缝合（closing suture）则在术后第2周全部去除，而拉拢缝线如果没有松动，则可保留至术后3周。

之后定期观察（每月一次左右），并做菌斑控制指导。最好在术后6～8个月再评估（病例3-1k$_1$）。

第9步 | **术后管理**

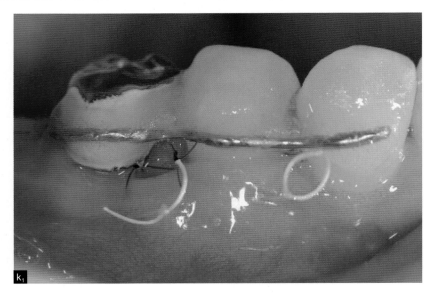

病例3-1k₁ 术后1周复查。龈乳头没有坏死、裂开，愈合良好。

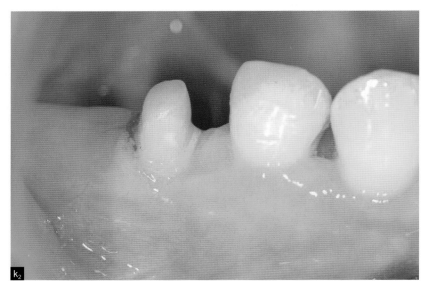

病例3-1k₂ 术后2个月复查。由于手术中单独使用Emdogain®，所以龈乳头有些凹陷，但大致上愈合良好。

翻瓣设计——牙周再生术中龈乳头的切开方法（图3-11a~d）

术后龈乳头的坏死和凹陷，不仅会导致牙周组织再生量减少，还会在前牙区引发美观问题。为了使牙周再生术取得良好的结果，做好龈乳头的处理非常重要，其切口设计和缝合方法对手术结果均有很大的影响。

设计切口时，应该考虑骨缺损形态、龈乳头宽度、手术部位（美学区、上颌、下颌等）、牙间龈

外展隙的大小等因素，从下述的7种翻瓣设计中做选择。

【1】简化保留龈乳头术（simplified papilla preservation technique，SPPT；图3-11a）

【2】腭侧V形切口的保留龈乳头术（papilla preservation technique-palatal V-shape，PPT-PV；图3-11b）

【3】腭侧U形切口的保留龈乳头术（papilla preservation technique-palatal U-shape，PPT-PU；图3-11c）

龈乳头保存切口

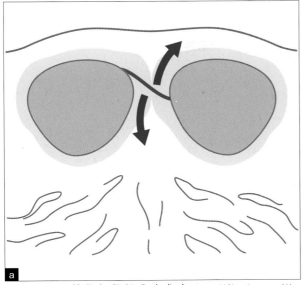

图3-11a　简化保留龈乳头术（simplified papilla preservation technique，SPPT）的示意图。

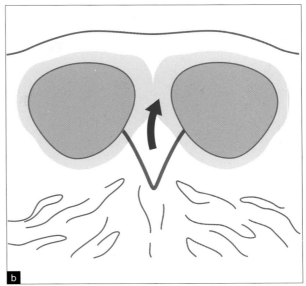

图3-11b　腭侧V形切口的保留龈乳头术（papilla preservation technique-palatal V-shape，PPT-PV）的示意图。牙间龈外展隙较窄时采用V形（V-shape）切口。

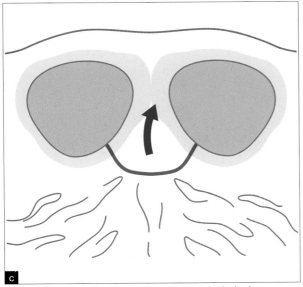

图3-11c　腭侧U形切口的保留龈乳头术（papilla preservation technique-palatal U-shape，PPT-PU）的示意图。牙间龈外展隙较宽，或者已经做过基牙预备，则使用U形（U-shape）切口。

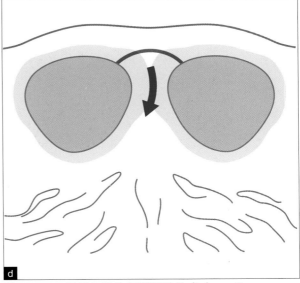

图3-11d　颊侧入路的保留龈乳头术（papilla preservation technique-buccal approach，PPT-B）的示意图。

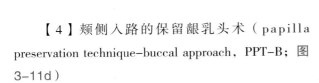

【4】颊侧入路的保留龈乳头术（papilla preservation technique-buccal approach，PPT-B；图3-11d）

【5】微创外科技术（minimally invasive surgical technique，MIST），改良微创外科技术（modified MIST，M-MIST）

【6】完整保留龈乳头术（entire papilla preservation technique，EPPT）

【7】单侧翻瓣术（single flap technique，SFT）

【1】简化保留龈乳头术（simplified papilla preservation technique，SPPT）（图3-11a）

SPPT是指在龈乳头设定斜行切口的方法（图3-11a）。当龈乳头宽度小于2mm或牙间龈外展隙较窄时，若使用【2】~【4】的切开方法在技术上很难完全保存龈乳头组织，容易造成龈乳头撕裂或坏死，因此使用SPPT才是明智之选[4]。因为SPPT即使发生龈乳头坏死，也能将龈乳头凹陷控制到最小限度。

由于这种方法多用于牙间较窄的情况，所以在缝合时多采用垂直褥式缝合作为"拉拢缝合"（图3-12）。可以把垂直褥式缝合和单纯缝合分开进行（图3-12a），也可以把缝线穿越垂直褥式缝合的舌（腭）侧线圈从而一次完成两种缝合（改良垂直褥式缝合，图3-13）。根据不同情况选用二者。

▌褥式缝合和单纯缝合

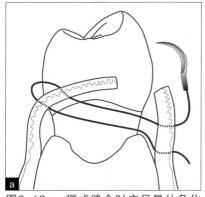 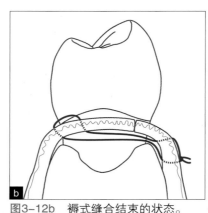 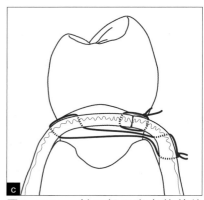

图3-12a 褥式缝合时应尽量从角化龈进针，进针点最好位于牙槽嵴顶的根方。

图3-12b 褥式缝合结束的状态。

图3-12c 创口行无张力的单纯缝合。

▌改良垂直褥式缝合

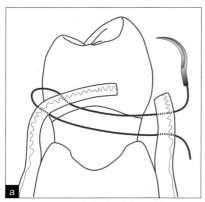 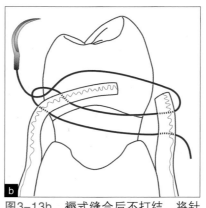 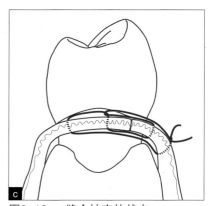

图3-13a 和内褥式缝合同样要领，在颊舌侧龈瓣上运针。

图3-13b 褥式缝合后不打结，将针穿过舌侧的线圈。

图3-13c 缝合结束的状态。

简化保留龈乳头术

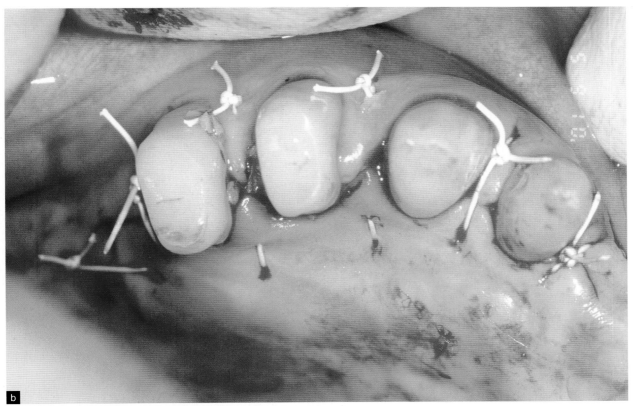

b

图3-13d SPPT的缝合。首先是垂直褥式缝合（holding suture）。

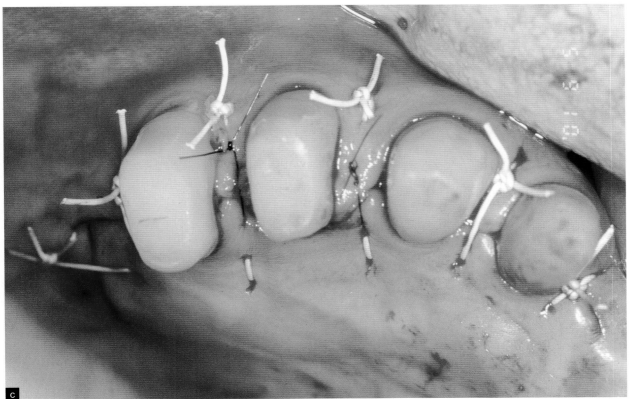

c

图3-13e 之后是单纯缝合（closing suture），缝合完毕。

SPPT的适应证

①技术相对容易，经验少的施术者最好从SPPT开始。

②当手术范围涉及多颗牙齿时，为了缩短手术时间，最好采用SPPT（手术时间过长容易造成龈乳头坏死）。

③龈瓣需冠向复位。

④龈乳头宽度小于2mm。

【2】腭侧V形切口的保留龈乳头术（papilla preservation technique-palatal V-shape，PPT-PV）（图3-11b，图3-14）

PPT-PV是Murphy KG报告的为GTR手术而设计的龈乳头保存切口[7]。由于上颌腭侧作为外科入路相对容易，或者从前牙美观的角度考虑，常常会使用这种技术。从上腭切开，个人感觉即使发生切口坏死，龈乳头也很少塌陷。龈乳头宽度大于2mm，牙间龈外展隙较窄时应使用V形（V-shape）切口。设定在腭侧的V形切口线，不应从骨缺损上方通过。

PPT-PV的适应证

①上颌前牙邻面的骨缺损。

②龈乳头宽度大于2mm，牙间龈外展隙较窄。

③若骨缺损扩大到腭侧，最好从唇侧入路（PPT-B）或SPPT。

▍腭侧V形切口的保留龈乳头术（papilla preservation technique- palatal V-shape，PPT-PV）

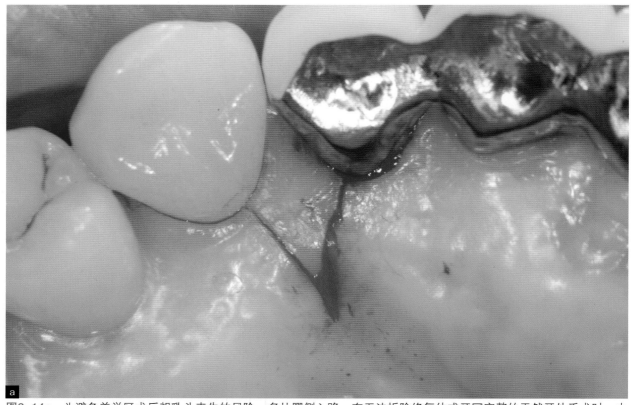

图3-14a 为避免美学区术后龈乳头丧失的风险，多从腭侧入路。在无法拆除修复体或牙冠完整的天然牙处手术时，由于牙间龈外展隙较窄，选用V形切口更容易向唇侧剥离龈乳头。

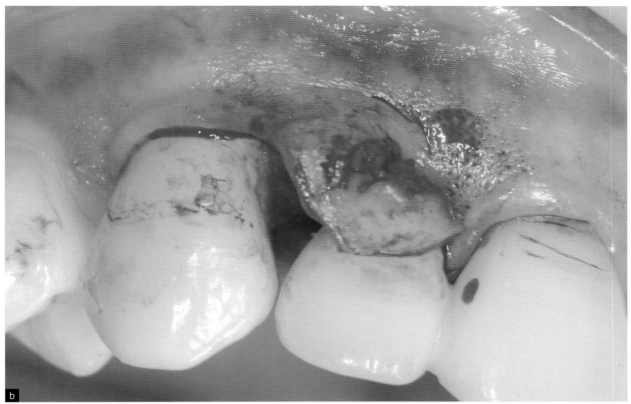

图3-14b　向唇侧剥离龈乳头。

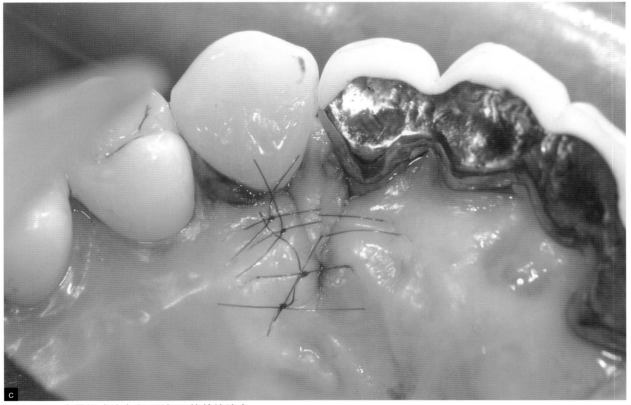

图3-14c　水平褥式缝合和V形切口的单纯缝合。

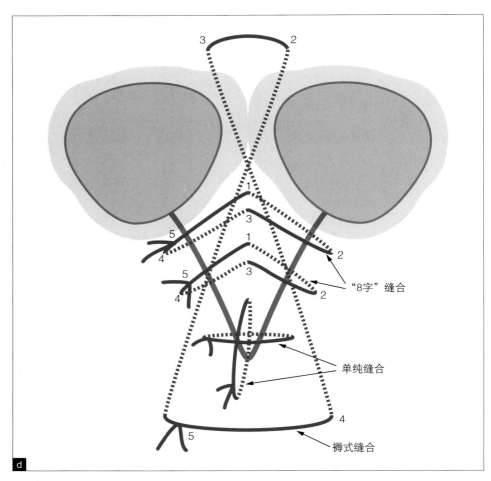

图3-14d 利用褥式缝合（holding suture）牵引拉拢颊舌侧龈瓣，避免V形切口产生张力。"8"字缝合要稍微向根方牵引，形成倒V形缝合。

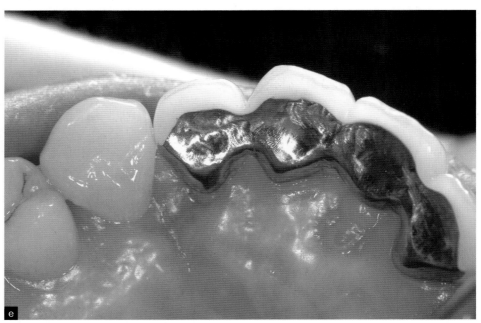

图3-14e 术后3周。

【3】腭侧U形切口的保留龈乳头术（papilla preservation technique–palatal U–shape，PPT–PU）（图3–11c，图3–15）

PPT–PU是Takei HH（1985）[8]报告的为骨移植而设计的龈乳头保存切口。基本上与【2】V形（V–shape，PPT–PV）没有太大的区别，但牙间龈外展隙较窄的情况下多选择V形，而牙间龈外展隙较宽或手术牙齿已经按基牙预备过的情况下则选择这种U形切口（PPT–PU）。该切口更加容易缝合。

手术从腭侧入路，个人感觉即使创口周围发生牙龈坏死，龈乳头也很少发生凹陷。

PPT–PU的适应证

①上颌前牙或前磨牙邻面的骨缺损。

②龈乳头宽度大于2mm，牙间龈外展隙较宽或已经按基牙预备过。

③若骨缺损扩大至腭侧，最好从唇侧入路（PPT–B）或SPPT。

腭侧U形切口的保留龈乳头术（papilla preservation technique–palatal U–shape，PPT–PU）

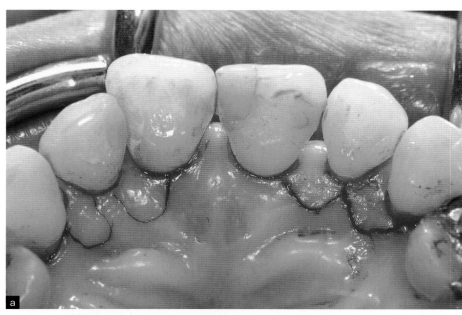

图3–15a　在上颌前牙各牙间的腭侧行U形切开。

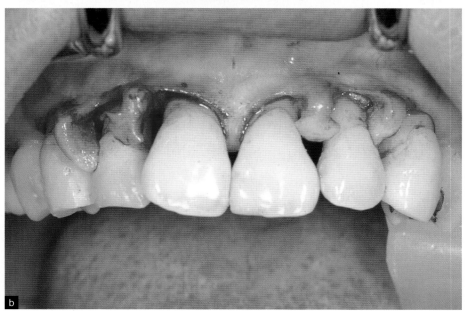

图3–15b　虽然是牙冠完整的天然牙，但由于牙间龈外展隙较宽，可将剥离的龈乳头向唇侧翻转。治疗过程详细参阅第5章病例5–6。

【4】颊侧入路的保留龈乳头术（papilla preservation technique–buccal approach，PPT–B）（图3–11d，图3–16）

PPT–B是在唇颊侧切开的龈乳头保存切口。其优点是方便器械操作，也易于缝合，但当切口创面裂开时，可能引起整个龈乳头坏死，与SPPT相比，龈乳头的凹陷会更明显。上颌前牙也有可能会产生美观问题（详细参阅**第9章**病例9–3）。该技术适用于龈乳头宽度大于2mm的情况。

PPT–B的适应证

①上颌前牙从邻面开始向腭侧蔓延的骨缺损。

②下颌由于从舌侧入路困难，多使用PPT–B。龈乳头宽度小于2mm时，使用SPPT。

③上颌前磨牙和磨牙的龈乳头宽度大于2mm时，可以使用PPT–B。

▎颊侧入路的保留龈乳头术（papilla preservation technique–buccal approach，PPT–B）

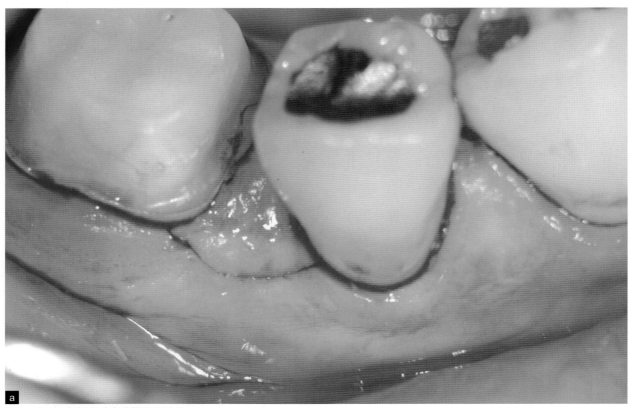

图3–16a　在龈乳头颊侧行U形切口。

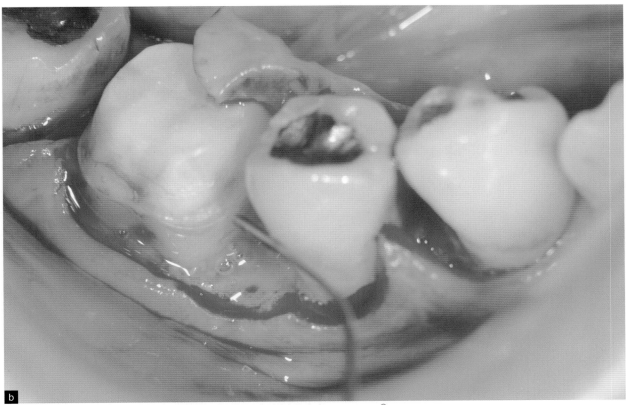

b

图3-16b　将龈乳头向舌侧剥离、翻转，骨缺损处清创后涂布Emdogain®。

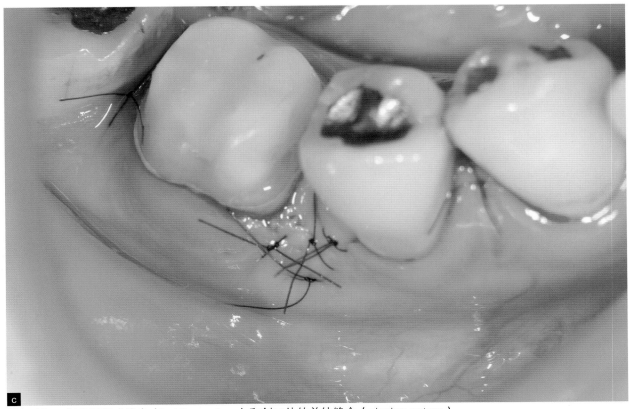

c

图3-16c　行水平褥式缝合（holding suture）和创口处的单纯缝合（closing suture）。

【5】微创外科技术（minimally invasive surgical technique，MIST，图3-17a），改良微创外科技术（modified MIST，M-MIST，图3-17b）

1995年Harrel等证实了微创手术的有效性[11]。之后在2007年Cortellini等将其应用于牙周再生术，称之为MIST[12]。MIST可以应用于局限性的小型骨缺损，使用显微镜和微创手术器械可以实现更精准的手术。MIST本身并不是一种龈乳头的切开方法，而是一种翻瓣设计的理念。基于上述考虑，龈乳头切口可按需选择前文提到的SPPT或PPT-B。另外，根据骨缺损形态的不同，剥离范围也不同。无论如何，翻瓣幅度都应尽量缩小，只需满足清创即可。基本上只会剥离至骨缺损处颊舌侧牙槽嵴顶1～2mm[12]。

Cortellini等在2009年报告了"改良MIST"（M-MIST）[13]。当骨缺损局限于邻面时，清创术中最小幅度地翻起颊侧龈瓣，而不剥离舌侧龈瓣。若骨缺损延伸到舌侧，则为非适应证。

┃ 微创外科技术（minimally invasive surgical technique，MIST）

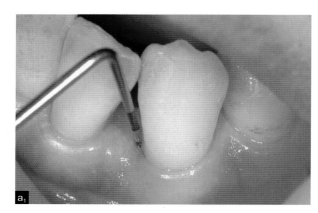

图3-17a₁　3｜近中存在6mm深的牙周袋。

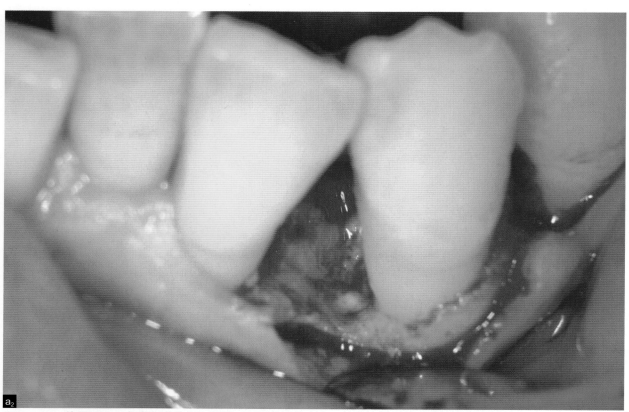

图3-17a₂　使用PPT-B保留龈乳头切口翻瓣。可见较浅的火山口状骨缺损。翻瓣剥离的范围止于膜龈联合。

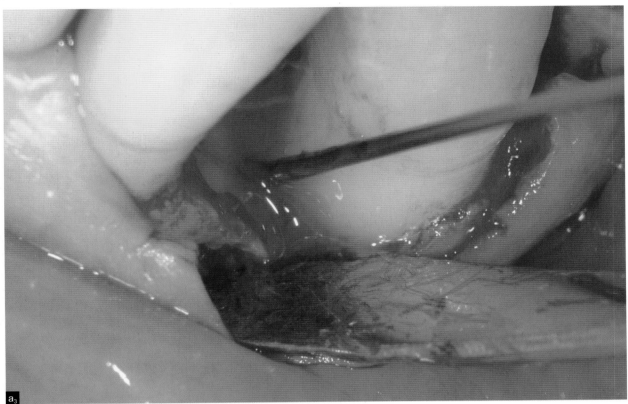

图3-17a₃ 骨缺损处彻底清创，并涂布Emdogain®。

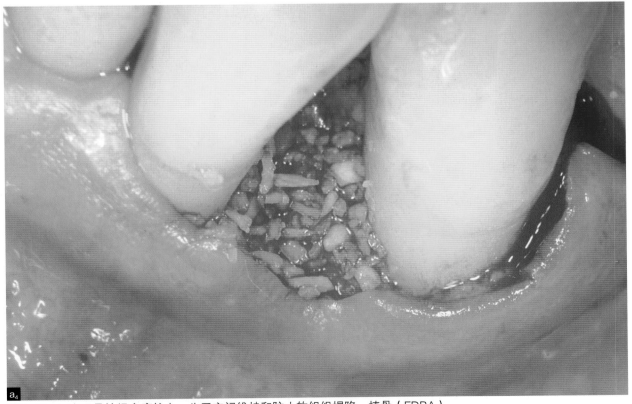

图3-17a₄ 由于骨缺损宽度较大，为了空间维持和防止软组织塌陷，植骨（FDBA）。

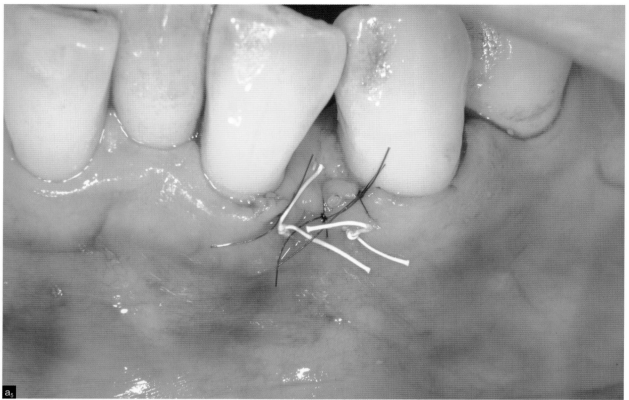

图3-17a₅ 拉拢缝合与关闭缝合。

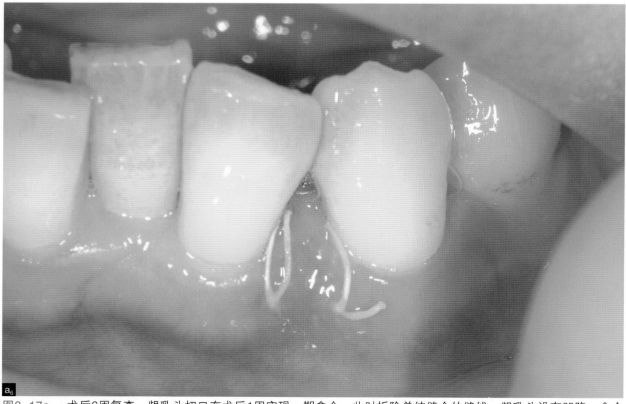

图3-17a₆ 术后2周复查。龈乳头切口在术后1周实现一期愈合，此时拆除单纯缝合的缝线。龈乳头没有凹陷，愈合良好。

改良微创外科技术（modified-MIST，M-MIST）

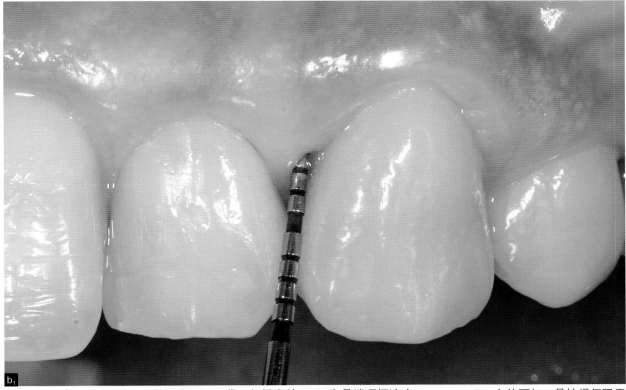

图3-17b₁　3︱近中发现7mm的局限深牙周袋。根据术前CBCT和骨嵴顶探诊（bone sounding）值可知，骨缺损仅限于邻面和唇侧，判断可以从唇侧入路清创。

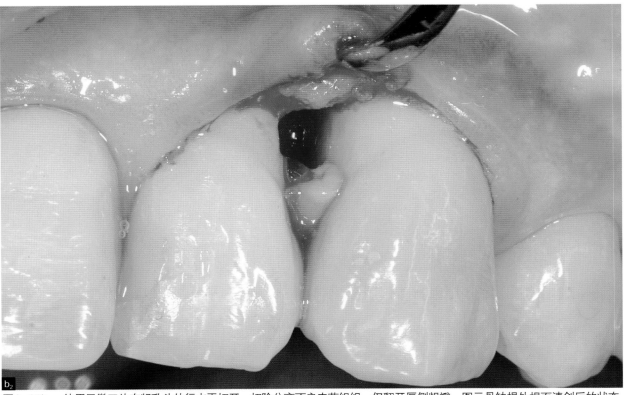

图3-17b₂　使用显微刀片在龈乳头处行水平切开，切除分离不良肉芽组织，仅翻开唇侧龈瓣。图示骨缺损处根面清创后的状态。

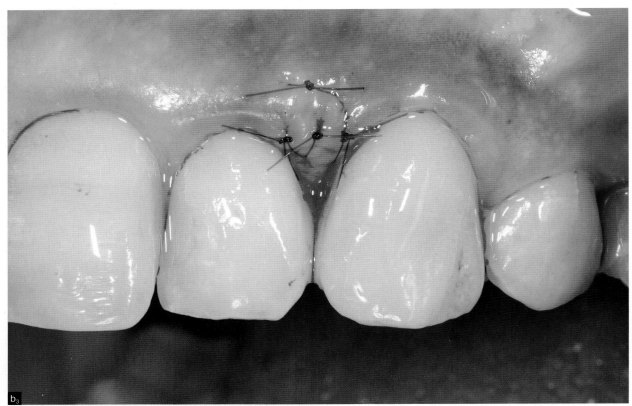

图3-17b₃　通过水平褥式缝合和单纯缝合，实现创口的一期关闭。

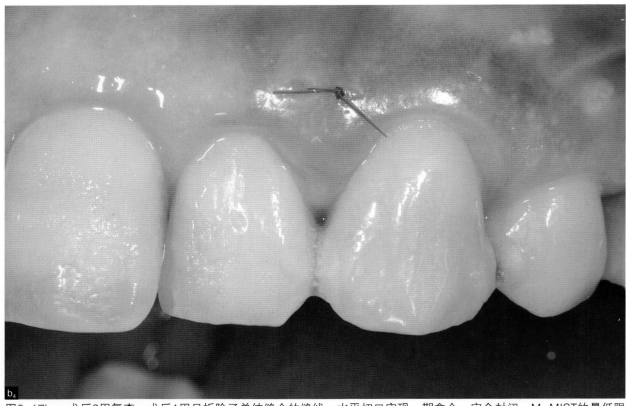

图3-17b₄　术后2周复查。术后1周只拆除了单纯缝合的缝线。水平切口实现一期愈合，完全封闭。M-MIST的最低限度翻瓣有助于稳定创口，为再生提供有利的环境。

【6】完整保留龈乳头术（entire papilla preservation technique，EPPT）（图3-18）

终极的保留龈乳头术，应该是不在龈乳头设置切口的方法。EPPT是Cortellini等发表的无须切开龈乳头组织即可进行牙周再生术的方法[14]。为了在骨缺损处清创，在远离龈乳头一个牙位处设置纵切口，从该处开始翻瓣，使手术器械能够到达龈乳头正下方。

EPPT的适应证

①龈乳头宽度大于2mm。

②骨缺损比较小，仅限于1～2颗牙。

③推断即使骨缺损和根面难以直视，也能切实地完成骨缺损清创的病例。

④术前最好能根据CT影像，确切掌握骨缺损和根面的形态。

▌完整保留龈乳头术（entire papilla preservation technique，EPPT）

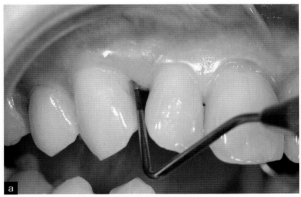

图3-18a　③近中有8mm深的牙周袋。

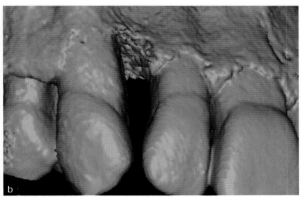

图3-18b　该部位的CBCT影像。从邻面到唇侧可见二壁骨缺损。

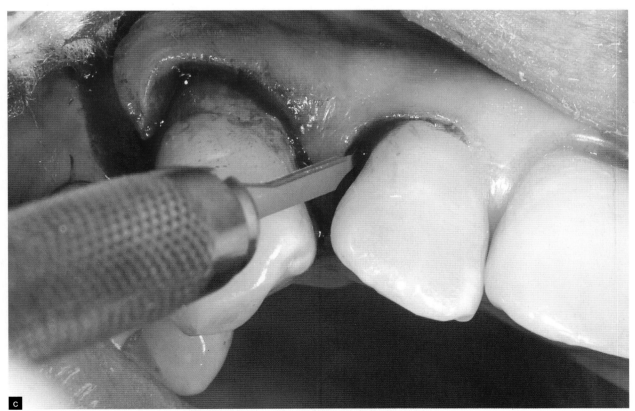

图3-18c　③远中行纵切口，为了避免损伤龈乳头，使用显微刀片谨慎行沟内切口。

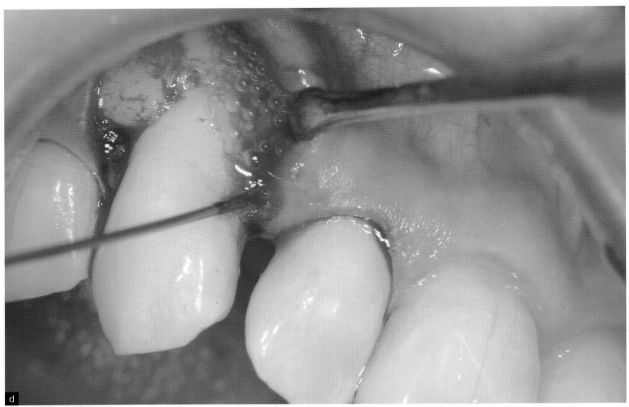

图3-18d　在根面及骨缺损处清创，涂布Emdogain®，植骨。

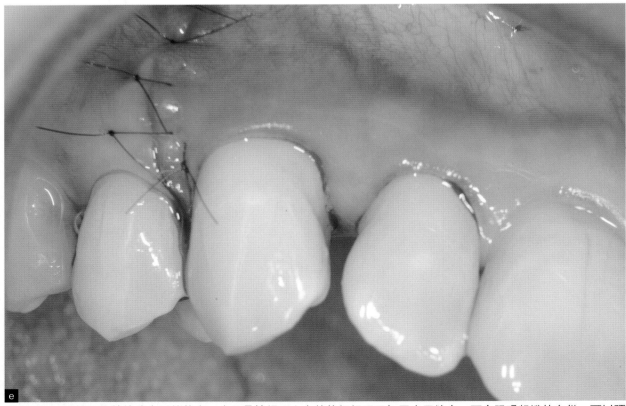

图3-18e　纵切口行单纯缝合后的状态。由于骨缺损正上方的软组织既无切开也无缝合，不会阻碍龈瓣的血供，可以预期有良好的愈合。

如果牙根间距离较窄，龈乳头容易断裂，此时为非适应证。骨缺损和根面清创很难在敞亮视野下确认，因此技术难度较高。应该在积累一定经验后再做此手术，并且术前最好通过CBCT的三维图像确切掌握骨缺损的形态。

【7】单侧翻瓣术（single flap technique，SFT）（图3-19）

SFT是Trombelli（2009）等专门对局限于颊侧或舌（腭）侧的骨缺损行GTR手术时提出的翻瓣设计[15]。在保留龈乳头的前提下，仅在颊侧或舌（腭）侧翻瓣清创。术前通过CBCT观察骨缺损部位极为重要。

单侧翻瓣术（single flap technique，SFT）

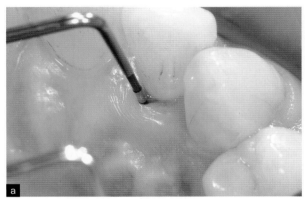

图3-19a ⌐2腭侧有6mm深的牙周袋。

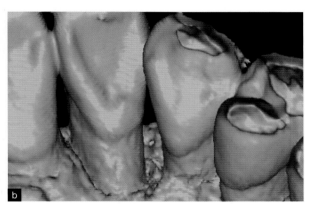

图3-19b CBCT可见⌐2 3邻间到腭侧有骨缺损。

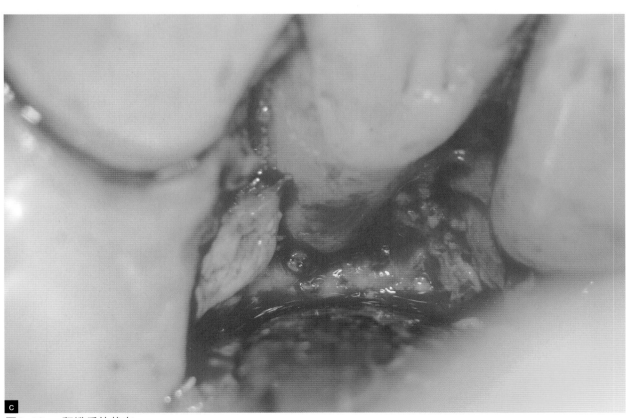

图3-19c 翻瓣后的状态。

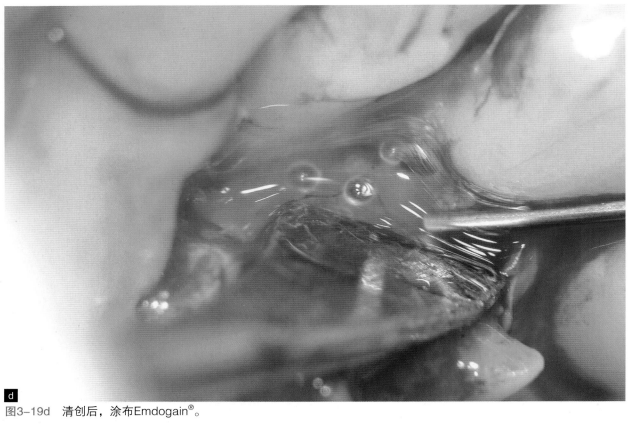

图3-19d　清创后，涂布Emdogain®。

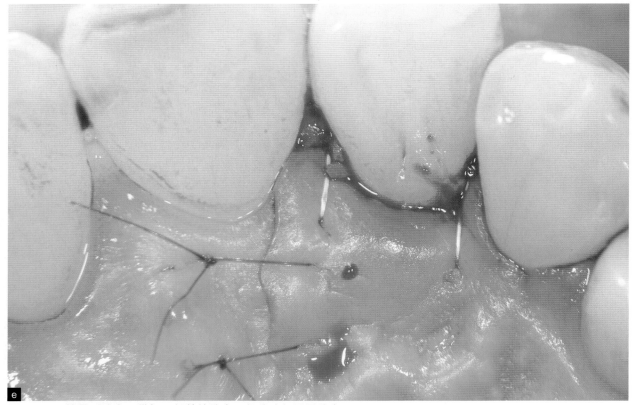

图3-19e　植骨后缝合。纵切口行单纯缝合，龈乳头行悬吊缝合。

上颌前牙美学区的牙周再生术

以下将介绍使用Emdogain®的上颌美学区牙周再生术病例（病例3-2）。

最好在有一定的手术经验后，再尝试上颌美学区的牙周再生术。特别是使用保留龈乳头术（papilla preservation technique）时，需要更加精巧和慎重地处理（病例3-2a～r）。

病例3-2	上颌前牙美学区牙周再生术中使用保留龈乳头术

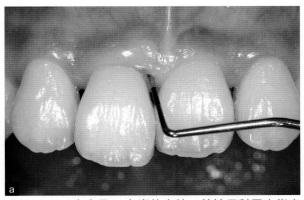

病例3-2a　患者是20多岁的女性。曾被牙科医生指出有牙周病，转笔者的医院诊治。从几年前开始 1 出现伸长，牙间龈外展隙变大。通过牙周基础治疗和刷牙指导，牙周组织炎症已经消退。但探诊深度仍有7mm。

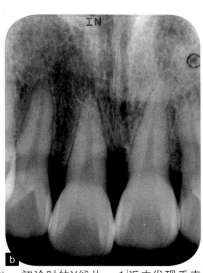

病例3-2b　初诊时的X线片。 1 近中发现垂直骨缺损。 2 近中也有轻度的骨缺损。

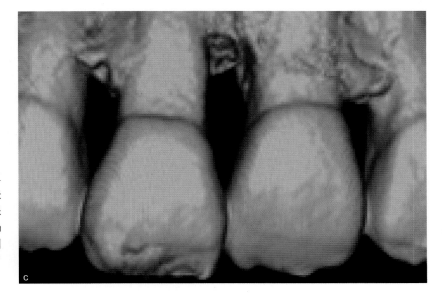

病例3-2c　CBCT的三维图像可见， 1 的近中颊侧有宽而浅的一至二壁骨缺损。设计翻瓣切口避开骨缺损的正上方，而从腭侧入路，行保留龈乳头术（papilla preservation technique）比较适合。考虑到 1 1 间的龈外展隙大小，选择了PPT-PV。

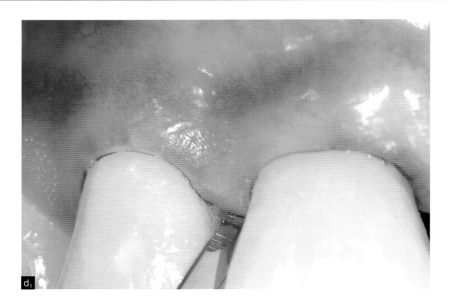

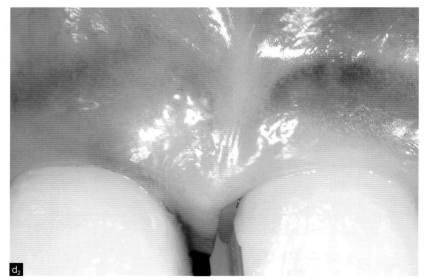

病例3-2d$_{1,2}$　**沟内切口**。用显微刀片"CK 2"（Yoshida）沿根面行沟内切口。为了使正中龈乳头能够无张力缝合，计划行冠向复位瓣。为此在 2+2（两侧尖牙的近中为止）环绕牙齿行沟内切口。

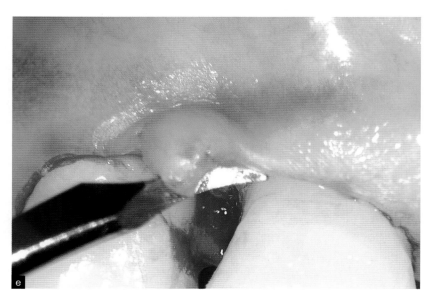

病例3-2e　**切开、剥离龈乳头**。在 2 1｜间行SPPT切口。从龈乳头至牙槽嵴顶根方1~2mm，使用"TGO凿"（Hu-Friedy）剥离组织。

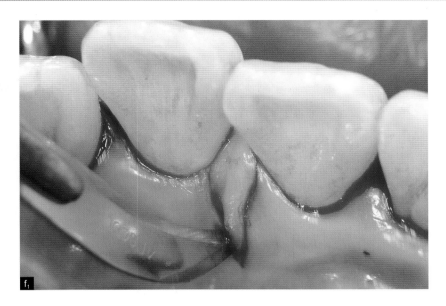

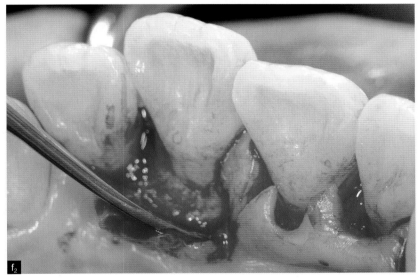

病例3-2f~1,2~ **切开、剥离龈乳头**。在 1|1 间的腭侧用"BB542（12d）"（Aesculap，松风）手术刀行V形切口。此时为了顺利通过牙间龈外展隙，我们认为宽4mm、长8mm左右大小的切口比较合适。在翻起龈乳头前，应先翻起周围的腭侧龈瓣。

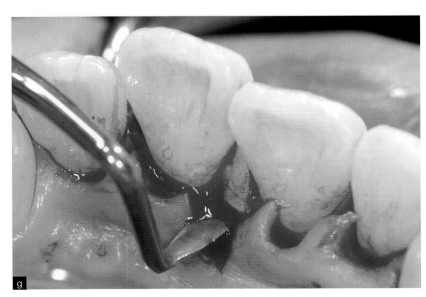

病例3-2g **剥离**。在龈乳头组织和骨面之间插入矛形刀（Hu-Friedy），使腭侧龈乳头分离开来。

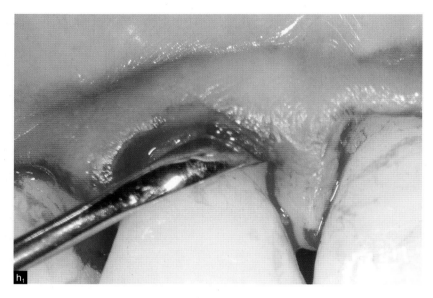

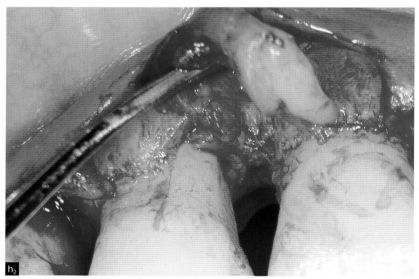

病例3-2h$_{1,2}$　**剥离**。使用显微骨膜分离器（Martin，茂久田商会）剥离唇侧龈乳头。

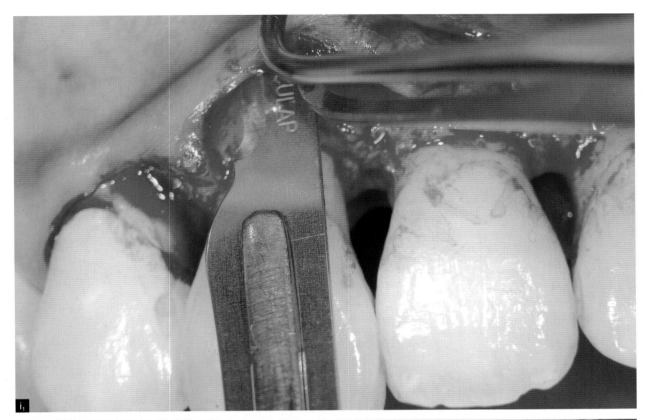

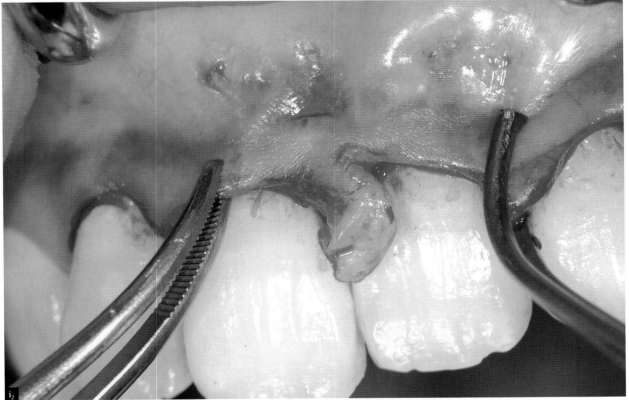

病例3-2i₁,₂　**剥离**。用普通的骨膜分离器翻全厚瓣，直至超过膜龈联合3mm处。然后一边用镊子牵拉龈瓣，一边在黏骨膜瓣内面使用"BB515（15）"（Aesculap，松风）行半厚切口（减张切口），确认龈瓣能够冠向复位。

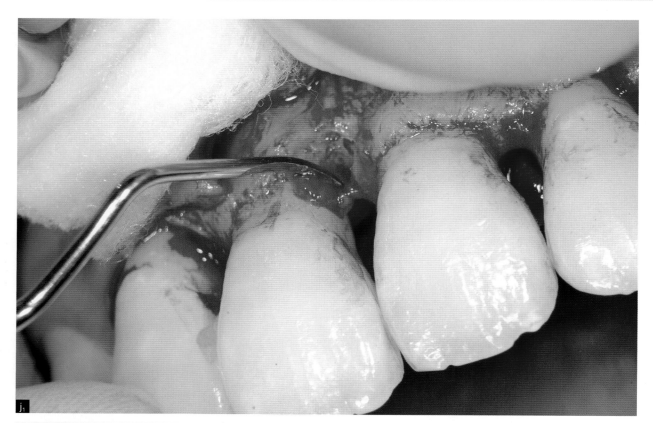

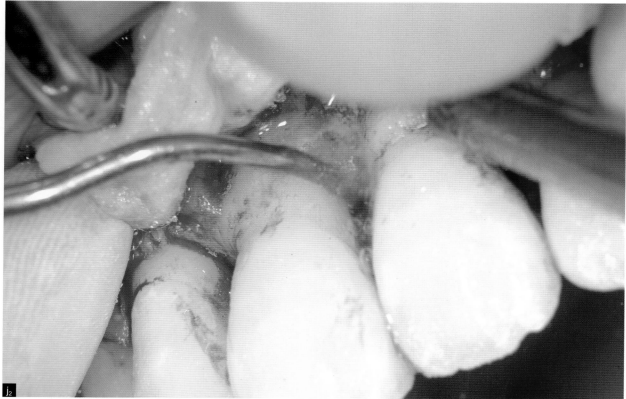

病例3-2j_{1,2}　**去除不良肉芽组织。**用通用型刮治器（Hu-Friedy）去除骨缺损部的不良肉芽组织。用声波器械配合金刚砂工作尖（KaVo）行根面清创。

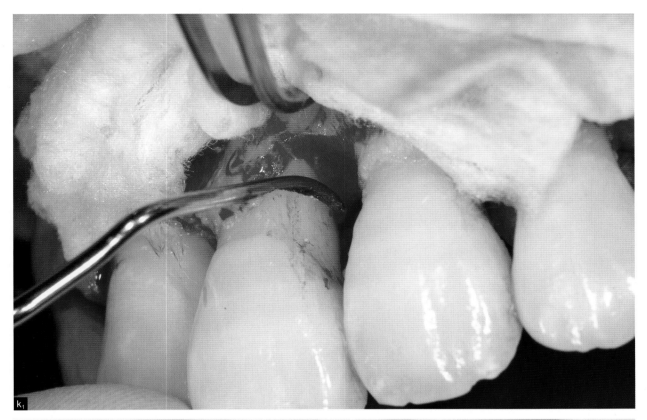

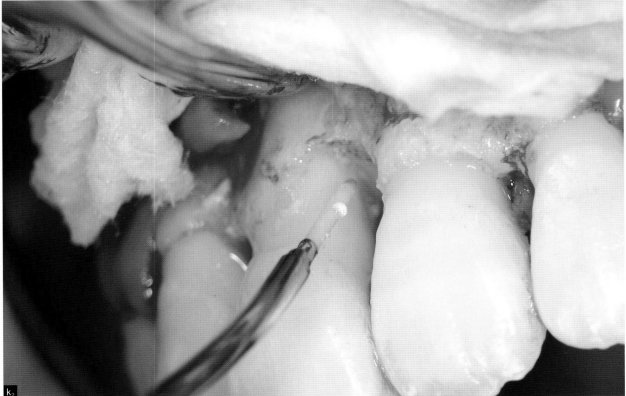

病例3-2k₁,₂　**根面平整**。使用Gracy刮治器行根面平整，最后使用Er：YAG激光去除骨缺损底部的残余肉芽组织，并做根面去污。

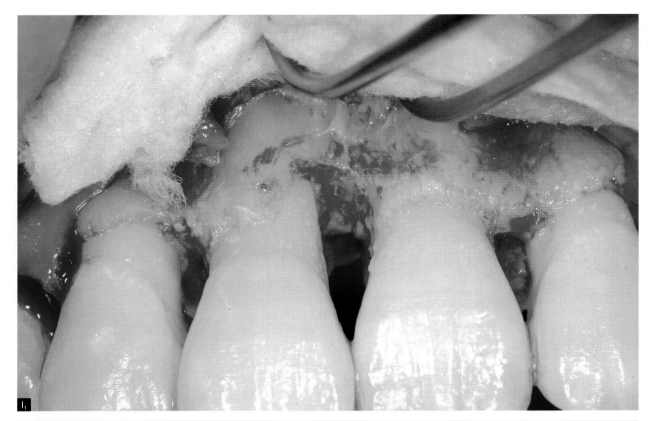

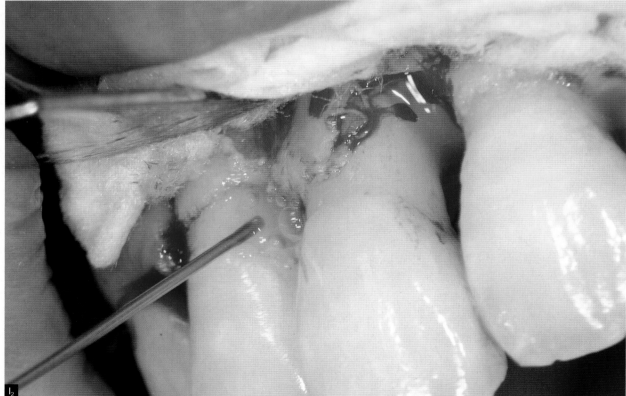

病例3-2I₁,₂　**止血和涂布EMD**。骨缺损和根面清创结束的状态。在控制出血后涂布"Emdogain®凝胶"。

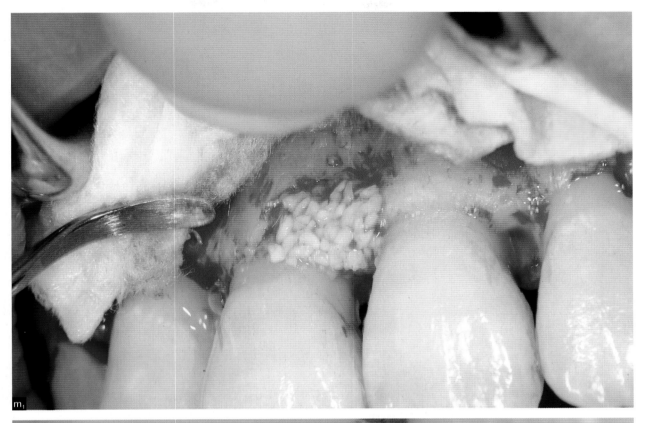

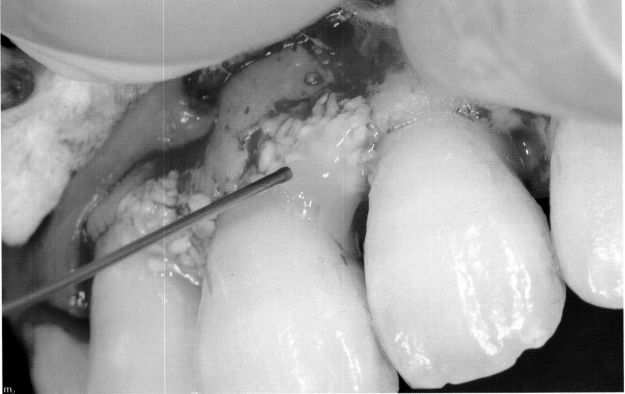

病例3-2m₁,₂　**植骨和涂布EMD**。在骨缺损处植骨（FDBA）后，再次涂布"Emdogain®凝胶"。

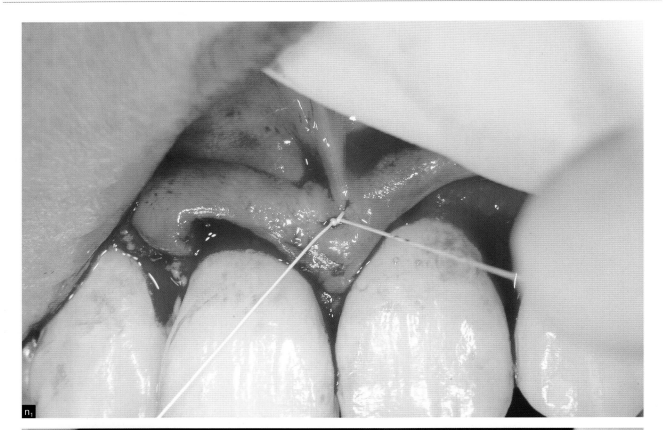

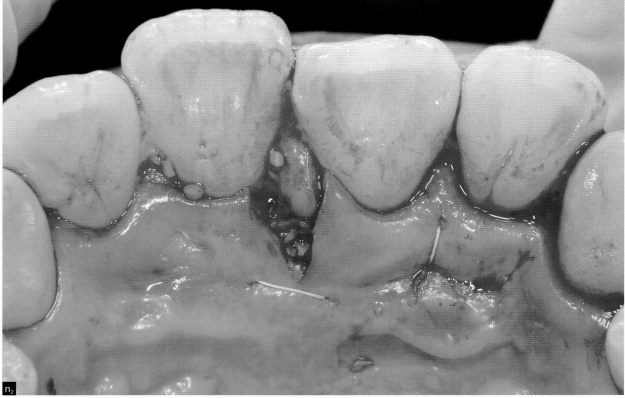

病例3-2n$_{1,2}$　**拉拢缝合**。首先，将龈乳头复位行拉拢缝合（水平褥式缝合）。此时要控制缝线张力，使唇侧龈瓣稍稍冠向复位。另外，确认龈乳头的位置是否可以与腭侧龈瓣精准对位缝合。使用的缝线是可增加线结紧致度的PTFE单股缝线BIO Softretch 5-0缝线（日本GC）。

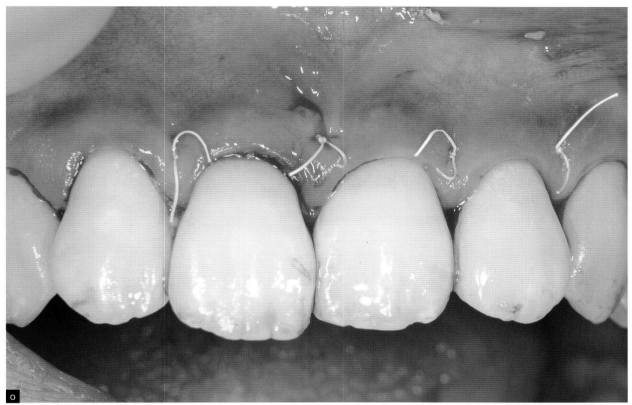

病例3-2o　**拉拢缝合**。依次对各个龈乳头（图中正在缝合SPPT切口）行拉拢缝合（垂直褥式缝合）。

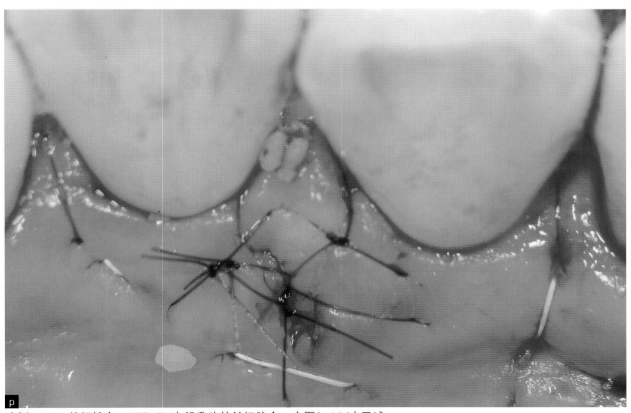

病例3-2p　**关闭缝合**。PPT-PV中龈乳头的关闭缝合，在图3-14d中已述。

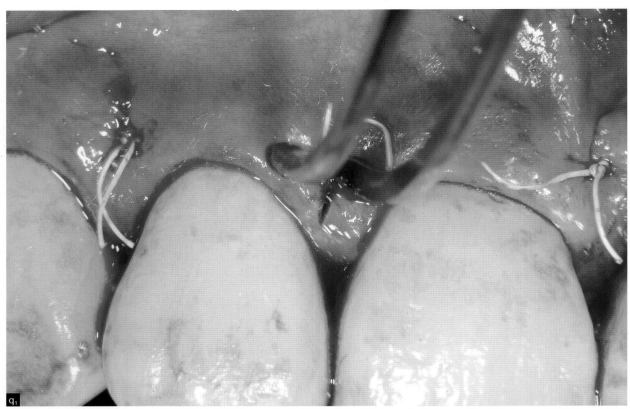

病例3-2q₁　**关闭缝合。** 2 1 间SPPT的关闭缝合，使用较细的缝线"Softretch 6-0"（日本GC），从腭侧进针，控制针尖从唇侧龈乳头中央穿出。此时用镊子固定住龈乳头，针尖就容易穿出。

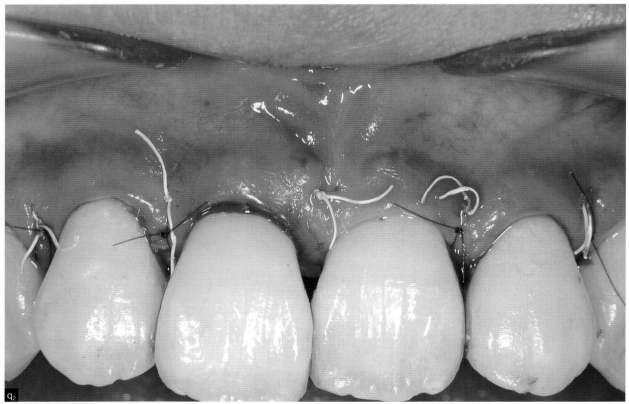

病例3-2q₂　缝合结束的状态。

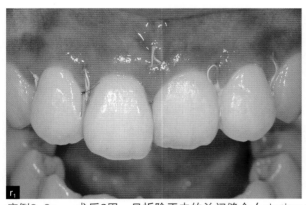

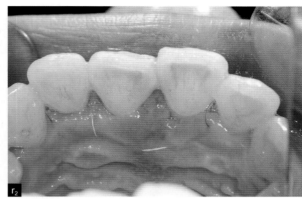

病例3-2r₁,₂　术后2周，只拆除正中的关闭缝合（closing suture）的缝线。龈乳头未见坏死。

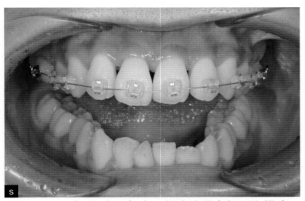

病例3-2s　术后2个月复查。龈乳头没有坏死和塌陷，但由于术后炎症消退，牙间龈外展隙略大。为改善牙列不齐和缩小龈外展隙开始正畸治疗。

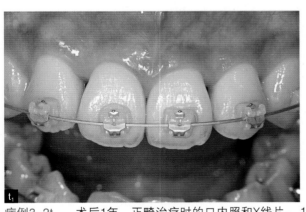

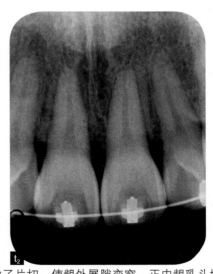

病例3-2t₁,₂　术后1年，正畸治疗时的口内照和X线片。1|1近中邻面做了片切，使龈外展隙变窄、正中龈乳头增高。另外，X线片上也可见新生骨组织。

结语

本章用两个临床病例，分步展示并详细说明如何使用Emdogain®做牙周再生术。

近20年来，手术技术、材料和器械等都在逐年进化。本章以新近做的病例为范本，展示牙周再生术的各个步骤。但无法提供术后远期的临床结果。

选择的病例都是容易记录的部位（下前磨牙、上颌前牙）。在其他部位，需要考虑牙齿的解剖学特征和器械可到达性等，挑选合适的手术方法（详细参阅**第5章**）。

接下来的**第4章**将总结"牙周再生术的实际治疗步骤"，包括牙周再生术的术前准备以及术后护理等要点。

参考文献

[1] Cortellini P, Bowers GM. Periodontal regeneration of intrabony defects : an evidence-based treatment approach. Int J Periodontics Restorative Dent 1995 ; 15（2）: 128 - 145.

[2] Cortellini P, Tonetti MS. Focus on intrabony defects : guided tissue regeneration. Periodontol 2000 2000 ; 22 : 104 - 132.

[3] 特定非営利活動法人日本歯周病学会編. 歯周病患者における抗菌療法の指針 2010.

[4] Cortellini P, Prato GP, Tonetti MS. The simplified papilla preservation flap. A novel surgical approach for the management of soft tissues in regenerative procedures. Int J Periodontics Restorative Dent 1999 ; 19（6）: 589 - 599.

[5] Miron RJ, Bosshardt DD, Laugisch O, Dard M, Gemperli AC, Buser D, Gruber R, Sculean A. In vitro evaluation of demineralized freeze-dried bone allograft in combination with enamel matrix derivative. J Periodontol 2013 ; 84（11）: 1646 - 1654.

[6] Gestrelius S, Andersson C, Johansson AC, Persson E, Brodin A, Rydhag L, Hammarström L. Formulation of enamel matrix derivative for surface coating. Kinetics and cell colonization. J Clin Periodontol 1997; 24（9 Pt 2）:678 - 684.

[7] Murphy KG. Interproximal tissue maintenance in GTR procedures: description of a surgical technique and 1-year reentry results. Int J Periodontics Restorative Dent 1996; 16（5）: 463 - 77.

[8] Takei HH, Han TJ, Carranza FA Jr, Kenney EB, Lekovic V. Flap technique for periodontal bone implants. Papilla preservation technique. J Periodontol 1985 ; 56（4）: 204 - 210.

[9] Cortellini P, Prato GP, Tonetti MS. The modified papilla preservation technique. A new surgical approach for interproximal regenerative procedures. J Periodontol 1995 ; 66（4）: 261 - 266.

[10] Cortellini P, Tonetti MS. Focus on intrabony defects : guided tissue regeneration. Periodontol 2000 2000 ; 22 : 104 - 132.

[11] Harrel SK, Rees TD. Granulation tissue removal in routine and minimally invasive surgical procedures. Compendium of Continuing Education Dentistry 1995 ; 16 : 960 - 967.

[12] Cortellini P, Tonetti MS. A minimally invasive surgical technique with an enamel matrix derivative in the regenerative treatment of intra-bony defects : a novel approach to limit morbidity. J Clin Periodontol 2007 ; 34 : 87 - 93.

[13] Cortellini P, Tonetti MS. Improved wound stability with a modified minimally invasive surgical technique in the regenerative treatment of isolated interdental intrabony defects. J Clin Periodontol 2009 ; 36 : 157 - 163.

[14] Aslan S, Buduneli N, Cortellini P. Entire papilla preservation technique in the regenerative treatment of deep intrabony defects : 1-Year results. J Clin Periodontol 2017 ; 44（9）: 926 - 932.

[15] Trombelli L, Farina R, Franceschetti G, Calura G. Single-flap approach with buccal access in periodontal reconstructive procedures. J Periodontol 2009 ; 80（2）: 353 - 360.

第4章

牙周再生术的实际流程
——术前术后要点

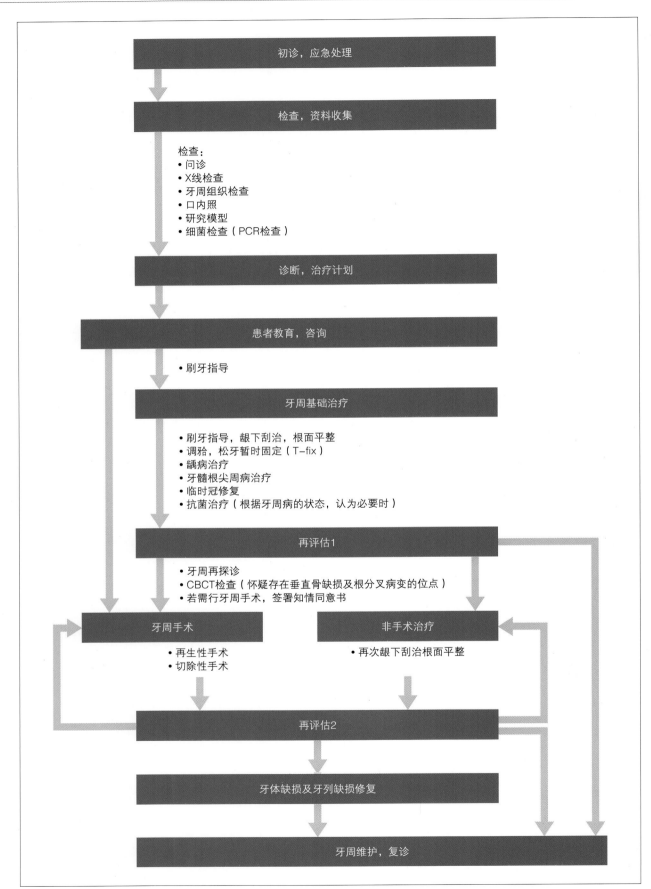

图4-1　牙周治疗流程图。

牙周再生术的一般治疗流程（图4-1）

牙周再生术成功的关键在于正确的诊断，以及对适应证的把控。需要综合判断局部和全身情况来制订治疗方案。牙周基础治疗后，牙周组织状态得以改善，有时不需要外科介入，这需要等待一段时间方可明确下一步治疗计划。

另外，在牙周基础治疗期间与患者建立信任关系非常重要。向患者科普，尽可能使之理解牙周病的病因、牙周病进展的风险因素，以及菌斑控制的重要性等。

■ 为什么得了牙周病，会出现骨缺损？

■ 什么样的治疗方法，什么样的机制下能治愈？

■ 治愈的概率有多大？

■ 治疗后如何防止复发？

详细回答患者的疑问，让患者在充分理解和接受的基础上，签署知情同意书。为取得患者更好的理解，笔者的医院还会举办讲座，结合临床案例等为患者说明（图4-2）。一般认为，与文字说明相比，使用临床照片等可避免更多误解。

此外，还需要说明治疗将会使用到的材料。特别是使用未经日本厚生劳动省许可的材料时，必须说明其效果和安全性，并得到患者的认可。

患者和术者都期待术后有良好的结果，但若没有达到预期，患者术前的期望越大，术后的失望也就越大。术前沟通应尽量基于科学依据，说明成功的可能性和失败的风险。不要为了使患者安心接受手术，而轻易说出"会成功的"之类的话。如果可以，对于效果不佳时需追加治疗的事项，也应事先说明。

本章将梳理从临床初诊开始，到牙周再生术，再到牙周维护治疗的实际诊疗流程。牙周基础治疗的内容交给教科书，本书着重讲解牙周再生术。

检查

a. 问诊。

b. X线检查，牙科CBCT检查。

c. 牙周组织检查（探诊深度，BOP，松动度，菌斑指数，牙龈退缩量，角化龈宽度）。

d. 口内照。

e. 研究模型。

f. 细菌检查（PCR检查）　＊根据牙周病的状态，认为必要时。

用CBCT诊断骨缺损形态

在牙科CBCT投入临床应用之前，术者通过X线平片和骨嵴顶探诊（bone sounding）来判断骨缺损形态。曾有很多次，笔者在翻瓣后发现实际的骨形态与术前预想大相径庭。基于CBCT三维图像的诊断，在牙科治疗中具有划时代的意义，已在牙周治疗、种植修复和牙髓治疗等领域中被广泛应用。

术前应了解骨缺损形态，判断是否适合再生术。若为适应证，再选择治疗方法，设计切口和清创方法等。术前做好手术模拟。手术做得流畅，则有望再生术成功率提高。

术后再评估时，为了确认牙槽骨的再生，有时会采取再翻瓣查验（re-entry）手术。但拍摄CBCT可以避免不必要的外科操作。

很多情况下，从X线平片无法获知骨缺损的形态和发生原因，可从CBCT辅助检查获悉。**病例4-1、病例4-2**便是代表性病例。

病例4-1 | 怀疑牙周-牙髓联合病变

38岁女性。主诉是牙龈肿胀和咬合痛。远中颊侧的探诊深度为8mm。

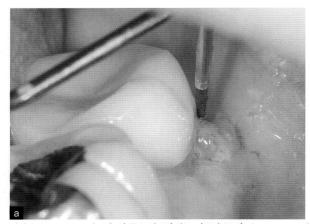
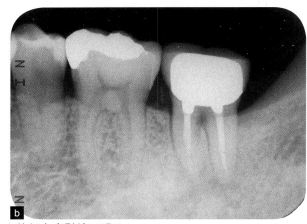

病例4-1a，b　初诊时见牙龈肿胀，探诊深度为8mm。X线片上的低密度影并不明显。

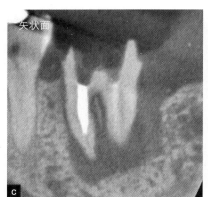
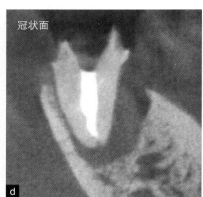
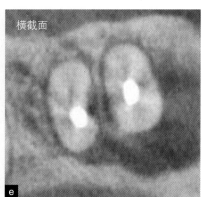

病例4-1c～e　CBCT "3DX MULTI-IMAGE MICRO CT"（MORITA）上 7 的矢状面像、冠状面像、横截面像，可见巨大低密度影。考虑病变可能来源于根管，遂行根管治疗。

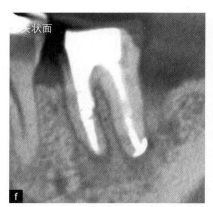
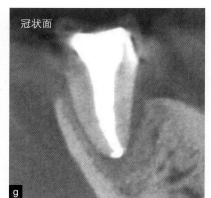
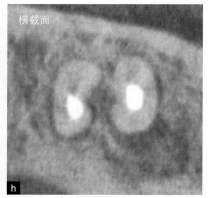

病例4-1f～h　根管治疗后约4个月的CBCT。牙槽骨状况显著改善，但仍残留垂直骨缺损。探诊深度为6mm。

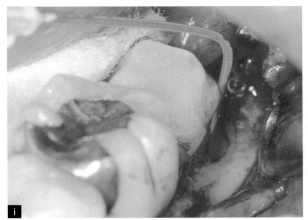
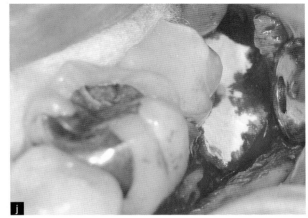

病例4-1i，j　用"Emdogain®+ FDBA +可吸收膜（Bio-Gide）"行牙周再生术。

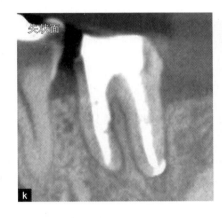
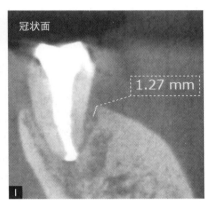

病例4-1k，l　术后1年的CBCT。牙槽骨显著改善，但仍残留少量骨缺损。

矢状面

冠状面

1.27 mm

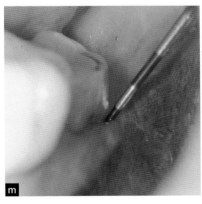
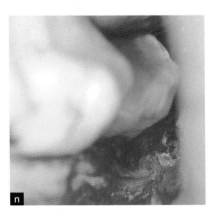

病例4-1m，n　剩余骨缺损部分的探诊深度为4mm。决定行骨修整术。

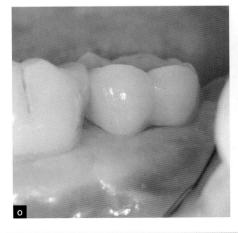
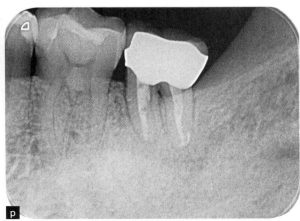

病例4-1o，p　治疗结束时的状态。探诊深度稳定维持在3mm以下（主治医生：重冈修司医生）。

病例4-2　从CBCT判断根分叉病变处无法彻底清创，最终行切除性手术

50岁女性。来院主诉⎣7咬合痛。X线片发现远中有少量骨吸收影像，远中探诊深度为6mm。

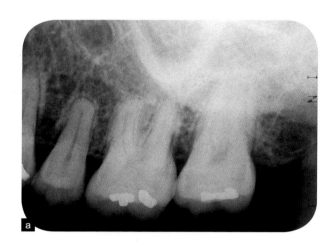

病例4-2a　X线片显示，远中有轻微的骨缺损。探诊深度为6mm，由于咬合痛明显，加拍CBCT。

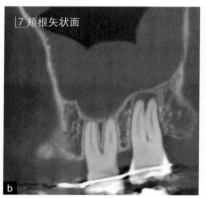
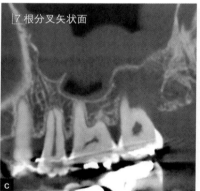
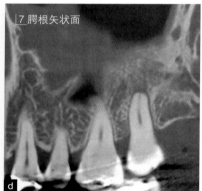

病例4-2b～d　⎣7颊根，根分叉，腭根的矢状面像。可见从根分叉蔓延超越颊侧根尖的大范围低密度影像。感染已经波及上颌窦。

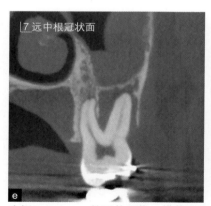
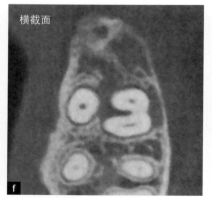
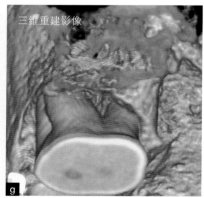

病例4-2e～g　从冠状面像、横截面像、三维重建影像可见，病变从根分叉开始扩展，包围颊侧两根。若行再生术，如此之大的病变范围，已然超出清创所能达到的极限，预计手术将以失败告终。

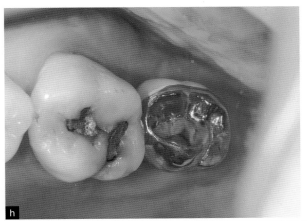
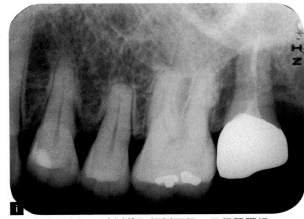

病例4-2h，i　根据CT检查结果，向患者说明该病变部位不是再生术的适应证，计划截取颊侧两根，只保留腭根。

治疗计划和咨询

　　根据初诊时的检查结果制订治疗计划。制订前期，需与患者充分沟通，获知患者对治疗的理解程度，了解患者的诉求和期望、治疗费用预算等。还需告知牙周基础治疗后，牙周组织会对治疗产生反应，将有不可预知的事项，以及治疗计划有变更的可能性（图4-2）。关于牙周再生术，应该让患者充分理解以下要点。

- 再生术的内容

- 关于再生术的科学证据（平均附着获得量等）
- 手术成功后患者的获益大小
- 使用的材料
- 患者的菌斑控制会影响手术效果
- 关于失败的可能性及其风险因素
- 再评估的时机
- 根据再评估的结果，可能需要二次再生术，或者切除性手术、牙齿的牵引萌出等追加治疗。这种情况所需要的治疗费用等
- 长期牙周维护的必要性

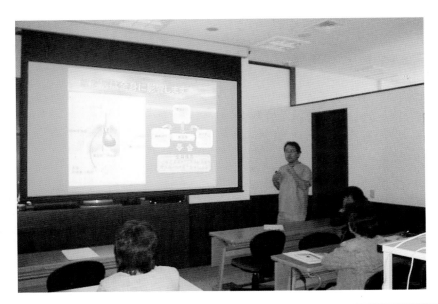

图4-2　面向患者的说明会。针对初诊后1～2个月内需要接受牙周治疗或种植治疗的患者，每月举行一次治疗内容的说明会。通过插图和临床照片展开说明，可以提高患者的积极性，加深患者对治疗计划的理解。

软组织炎症的控制

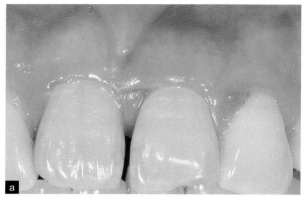

图4-3a　初诊时，龈乳头处因炎症肿胀和发红。

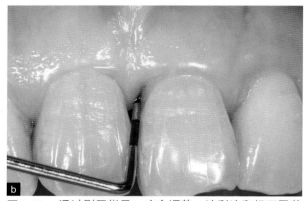

图4-3b　通过刷牙指导、咬合调整、洁刮治和根面平整（SRP）控制炎症后的状态。探诊出血减少，龈乳头退缩较少。SRP时，若超声器械损伤了牙龈，龈乳头的退缩量会变大。特别是在上颌前牙美观区，SRP要尽量避免损伤龈乳头。建议使用尖端为探针型的超声器械和小头的手用刮治器。

牙周基础治疗

　　牙周基础治疗包括以下6项：

a. 刷牙指导。

b. 龈下刮治、根面平整（图4-3）。

c. 调𬌗，松牙暂时固定（T-fix）。

d. 龋病、牙髓根尖周病治疗。

e. 临时冠修复。

f. 抗菌治疗（根据牙周病的状态，判断为必要时）。

各种松牙暂时固定方法（图4-4，病例4-3）

　　需行牙周再生术的牙齿，因牙槽骨吸收而松动，很多时候需要暂时固定。需要考虑咬合状态、骨吸收的大小、有无修复体及患牙牙位等，根据实际情况选择暂时固定方法。

　　松动度大的牙齿很难用咬合纸获得咬合印迹，所以最好先固定一段时间后再行咬合调整。另外，若存在不良修复体或最终修复体需要做成联冠的情况，使用临时冠行松牙暂时固定，可降低牙周外科手术难度（图4-5）。

各种松牙暂时固定方法

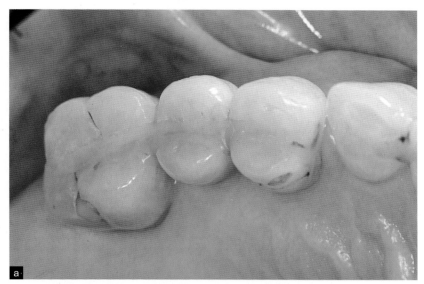

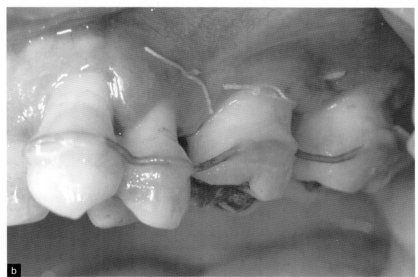

图4-4a，b　术前、术后的暂时固定。选择保留天然牙，应根据手术后不同的冠部修复手段（嵌体、全冠），使用不同的方法。

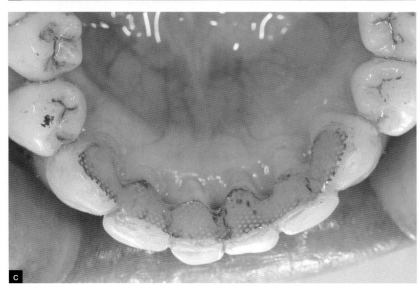

图4-4c　使用金属网做术后松牙固定。制作简便，长期稳定，适用于下颌前牙。这是术后20年的随访照片。

考虑龈瓣的冠向复位，术前改变临时冠的边缘位置

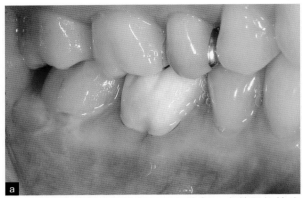

图4-5a　若待手术的患牙已行冠修复，术前需根管治疗，可先更换为临时冠。

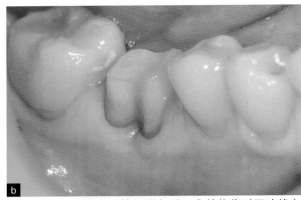

图4-5b　根管治疗及基牙预备后，术前将临时冠边缘向冠方移动2mm左右。

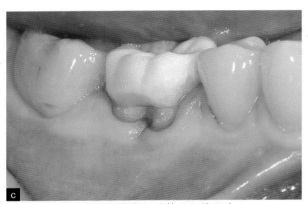

图4-5c　术前临时冠边缘已调整至龈缘冠方2mm。

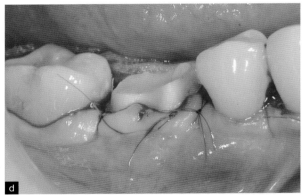

图4-5d　因根分叉病变行牙周再生术。术后为使上皮远离根分叉，确保再生空间，龈瓣做冠向复位。

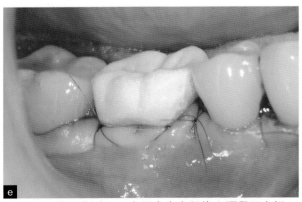

图4-5e　戴入临时冠。由于事先在龈缘上预留了空间，所以临时冠不会妨碍软组织愈合。另外还可以防止临时牙粘接剂残留在龈瓣内。

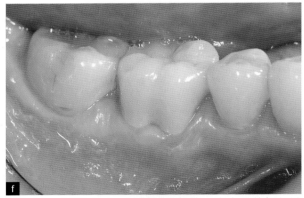

图4-5f　术后6个月，戴最终修复体。术中即使把龈瓣向冠方移动2mm，龈缘也会在愈合过程中逐渐向根方移动，基本稳定在与术前相同的位置。

病例4-3　美学区松牙暂时固定——使用粘接树脂+殆垫的病例

49岁女性。⎿2远中发现垂直骨缺损。Ⅰ度松动，探诊深度为8mm。

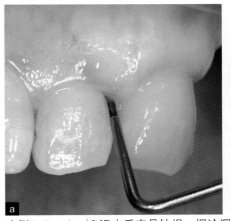
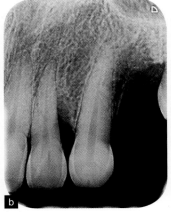

病例4-3a，b　⎿2远中垂直骨缺损。探诊深度为8mm。

病例4-3c　CBCT示⎿2为二至三壁垂直骨缺损。

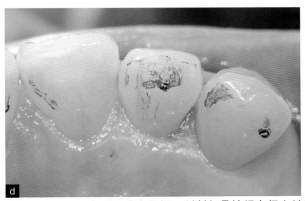
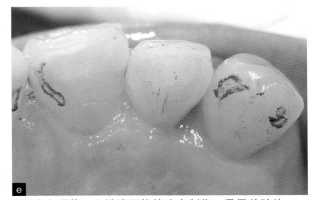

病例4-3d，e　有明显咬合震颤，判断与骨缺损有很大关系，需行咬合调整。为排除可能的咬合创伤，予佩戴殆垫。

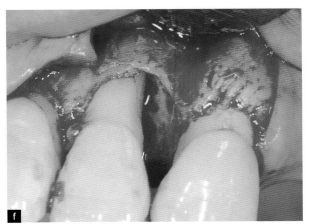
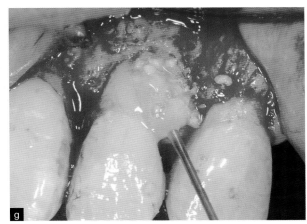

病例4-3f，g　在咬合稳定的状态下，行"Emdogain®+FDBA"的牙周再生术。

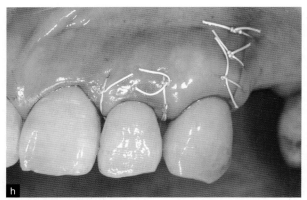

病例4-3h　缝合后。

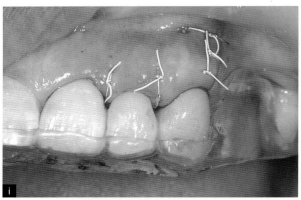

病例4-3i　考虑到美观性，<u>1 2 3</u>手术后立即用"超级粘接剂（Super-Bond）"做暂时固定。佩戴夜间殆垫，以控制咬合。

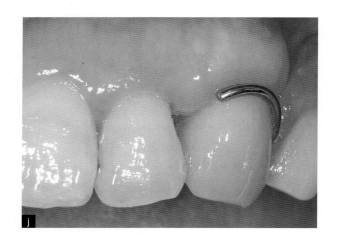

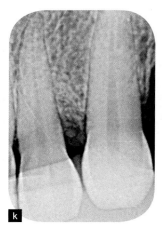

病例4-3j～l　术后4年复查。探诊深度改善至2mm，X线片和CBCT均可见稳定的新生骨。

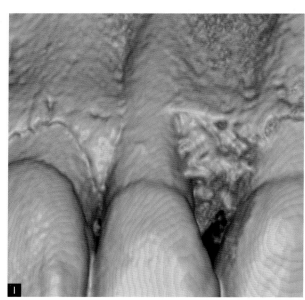

细菌检测和抗菌治疗

近年来，检查牙周病患者的病原性细菌种类和数量变得简便。实时PCR可检测5种牙周病原菌，根据检出的细菌构成，可对牙周炎分类，有助于诊断牙周病（表4-1）[4]。根据细菌检测结果，选择相应抗生素和抗菌药剂（表4-2）[4]。证明牙周基础治疗合并抗菌治疗能带来良好疗效的研究颇多。牙周再生术前的基础治疗期间，若辅以抗菌治疗，手术时口内细菌量更少，可以推测手术效果会更好。特别是侵袭性牙周炎，若检测出伴放线聚集杆菌（*A.a.*）和被称为红色复合体（Red Complex）的牙龈卟啉单胞菌（*P.g.*）、福赛拟杆菌（*B.f.*）、齿垢密螺旋体（*T.d.*）时，牙周病加重风险更高，此类患者推荐在牙周基础治疗时配合使用抗菌药[1-3]。

但目前没有充足的科学证据表明抗菌治疗能提高牙周再生术效果，因此并不是所有患者都需要使用该治疗方法。另外，很多患者在第一次就诊时，已在其他医院处使用了抗生素，有时PCR检查也检测不出细菌。问诊得知患者近3个月内服用过抗生素，则不做细菌检查或者推迟检查。

表4-1　抗菌治疗中细菌检测的目的。*日本牙周病学会。引用自《牙周病患者抗菌治疗指南2010》[4]

辅助诊断	选择附加抗菌治疗有效的位点和患者（排除无效部位和无效患者）
抗菌治疗，抗菌药物的选择	根据位点和患者水平的牙周病原菌检测、风险判定结果，选择局部或口服抗菌治疗，以及合适的抗菌药物
治疗效果监测	通过监测与抗菌治疗后的病变进展及缓解相关的菌量、菌比率，设定治疗目标并决定随访间隔
抑制副作用	避免过度（经验性）使用抗菌药或错误使用抗菌药（抗菌谱不一致）带来的副作用和耐药菌增加

表4-2　基于细菌检查的口服抗菌药的选择（参考临床研究报告和综述）。*日本牙周病学会。引用自《牙周病患者抗菌治疗指南2010》

目标细菌				抗菌药					
A. a.	*P. g.*	*B. f.*	*T. d.*	青霉素类①	四环素类②	大环内酯类③	喹诺酮类④	林可霉素衍生物⑤	甲硝唑⑥
+				C	S		S・C	S	C
	+			S	S	S	S		S
		+							S
	+	+	+	C			S		S・C
+	+	+	+	C			S		C

①阿莫西林*，奥格门汀（阿莫西林+克拉维酸钾）
②四环素*，米诺环素*，多西环素
③克拉霉素*，阿奇霉素*
④左氧氟沙星*，环丙沙星
⑤克林霉素
⑥甲硝唑
* 日本国内适用于牙周炎症
S：单独给药，C：复合给药（阿莫西林，奥格门汀，环丙沙星+甲硝唑）

再评估检查①

牙周基础治疗结束后，应记录牙周组织的变化（病例4-4）。有时牙周基础治疗后会有很大的改善，初期计划的手术再无必要。需根据再评估检查，确定是否需行牙周再生术（参阅**第2章图2-3、表2-3**）。根据实际情况，有时要变更为切除性手术，有时也会直接转入牙周维护治疗阶段。

若确为手术适应证的病例，可转入手术准备阶段，签署知情同意书等。

确认治疗计划并签署知情同意书

根据再评估检查的结果，考虑是否需要更改治疗计划，并向患者再次确认治疗计划。如按既定计划行牙周再生术，则需要签署知情同意书，向患者充分说明后请患者签字。知情同意书应该包括"手术"和"所用材料"两方面的内容（图4-6 ~ 图4-8）。

病例4-4 牙周基础治疗后牙周组织的变化

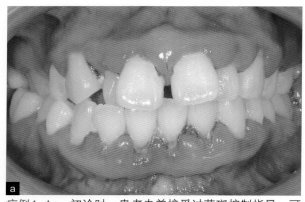

病例4-4a 初诊时。患者未曾接受过菌斑控制指导，可见大量牙石沉积。

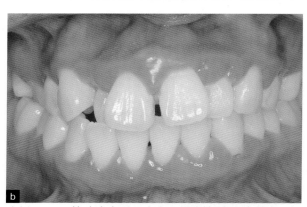

病例4-4b 基础治疗后。在全口浸润麻醉下洁刮治、根面平整，并接受刷牙及牙线使用指导。

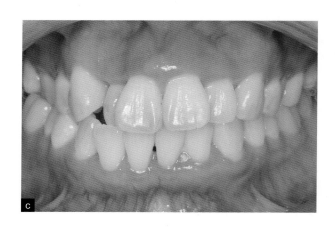

病例4-4c 牙周基础治疗后3年。通过控制炎症，牙间水平纤维得以恢复，前牙牙缝关闭。

牙周再生术同意书

患者姓名：

　　本次手术是经您本人同意，将于我医院进行的牙周再生术。虽然已经充分说明过治疗内容，并已得到您的理解，但请允许我再次确认。近年牙周再生术有飞跃式的进步，治疗成功率较高，但绝不是100%成功的手术。本院会在认真准备下完成此次手术，但受患者个人体质、疾病状态、术后管理等诸多因素影响，有时候也会不尽如人意，无法获得术前预测的结果。以下为术前确认事项，请仔细阅读，确认后在同意手术处亲笔签名。

XX齿科医院　院长　XXX

［确认事项］

1.关于牙周再生术的目的、优点、缺点、治疗计划以及治疗费用等，我已得到充分告知说明。

2.牙周再生术可能发生并发症，包括：一过性炎症、疼痛、肿胀、牙本质过敏、组织延迟愈合、术区或颜面部淤血、唇/舌/面颊部麻木等。我已得到充分告知说明。

3.受吸烟、饮酒、全身性疾病的影响，牙周组织的创伤愈合有可能发生延迟，牙槽骨的再生量有可能减少，并且牙槽骨的再生量存在个人差异。我已充分理解。

4.术中若发现病情进展超过术前预测，判断牙齿难以保留时，牙周再生术有可能会终止（变成切除性手术或者拔牙）。我已充分了解。

5.牙周再生术不是100%必然成功的手术，若术后残存病变，则需追加治疗。此时的治疗费用为正常费用的XX%。我已充分理解。

6.术后服用处方药物，可能出现恶心、嗜睡、咳嗽、湿疹等一过性副作用。若出现上述情况，我将依照医生的指示。

7.手术结束后，在体力完全恢复前不驾驶任何交通工具。

8.我已充分了解，术前、术中、术后需要拍摄X线片和口内照。

9.我已充分理解，牙周再生术后需要定期维护（定期检查），这将影响治疗成功与否。

10.若术前2天内取消手术，需要缴纳手术取消费用。牙周再生术需要多位医护人员调整预约时间并做好手术准备，请尽量不要取消手术。

11.上述项目已经充分理解，并希望接受牙周再生术。我同意手术并将在治疗的过程中充分遵守医生的指示。

XXXX年　XX月　XX日

患者姓名：＿＿＿＿＿＿＿＿

图4-6　牙周再生术知情同意书。

骨移植材料（人类来源）的效果及安全性

1972年在美国开发的同种异体冻干骨移植物（freeze dried bone allograft，FDBA）或脱矿冻干同种异体骨移植物（demineralized freeze dried bone allograft，DFDBA），是在牙科治疗中长期广泛使用的人源骨移植材料，在牙周再生术中的有效性已得到大量科学证据（研究论文）的证实。根据本院骨移植材料的进口来源"LifeNet Health公司"的数据，1995年以来使用病案接近600万例，未有一例感染报告，其安全性已得到充分展示。捐献者经严格筛选，获取组织经正当处理，使得骨移植材料来自HIV或乙型肝炎感染者的风险低至1/166万。另有报告指出，冻结干燥并脱矿后的骨移植材料残留HIV病毒的可能性为1/28亿。

FDBA和DFDBA在牙周再生术中的效果及安全性已经得到科学证实，并获得了FDA（美国食品药品监督管理局）的使用许可。很可惜的是在日本国内仍未得到使用许可。使用该材料必须得到患者的同意。因此，在使用DFDBA行牙周再生术之前，请阅读下述的同意书内容，并亲笔签名。

XX齿科医院　院长　XXX

同意书

在使用冻干同种异体骨移植物（FDBA或DFDBA制品）之前，我已经得到来自XX齿科医院院长XXX关于该材料属于人类来源制品的充分说明。我已充分理解，该材料满足美国的医用材料/医用器械的安全性要求事项，获得了FDA（美国食品药品监督管理局）的使用许可，但在日本国内属于未经许可的医用材料。

该制品属于人类来源材料，捐献者经过严格筛选，捐献者为疾病感染者的可能性已被排除。另外，经过适当的制造工程处理后，感染和免疫排斥反应的风险已被排除。在牙科治疗中未曾有过一例感染报告。感染的可能性非常低，其使用安全性已确立，但我充分理解，这并不代表感染的可能性被完全否定。

我已得到充分说明，该材料是对我治疗有效的材料，我充分理解并同意使用FDBA或DFDBA。

XXXX年　XX月　XX日

患者姓名：_____

图4-7　所用材料（同种异体骨移植材料）知情同意书。

骨移植材料（牛来源）的效果及安全性

Bio-Oss作为一种牛来源的骨移植材料，自从1986年开发以来，一直在牙科治疗中被长期广泛使用。在牙周组织的再生手术以及种植治疗中，其有效性已经大量科学证据（研究论文）证实。牛来源的材料曾因"疯牛病（牛海绵状脑病，BSE）"的感染源"朊病毒"而受到质疑，但经过BSE感染牛排除，只使用骨组织（朊病毒只存在于脑部及神经组织中）和BSE失活处理（300℃加热处理10小时以上）等方法，BSE的感染风险已经降至最低。根据世界卫生组织（WHO）的报告，其感染率为$1/7.5 \times 10^{19}$。在日本国内，该材料于2011年已经获得厚生劳动省的使用许可。

使用动物来源移植材料必须得到患者的同意。因此，在使用牛来源的异体骨材料行牙周再生术之前，请阅读下述的同意书内容，并亲笔签名。

XX齿科医院　院长　XXX

同意书

在使用Bio-Oss行牙周再生术之前，我已经得到来自XX齿科医院院长XXX关于该材料属于牛来源制品的充分说明。我已充分理解，该材料满足日本厚生劳动省的医用材料/医用器械的安全性要求事项。

该制品属于牛来源材料，经过适当的制造工程的处理后，感染和免疫排斥反应的风险已被排除。在牙科治疗中未曾有过一例感染报告，感染的可能性非常之低，其使用安全性已经确立，但我充分理解，这并不代表感染的可能性被完全否定。

我已得到充分说明，它是对我的治疗有效的材料，我充分理解并同意使用Bio-Oss。

XXXX年　XX月　XX日

患者姓名：_____

图4-8　所用材料（牛来源骨移植材料）知情同意书。

牙周再生术（参阅第3章）

关于牙周再生术的技巧和术后护理等，已在第3章中详细讲述。决定手术日期后，必须对患者事先说明手术注意事项（图4-9）。

给接受牙周再生术患者的小提醒

《手术前注意事项》

1. 术前1天要保证充足的睡眠，把身体调养好。

2. 术前饮食要清淡。

3. 不要化妆，或请用淡妆。术前需要口周消毒，此时请完全卸妆。

4. 手术开始前会服用抗生素和止痛药，若正在服用其他药物请提前告知。

5. 请穿便装，勿戴首饰。

6. 术前、术后2周请停止吸烟。

7. 手术结束后1～2周内拆线。

《手术后注意事项》

1. 止血

　　①手术当天请勿漱口。频繁漱口不利于止血，导致疼痛和愈合不良。

　　②术后1天左右唾液中会混合血液，出血多的时候，可将干净的纱布揉成一团，敷在伤口上，咬20分钟左右。

2. 疼痛，药物

　　①疼痛强烈时，请服用止痛药（服药尽量间隔3～4小时）。

　　②另外，即使没有疼痛，只要身体状况没有异常（腹痛、腹泻、湿疹等），请按医嘱服用处方药物。

3. 饮食

　　在麻醉结束后，用另一边咀嚼软的食物，避免吃热的或刺激性强的食物。

4. 肿胀，皮下淤血

　　有些人可能会出现脸部肿胀和皮下淤血。手术当天要冰敷手术区域皮肤。请使用回家前交给您的便携式冷却包，敷在手术区域皮肤5分钟，然后放开5分钟，如此反复冰敷。术后第二天开始勿让术区受冷，太冷反而会影响愈合。皮下淤血一般会在1～2周内自然消失。

5. 刷牙

　　在得到医生指示之前不要刷牙和清洁牙缝。每顿饭后和睡觉前请用处方的漱口水消毒手术部位。除手术部位以外，其他部位请照常刷牙。

6. 牙齿的固定

　　由于牙齿松动会妨碍骨再生，有时会用金属丝固定手术部位牙齿。

7. 其他

　　①手术后，有时会出现一过性的牙齿过敏症状。一段时间后若症状仍未消失，可能需要去除牙神经。

　　②洗澡时，请轻柔冲洗或淋浴。

　　③尽可能术后1周内避免饮酒。

　　④术后1周内避免剧烈运动。

　　⑤不要用手指或舌头触碰手术部位。

XX齿科医院　院长　XXX

图4-9　手术患者的注意事项。

再评估检查②

再评估检查的时机

　　术后定期牙周护理（每月1～2次），确认菌斑控制状态和咬合状态。通常在术后8个月再评估检查。但是X线片上的牙槽骨变化通常会在术后1年左右才稳定下来，因此建议术后1年再确定是否需要二次外科干预。如届时仍不能达到转入牙周维护阶段的标准，需考虑追加治疗手段（表4-3）。

牙周维护

　　可以说"没有牙周维护，牙周再生术注定不会成功"。需要牙周再生术的部位，或者说患者本人，必然存在导致手术的原因，而其中大部分原因都是菌斑控制问题和咬合问题。需不厌其烦地解说，让患者认识到病因，并指导他们如何防止病变复发。通常每3个月需要一次复诊和牙周维护。可以制作牙周维护病历（图4-10），简单易懂地记录手术部位、手术日期、清洁用具、有无使用夜间殆垫、患者的生活习惯等。诚然固定的牙科护士负责长期维护会更好，但只要做好病历记录，即使日后更换维护治疗的负责人，过往的维护历史一目了然，可以顺利交接工作。

　　在做牙周维护时，需要确认患者的日常生活变化、全身性疾病状态、菌斑控制状态，做详尽的牙周检查和咬合检查等，必要时可拍摄X线片，并与牙科护士密切协作。

表4-3　可转入牙周维护阶段的标准，残余骨缺损的应对处置。*引自参考文献[5]

可转入牙周维护阶段的标准	• 浅龈沟 • 探诊不出血 • 无垂直骨缺损，无骨水平极端落差 • 无根分叉病变 • 牙龈–牙槽黏膜处无问题 • 咬合稳定 • 能控制松动度
残余骨缺损的应对处置	• 再生行牙周再生术 • 行骨修整术，使骨面平坦 • 使用正畸牵引

図4-10a，b　牙周维护病历。

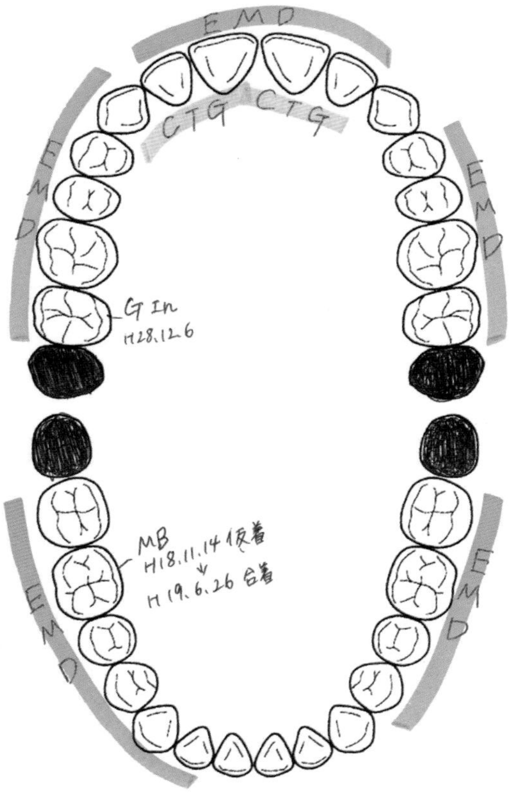

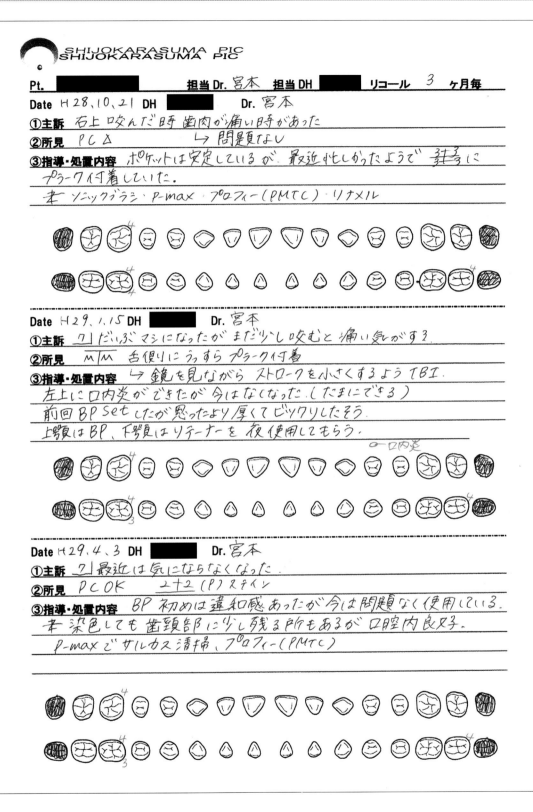

SHIJOKARASUMA PIC
SHIJOKARASUMA PIC

Pt. ▮▮▮▮　　担当 Dr. 宮本　担当 DH ▮▮▮　リコール　3　ヶ月毎

Date H28.10.21 DH ▮▮▮　　Dr. 宮本
①主訴　右上 咬んだ時 歯肉が痛い時があった
②所見　PC △　　　　↳ 問題なし
③指導・処置内容　ポケットは安定しているが、最近忙しかったようで 歯頸部に
プラーク付着していた。
※ ソニックブラシ・P-max・プロフィー(PMTC)・リナメル

Date H29.1.15 DH ▮▮▮　　Dr. 宮本
①主訴　7| だいぶ マシになったが まだ少し 咬むと 痛い気がする
②所見　m|m 舌側に うっすら プラーク付着
③指導・処置内容　↳ 鏡を見ながら ストロークを小さくするよう TBI.
左上に口内炎ができたが今はなくなった。(たまにできる)
前回 BP set したが思ったより厚くてビックリしたそう。
上顎は BP、下顎はリテーナーを 夜使用してもらう。
　　　　　　　　　　　　　　　　　　　　　　　○─口内炎

Date H29.4.3 DH ▮▮▮　　Dr. 宮本
①主訴　7| 最近は 気にならなくなった。
②所見　PC OK　　2+2 (P)ステイン
③指導・処置内容　BP 初めは 違和感あったが今は問題なく使用している。
※ 染色しても 歯頸部に少し残る所もあるが 口腔内良好。
P-max で サルカス清掃、プロフィー(PMTC)

b

参考文献

[1] Socransky SS, Haffajee AD, Cugini MA, Smith C, Kent RL Jr. Microbial complexes in subgingival plaque. J Clin Periodontol 1998；25（2）：134 - 144.

[2] Loesche WJ, Giordano JR, Soehren S, Kaciroti N. The nonsurgical treatment of patients with periodontal disease. Results after five years. JADA 2002；133：311 - 320.

[3] Buchmann R Nunn ME, Van Dyke TE, Lange DE. Aggressive periondontitis：5-year follow-up of treatment. J Periodontol 2002；73：675 - 683.

[4] 日本歯周病学会．歯周病患者における抗菌療法の診療ガイドライン 2010.

[5] 小野善弘，宮本泰和，浦野智，松井徳雄，佐々木猛．コンセプトをもった予知性の高い歯周外科処置．東京：クインテッセンス出版，2013.

第5章

特定牙位的牙周再生术

如前所述，在牙周再生术的计划阶段，应根据骨缺损的形态，设计翻瓣，选用植骨材料，决定是否覆盖屏障膜等。对手术区域的特征了然于胸，可大幅提升手术的胜算。

前牙区术野开阔，手术器械操作便利。由于是单根牙，牙根形态简单，根面与骨缺损部位的清创操作较容易。需注意的是，因涉及美观，必须谨慎施术，保存龈乳头。

磨牙区术野狭窄，往往在无法直视的部位需要使用口镜。若患者开口度受限，术区缝合将困难重重。

如此，患者的骨缺损部位、与邻牙的距离和位置关系、软组织的状态、前庭沟的深度、开口度和美观要求等因素，会让手术难度产生变化。术前模拟一遍，将有助于手术成功。此外，分析手术难度、预测手术成功率，将这些内容纳入患者的知情同意书，实属必要。

由此可见，熟悉牙齿的"位置特异性"是牙周再生术成功的必要条件之一。

通常手术的技术难度按以下顺序递增：

下颌前牙　　　　　　　　　【难度低】
上下颌前磨牙
上颌前牙
下颌磨牙
上颌磨牙
下颌后牙根分叉
上颌后牙根分叉　　　　　　【难度高】

本章将按技术难度从低到高，介绍各特定牙位的牙周再生术。

下颌前牙

下颌前牙的牙周病学特征（表5-1，图5-1）

下颌前牙比较接近舌下腺开口，是牙石沉积较多的部位。而长期的牙石沉积是导致牙周炎的原因之一。牙列拥挤等牙列不齐状况常见。与牙列不齐相关的咬合创伤，常会产生垂直骨缺损。

其解剖学特征是：单根，根形态呈长椭圆形或葫芦形。唇舌侧牙槽骨较薄，唇侧牙槽骨裂开的发生概率高[1]。

由于与口唇关系密切，下颌前牙的牙龈有时候会露出，此时需要考虑美观，但与上颌前牙相比，美观影响略小。

下颌前牙牙周再生术的注意事项（表5-2）

行牙周再生术时，由于龈乳头较狭窄，大多采用简化保留龈乳头术（simplified papilla preservation technique，SPPT）。龈乳头宽度大于2mm时，可以使用颊侧入路的保留龈乳头术（papilla preservation technique-buccal approach，PPT-B）。由于牙龈较薄，剥离时需小心翼翼，避免撕裂牙龈。使用TGO凿分离牙龈会比较容易。因为是前牙，视野有保证，但舌侧清创时需要使用镜像技术。

若术后要暂时固定，大多在舌侧使用金属丝（或金属网状物）和粘接树脂（或复合树脂）（病例5-1、病例5-2，参考病例5-A）。

表5-1 下颌前牙的牙周病学特征

❶单根牙，根形态比较简单（图5-1）
❷唇舌向根形态呈长椭圆形/葫芦形
❸牙槽骨唇舌向宽度窄，牙槽骨裂开的发生概率高
❹根间距较窄的情况多见（龈乳头的宽度窄）
❺常见牙列拥挤
❻牙石容易沉积
❼美观影响比上颌前牙小

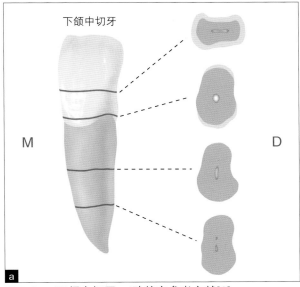

下颌中切牙

M D

图5-1a 下颌中切牙。*改编自参考文献[2]

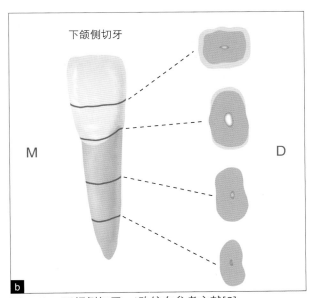

下颌侧切牙

M D

图5-1b 下颌侧切牙。*改编自参考文献[2]

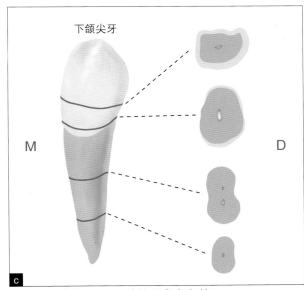

下颌尖牙

M D

图5-1c 下颌尖牙。*改编自参考文献[2]

表5-2 下颌前牙牙周再生术的注意事项

❶容易确保术野，容易清创
❷牙龈较薄，要谨慎切开和剥离（用显微刀片切开，并用TGO凿剥离牙龈）
❸由于牙槽骨的唇舌径较窄，唇、舌侧壁牙槽骨易吸收，因此空间维持比较困难，最好联合使用骨移植材料
❹骨吸收形态以一壁居多、三壁或二壁较少，所以对骨再生量无法抱以太多期待。术后龈乳头高度往往会下降，术前应向患者充分说明这一情况
❺角化龈较少时，若使用可吸收膜，容易发生软组织坏死
❻通常在舌侧用金属网或金属丝做暂时固定

病例5-1 下颌前牙较浅的三壁骨缺损

患者 43岁女性，非吸烟者

初诊日期 2005年7月

主诉 外院诊断有牙周病，介绍至笔者的医院

病例概要 全口进展性牙周病，后牙咬合不稳定导

致前牙咬合负担过大，可能是咬合创伤引起了垂直骨缺损。确保后牙咬合稳定，并调整前牙咬合后，行牙周再生术。

患者相关因素（patient- related factors）	患牙相关因素（bone defect & tooth related factors）
（1）有无全身性疾病　**A**	（1）骨缺损形态　**A**　较浅的三壁骨缺损
（2）吸烟习惯　**A**	（2）骨缺损位置　**A**
（3）菌斑控制　**A**	（3）软组织状态　**A**　根间距2mm以上，厚-平坦型（thick-flat type）
（4）年龄　**B**	（4）咬合状态　**B → A**　已通过调整咬合改善

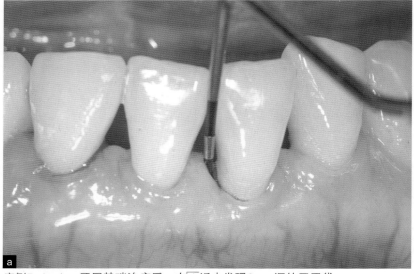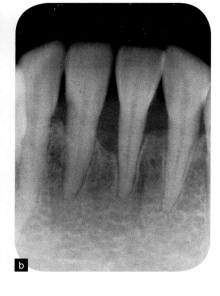

病例5-1a, b　牙周基础治疗后，在 1 近中发现6mm深的牙周袋。

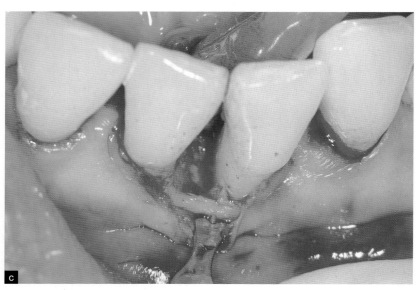

病例5-1c　根据X线片和骨嵴顶探诊（bone sounding）判断为三壁骨缺损，应用颊侧入路的保留龈乳头术（papilla preservation technique-buccal approach），最低限度翻瓣并彻底清创（目前这种翻瓣设计称为MIST）。

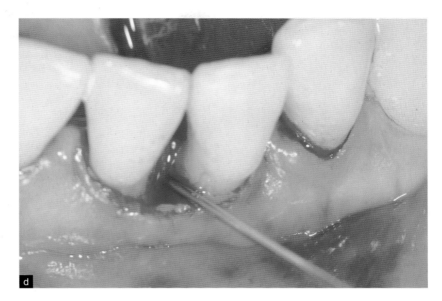

病例5-1d 涂布Emdogain®。

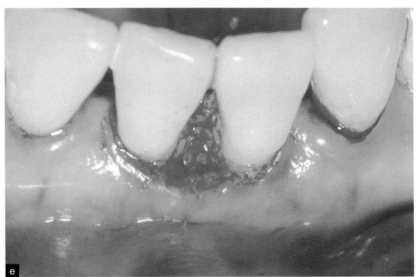

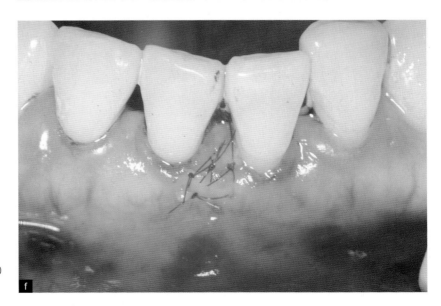

病例5-1e，f 植骨后，用6-0
PROLENE缝线（Ethicon）缝合。

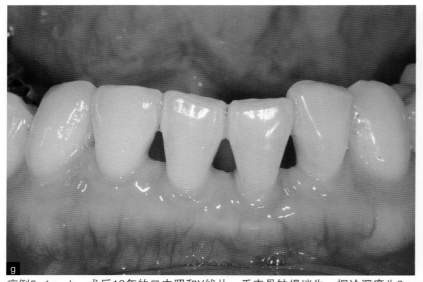
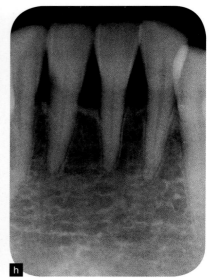

病例5-1g，h　术后13年的口内照和X线片。垂直骨缺损消失，探诊深度为2mm。

病例5-2 ｜ 下颌前牙较深的一壁骨缺损

患者　55岁女性，非吸烟者

初诊日期　2002年12月

主诉　前牙松动伴咬合痛

病例概要　下颌前牙拥挤，考虑是由咬合创伤引起的垂直骨缺损。Ⅱ度松动，行暂时固定、咬合调整、SRP（洁治刮治、根面平整）后，行牙周再生术。术后6个月开始正畸治疗。正畸结束后，残余较浅的骨缺损处再次尝试牙周再生术。

患者相关因素（patient-related factors）	
（1）有无全身性疾病	A
（2）吸烟习惯	A
（3）菌斑控制	A
（4）年龄	B

患牙相关因素（bone defect & tooth related factors）		
（1）骨缺损形态	B	较深的一壁
（2）骨缺损位置	A	
（3）软组织状态	A	根间距2mm以上，角化龈充足
（4）咬合状态	B→A	通过粘接固定来改善

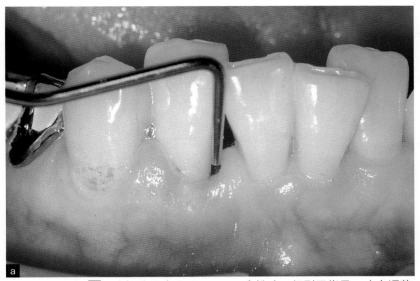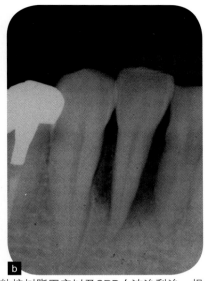

病例5-2a，b　2̄近中探诊深度为10mm，Ⅱ度松动。行刷牙指导、咬合调整、粘接树脂固定以及SRP（洁治刮治、根面平整）。

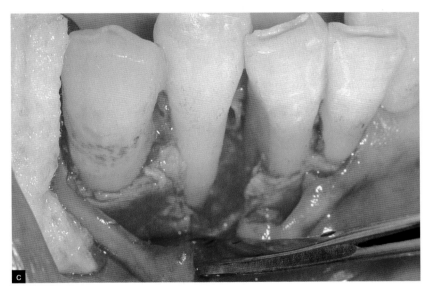

病例5-2c，d　初诊4个月后，行牙周再生术。使用简化保留龈乳头术（SPPT）翻瓣清创后的状态。2̄近中为一壁垂直骨缺损，深度为7mm。1̄远中牙槽骨也吸收了3mm左右，预测牙槽骨可再生至该水平。

病例5-2e　根据患者要求，行自体骨移植。用刮骨器（bone scraper）从右侧下颌升支采集自体骨屑。

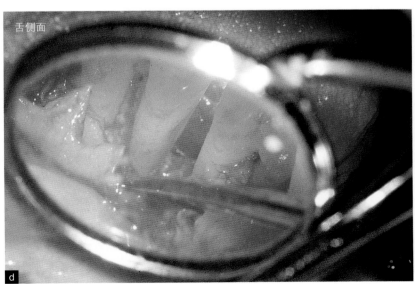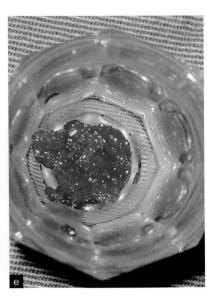

舌侧面

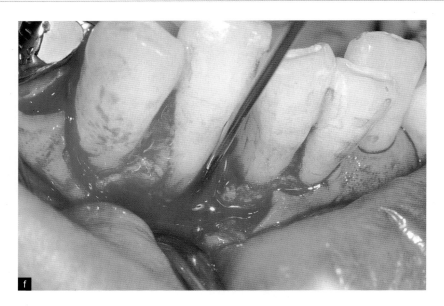

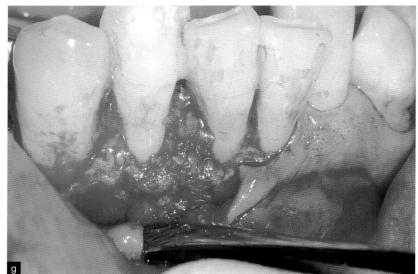

病例5-2f，g　涂布Emdogain®后，移植自体骨。

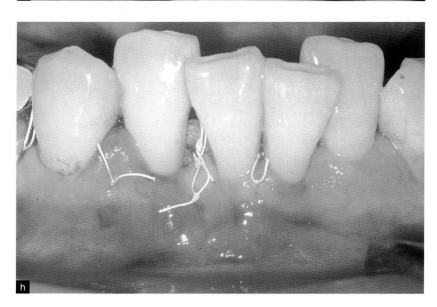

病例5-2h　缝合时的状态。利用Gore-Tex Cv-6缝线（日本Gore）行水平褥式结合单纯缝合。

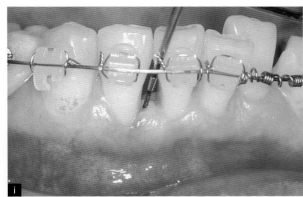
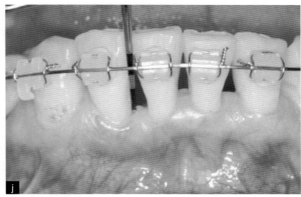

病例5-2i，j 术后1年开始正畸治疗。约6个月后，正畸结束复查。探诊深度维持在3mm。

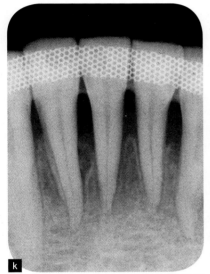

病例5-2k 正畸结束后，用金属网行下颌前牙固定。但X线片显示残余垂直骨缺损。

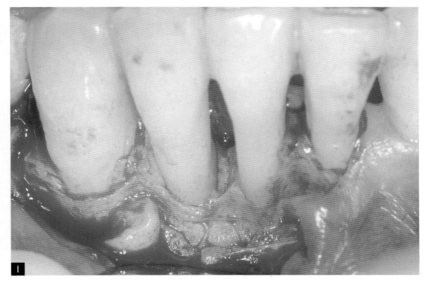

病例5-2l，m 首次手术2年3个月后，残余骨缺损处再次行牙周再生术。与首次手术时相比，可见相当大量的再生牙槽骨。由于残留有较浅的三壁骨缺损，得到患者知情同意后，合并使用Emdogain®和脱矿冻干同种异体骨（DFDBA），行牙周再生术。

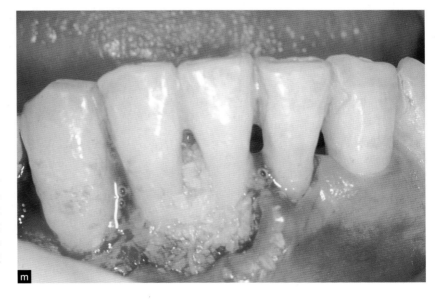

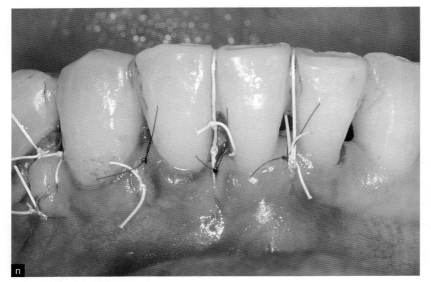

病例5-2n，o　缝合结束时。为了尽可能使牙槽骨再生到较高的位置，采用了悬吊缝合技术（使用缝线提拉龈瓣的方法）将软组织缝合到较高的位置。o是术后1周复查。

病例5-2p　第二次手术8个月后。可见牙槽骨顶部的移植骨仿佛在漂浮着。

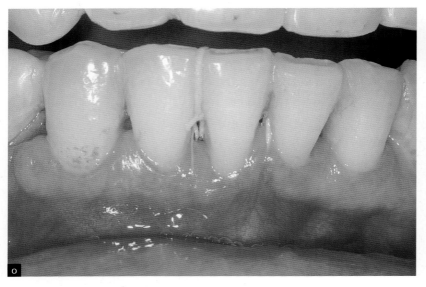

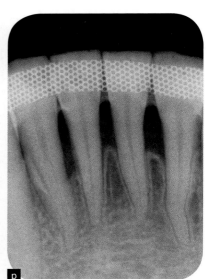

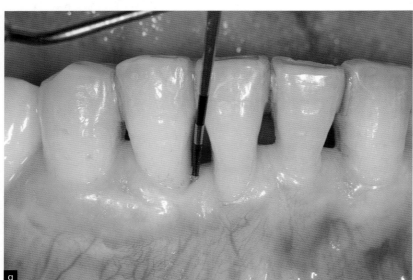

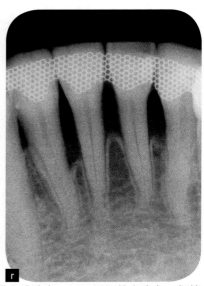

病例5-2q，r　第一次手术15年后。探诊深度维持在3mm以下。X线片显示牙槽骨白线清晰，牙周组织状态稳定，但第二次手术没有达到预期结果。残余的三壁骨缺损看似再生了，但并未再生到比原有牙槽骨更高的位置。

参考病例5-A　根尖部水平骨吸收，诊断为牙周再生疗法非适应证的案例

目前Emdogain®的牙周再生术的适应证为垂直骨缺损、根分叉病变及根面覆盖术。水平骨缺损的牙周组织再生空间难以维持，无法期待牙骨质、牙周膜和牙槽骨的再生术。如病例5-2，同样是根尖的骨缺损，只要是垂直骨缺损，就属于牙周再生术的适应证。

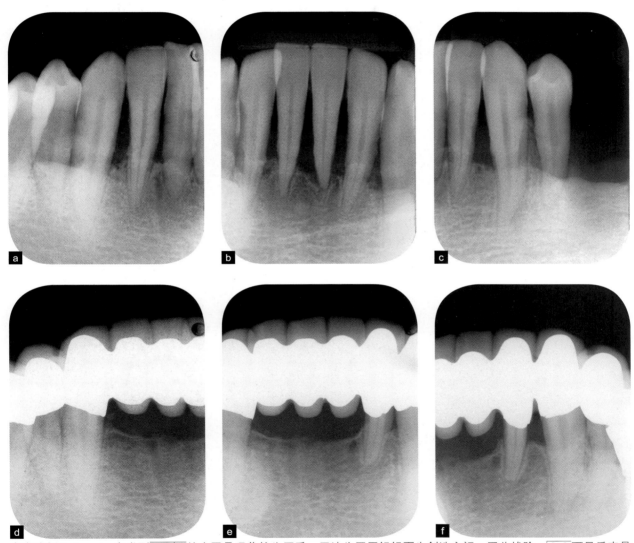

参考病例5-Aa～f　考虑到2 1|1的水平骨吸收较为严重，无法为牙周组织再生创造空间，因此拔除。|2 3可见垂直骨缺损，因此尝试了牙周再生术。

上颌前磨牙

上颌前磨牙的牙周病学特征（表5-3）

由于上颌尖牙磨耗等原因，尖牙引导变得平缓，侧方运动时上颌前磨牙容易产生干扰。若合并菌斑性炎症，可形成垂直骨缺损。持续出现咬合震颤，有时会导致腭侧杯状骨缺损。该部位易受咬合影响，首先需调整咬合、暂时固定或使用夜间殆垫等来控制咬合力。

解剖学特征上看，上颌第一前磨牙通常为双根，若骨缺损发展到根分叉，则很难保存患牙（参

考病例5-B）。另外，第一前磨牙近中存在明显根面凹陷，容易积累菌斑，造成骨缺损。

上颌前磨牙牙周再生术的注意事项（表5-4）

上颌前牙术野开阔，器械操作便利。与上颌前牙相比，上颌前磨牙处的美观需求较小。但对于口唇位置较高的患者，保留龈乳头仍然重要。固然，龈乳头保存与否会影响组织再生量，因此需要根据实际情况，选择相应的保留龈乳头术式。上颌前磨牙龈乳头的颊舌距较大，外科处理更当谨慎。根间距大于2mm时，可以采用从颊侧或腭侧切开的保留

表5-3　上颌前磨牙的牙周病学特征

❶ 根形态方面，上颌第一前磨牙的双根比例较高（41%～42%），其中的22%有占据根长1/4以上的根分叉[2-4]（图5-2）
❷ 颊舌向呈长椭圆形/葫芦形。牙根邻面有很多凹陷区域，容易滞留菌斑，发生牙周炎。上颌第一前磨牙的近中根面几乎100%为凹面[5]
❸ 侧方运动时易受咬合创伤，常出现垂直骨缺损
❹ 牙槽骨的颊舌向宽度比前牙宽，骨缺损多从邻面产生。有二壁、三壁、火山口状或杯状等多种形态
❺ 上颌第二前磨牙几乎都是单根，形态较为简单
❻ 与上颌前牙相比，对美观影响略小

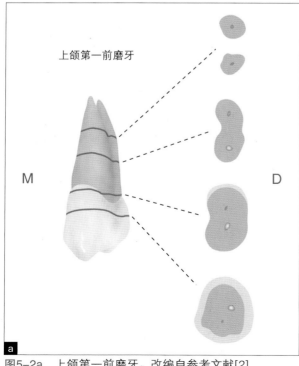

图5-2a　上颌第一前磨牙。改编自参考文献[2]

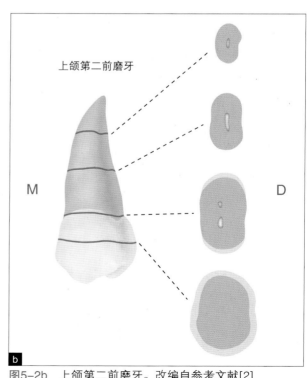

图5-2b　上颌第二前磨牙。改编自参考文献[2]

表5-4　上颌前磨牙牙周再生术的注意事项

❶术野清晰，容易清创
❷牙槽骨的颊舌向宽度比前牙宽，龈乳头又细又长。当龈乳头宽度大于2mm时，应使用除了简化保留龈乳头术（SPPT）以外的龈乳头保存术式，但需要细致地处理龈乳头组织
❸清创时要注意根面凹陷
❹由于腭（舌）侧的牙槽骨较厚，该处主要是深而窄的骨缺损。此处清创之际，根面平整车针比较高效（病例5-13e₂）
❺为了便于上颌腭侧器械操作，常在龈瓣近中设置纵切口

龈乳头术（PPT）。根间距小于2mm时，应采用简化保留龈乳头术（SPPT）。

除口唇位置较高的患者外，术后龈乳头凹陷对上颌前磨牙的美观影响不大。和下颌前牙一样，是最适合新手医生启步牙周再生术的部位（病例5-3）。

病例5-3　上颌前磨牙较深的火山口状骨缺损

患者　47岁女性，非吸烟者

初诊日期　2003年10月

主诉　希望治疗牙周病

病例概要　4̲ ̲3̲探诊深度较大，X线片显示根尖区骨透射影及牙颈部骨吸收影。根管治疗后，使用Emdogain®行牙周再生术。预测骨缺损为深且宽的火山口状。

患者相关因素（patient-related factors）		患牙相关因素（bone defect & tooth related factors）	
（1）有无全身性疾病	A	（1）骨缺损形态	B　深火山口状
（2）吸烟习惯	A	（2）骨缺损位置	A
（3）菌斑控制	A	（3）软组织状态	A　根间距2mm以上，厚-平坦型（thick-flat type）
（4）年龄	B	（4）咬合状态	B → A　通过咬合调整来改善

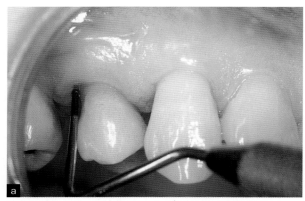 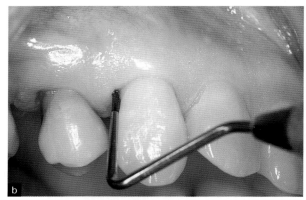

病例5-3a, b 术前状态。4 3远中探诊深度为8mm。由于有根面暴露，且骨缺损涉及多颗牙齿，故决定行冠向复位瓣术。因此，采用简化保留龈乳头术切开龈乳头（参阅病例5-3h）。

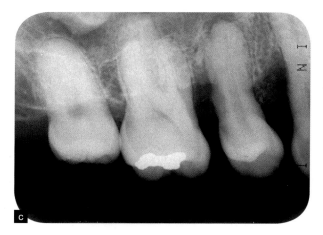

病例5-3c 3远中和4远中可见骨缺损。4存在根尖病变，在牙周再生术前已完成根管治疗。

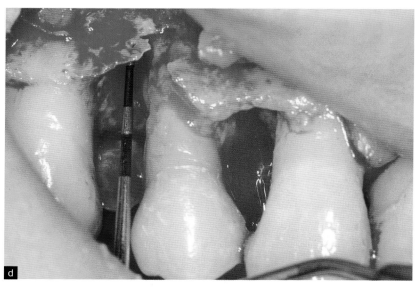

病例5-3d 翻瓣清创后的状态。骨缺损比X线片预测范围还要深，呈深且宽的火山口状。

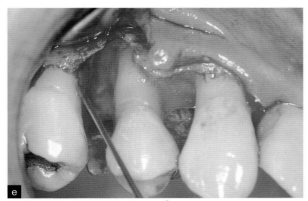
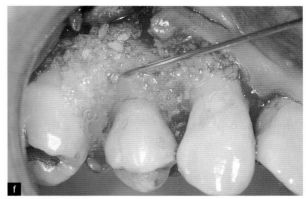

病例5-3e，f 涂布Emdogain®，植入骨移植材料［脱矿冻干同种异体骨移植物，（DFDBA）］。

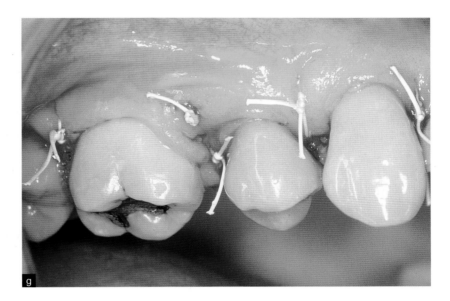

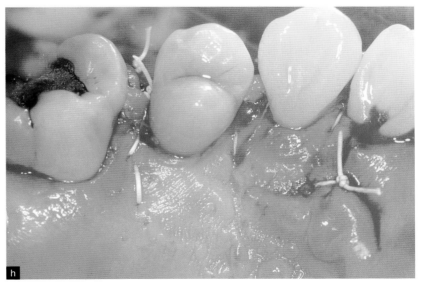

病例5-3g，h 颊侧龈瓣做减张切口，使龈瓣可略向冠方移动，褥式联合单纯缝合。因为使用了SPPT，即使龈瓣冠向复位，也可期待一期愈合。

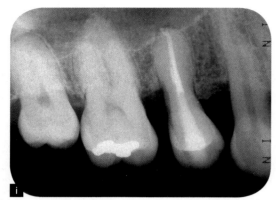

病例5-3i　术后2年的X线片。可见牙槽骨的骨小梁有改善，骨嵴顶变得平坦。根管治疗后，4┃根尖病变已经消失。

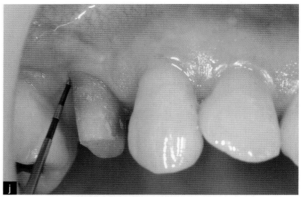

病例5-3j　牙周再生术6年复查。探诊深度改善至2mm。附着获得量3┃为6mm、┃4为5mm。但由于角化龈宽度减少，在冠修复之前行角化龈增宽术。

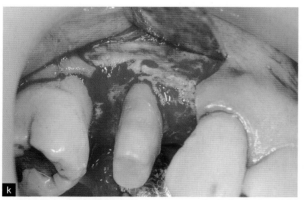

病例5-3k　再次翻瓣查验（re-entry）手术时，可见新生的牙槽骨。

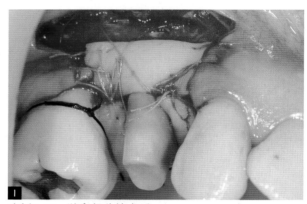

病例5-3l　游离龈移植术后。

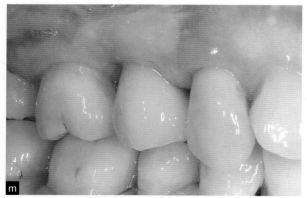

病例5-3m　游离龈移植术后约6个月。行全瓷冠修复。角化龈的宽度增加，探诊深度也在2mm以下。

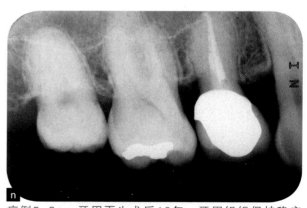

病例5-3n　牙周再生术后16年。牙周组织保持稳定状态。

难以抉择的病例：尝试牙周再生术，还是拔牙后种植修复？

有的情况下，恐怕手术清创较难，很多人会犹豫究竟应该尝试牙周再生术还是拔牙后种植。因重度牙周炎拔牙后，牙槽骨常常出现重度吸收，能否行骨增量术（参考病例5-B）是未来种植能否成功的关键。若术者没有相应技术，保存患牙和拔牙种植的判断标准则大不相同。

若选择种植修复，应充分了解牙周病患者的种植风险，种植过程贯彻牙周观念是很重要的。掌握牙周再生术和种植修复的术者，往往能做出更优判断。此外，也需要参考患者的意愿，综合判断是保牙还是拔牙。

参考病例5-B　涉及上颌前磨牙根分叉的深垂直骨缺损，判断为牙周再生术非适应证的病例

患者　44岁男性，非吸烟者

初诊日期　2009年1月

主诉　外院介绍，治疗⌐4垂直骨缺损

病例概要　根据X线片和牙周探诊，判断骨吸收已波及根分叉。考虑既往有吸烟习惯，以及前磨牙根分叉难以清创等因素，选择种植修复。

患者相关因素（patient-related factors）		患牙相关因素（bone defect & tooth related factors）	
（1）有无全身性疾病	**A**	（1）骨缺损形态	**C**　深火山口状+Ⅲ度根分叉病变
（2）吸烟习惯	**B**　吸烟既往史	（2）骨缺损位置	**A**
（3）菌斑控制	**A**	（3）软组织状态	**A**　根间距2mm以上，薄-扇贝型（thin-scallop type）
（4）年龄	**B**	（4）咬合状态	**B → A**　有紧咬牙习惯（戴夜间殆垫）

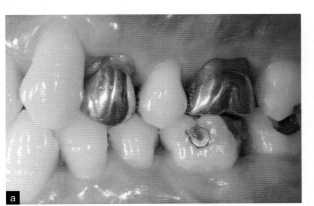
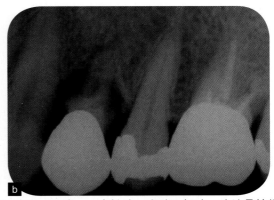

参考病例5-Ba，b　⌐4近中及远中均有7mm的深牙周袋。牙龈肿胀、排脓，Ⅰ度松动。麻醉下探诊，确认骨缺损已波及根分叉，判断无法保留。计划在拔牙同期行牙槽嵴保存术，最终种植修复。

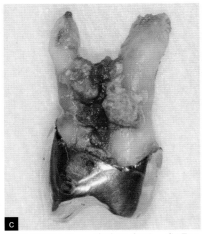
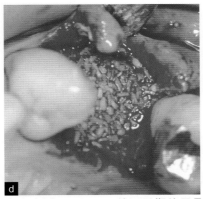
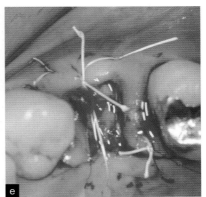

参考病例5-Bc　拔除牙齿后，发现了遍及根分叉的大量牙石沉积。

参考病例5-Bd，e　拔牙同期使用骨移植材料（FDBA）和可吸收膜"Bio-Gide"（Geistlich）行牙槽嵴保存术。

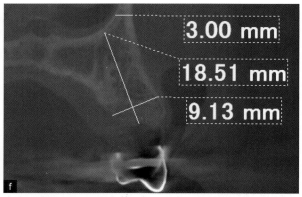

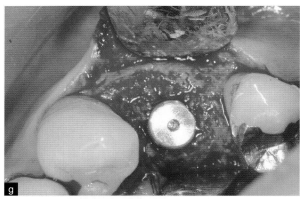

参考病例5-Bf，g　大约5个月后，CT显示已形成足够宽度和高度的牙槽骨，行种植一期手术。

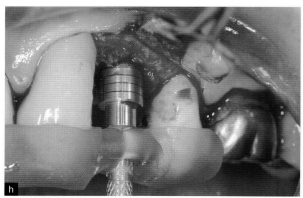

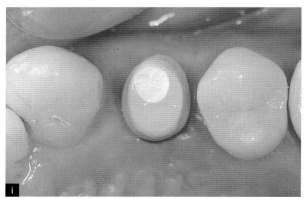

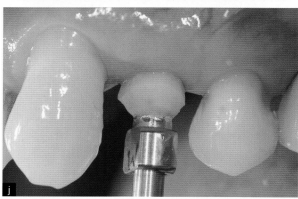

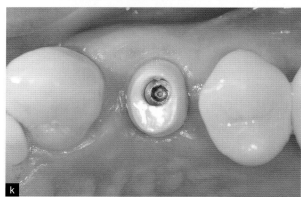

参考病例5-Bh～k　在植入种植体时获取种植体位置记录（location index）。种植二期手术时，制作模仿上颌第一前磨牙牙根形态的个性化临时愈合基台（customized temporary healing abutment），提高腭侧的可清洁性。待牙龈成形后，为了转移个性化愈合基台的形态，使用个性化印模杆取模，制作最终上部修复体。k为戴入最终全瓷个性化基台时的状态。

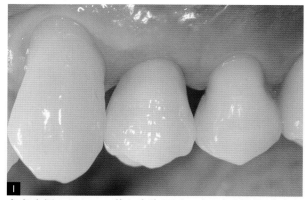

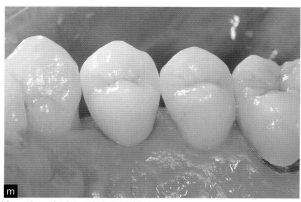

参考病例5-Bl，m　戴入全瓷冠后。由于颊腭侧龈缘与邻牙保持一致，清洁便利性明显提高。

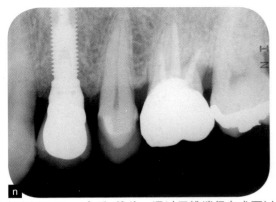

参考病例5-Bn　术后X线片。通过牙槽嵴保存术可以将种植体植入到理想的位置，使种植体与邻牙之间获得平坦的牙槽骨。

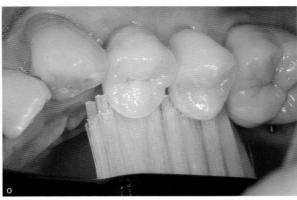

参考病例5-Bo　确认最终上部修复体的可清洁性。上颌第一前磨牙腭侧是容易滞留菌斑的部位。

参考病例5-Bp　上颌前磨牙的解剖学特征（图5-2a，b），颊舌向呈长椭圆形。使用原厂普通基台时，牙冠颊舌侧容易出现过度外形（over contour），形成菌斑滞留区。使用模仿上颌前磨牙牙根形态的个性化基台，可创造出易于清洁的局部环境。

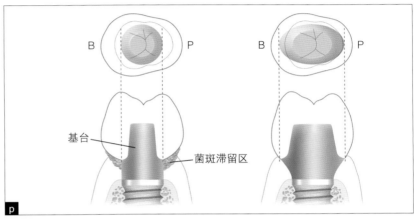

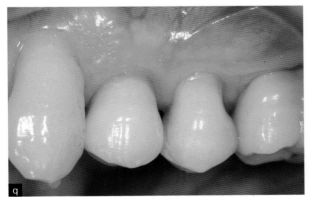

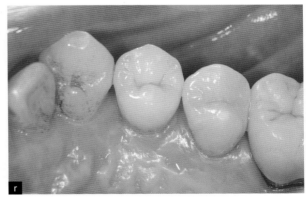

参考病例5-Bq，r　治疗结束后10年。保持着良好状态。

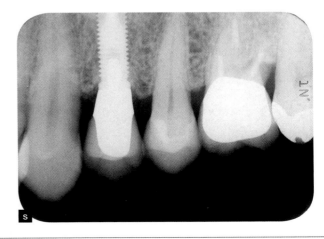

参考病例5-Bs　治疗结束后10年的X线片。种植体周围骨水平很稳定。

下颌前磨牙

下颌前磨牙的牙周病学特征（表5-5）

下颌前磨牙和上颌前磨牙一样，都是容易发生咬合创伤的部位。牙槽骨颊舌向厚度的研究结果（图5-4）显示，下颌前磨牙舌侧牙槽骨较厚，在受到咬合震颤的情况下，舌侧多出现杯状骨吸收。这种骨缺损的位置和形态信息，偶尔也有助于殆创伤的诊断。

解剖学特征方面，下颌第一前磨牙根面常见凹陷，但与上颌第一前磨牙相比，其凹陷程度并不大。

牙周再生术时，术野容易直视，器械操作较便利。

下颌前磨牙牙周再生术的注意事项（表5-6）

保留龈乳头术式多采用SPPT或颊侧切口的保留龈乳头术（下颌不使用舌侧切口的龈乳头保存术式）。

由于对美观没有太大影响，适合新手启步牙周再生术（病例5-4）。

表5-5　下颌前磨牙的牙周病学特征

> ❶ 下颌前磨牙单根比例高（94%），近中面出现凹陷和根面沟的比例为47%[4]（图5-3）
> ❷ 偶见根尖附近出现分叉，但对牙周病学方面基本没影响
> ❸ 下颌第二前磨牙几乎都是单根，形态比较简单
> ❹ 牙槽骨颊舌向宽度比前牙宽，舌侧牙槽骨较厚。常出现从邻面延伸到舌侧的杯状骨缺损
> ❺ 美观影响较上颌前磨牙更小

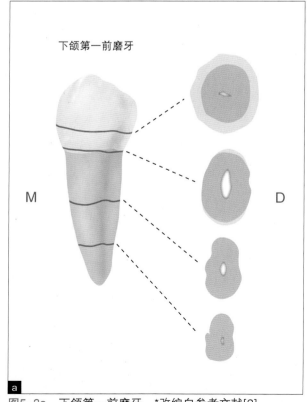

图5-3a　下颌第一前磨牙。*改编自参考文献[2]

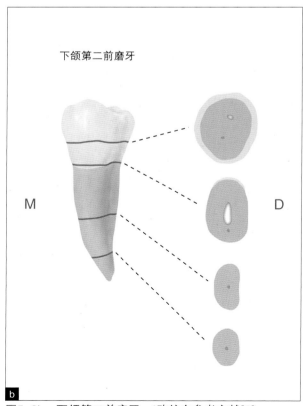

图5-3b　下颌第二前磨牙。*改编自参考文献[2]

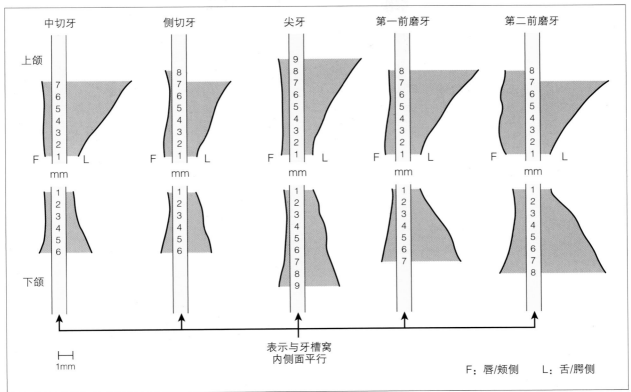

图5-4 牙槽骨颊舌向厚度的研究结果。因牙周炎或咬合创伤而发生骨吸收时，牙槽骨厚度较小的颊侧容易产生裂开型骨缺损，厚度较大的舌侧容易产生垂直骨缺损（病例5-4c，d）。*改编自参考文献[6]

表5-6 下颌前磨牙牙周再生术的注意事项

❶ 与上颌相比，龈乳头的颊舌向距离较短，所以如果龈乳头的宽度在2mm以上，比较容易行保留龈乳头术（PPT）
❷ 舌侧尽量不要设置纵切口，通过延伸邻牙沟内切口获得龈瓣减张

病例5-4 　下颌前磨牙的杯状骨缺损

患者 68岁男性，非吸烟者
初诊日期 1999年1月
主诉 ⌐5松动，⌐6缺牙修复
病例概要 ⌐6缺牙区曾行活动义齿修复，现来笔者

的医院就诊，希望换成固定桥修复。⌐5的垂直骨缺损可能是因活动义齿卡环受力，形成咬合创伤而引起的。虽然是老年人，但不吸烟，经刷牙指导后，菌斑控制也很好，决定行牙周再生术。

患者相关因素（patient- related factors）		患牙相关因素（bone defect & tooth related factors）	
（1）有无全身性疾病	A	（1）骨缺损形态	A 深的杯状骨缺损
（2）吸烟习惯	A	（2）骨缺损位置	A
（3）菌斑控制	B → A 刷牙指导来改善	（3）软组织状态	B 角化龈少，薄-扇贝型（thin-scallop type）
（4）年龄	C	（4）咬合状态	B → A 咬合创伤 → 临时桥固定

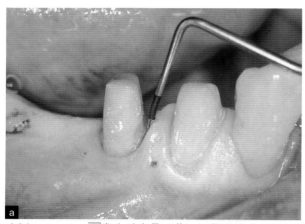
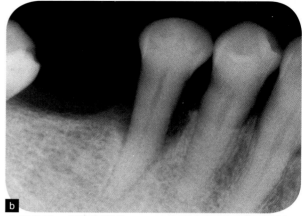

病例5-4a，b　5̄发生垂直骨吸收，可能受咬合创伤的影响。Ⅱ度松动，探诊深度为8mm。依照患者的要求，6̄缺牙区行固定桥修复。戴入⑦̄ 6 ⑤ ④临时固定桥修复6̄后，行牙周再生术。

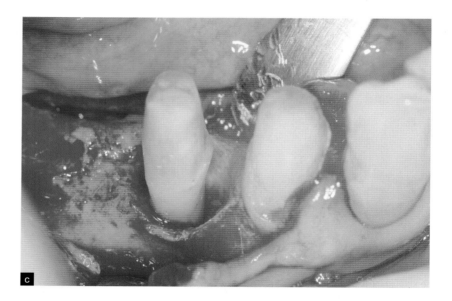

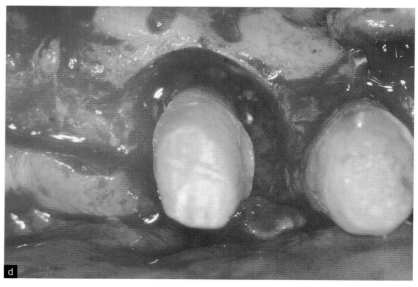

病例5-4c，d　骨缺损清创后的状态。虽呈杯状骨缺损，但舌侧三壁、近中二壁骨缺损。d是涂布Emdogain®后的状态。判断虽能存留一定量的Emdogain®，但近中软组织塌陷的可能性较高。

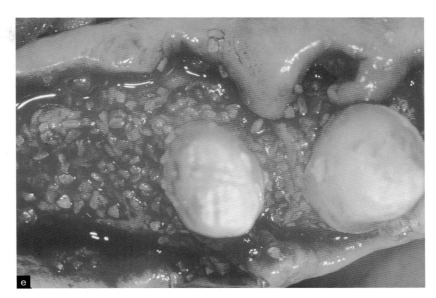

病例5-4e 移植DFDBA，期待其能发挥空间维持和骨诱导能力。

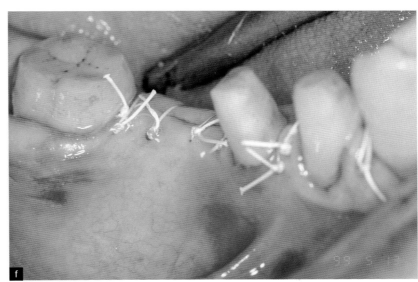

病例5-4f Gore-Tex Cv-6缝线（日本Gore），水平褥式和单纯缝合关闭龈瓣。

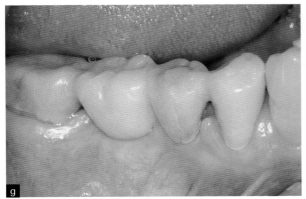

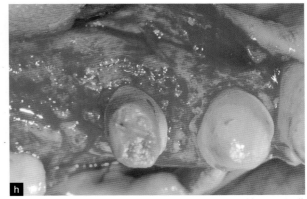

病例5-4g，h 约6个月后再翻瓣查验（re-entry），术中确认骨再生，并修整骨形态，增加角化龈量。骨缺损处充满了骨样组织，其硬度足以抵抗探针刺入。之后行游离龈移植术。

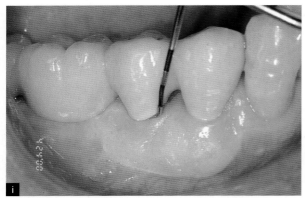

病例5-4i　再翻瓣查验（re-entry）手术后约6个月，戴最终修复体。通过游离龈移植术获得了足够宽的角化龈。探诊深度小于3mm。

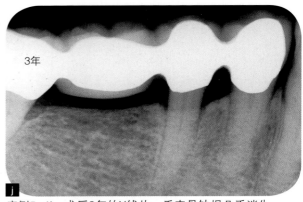

3年

病例5-4j　术后3年的X线片。垂直骨缺损几乎消失。

病例5-4k　术后8年6个月的X线片。保持良好状态。此时患者已经77岁。可惜在此之后患者的定期随访中断了。

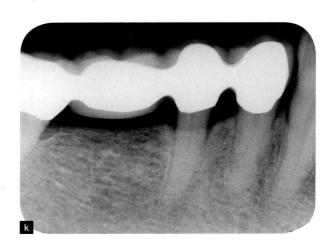

上颌前牙

上颌前牙的牙周病学特征（表5-7）

上颌前牙是容易清洁的部位，仅受菌斑的影响而发展成牙周炎的情况很少。受下颌前牙拥挤、尖牙引导丧失、磨牙缺失致垂直中止（Vertical Stop）丧失、前牙紧咬牙等因素影响，发生咬合创伤，最终出现垂直骨缺损。需注重优先解决咬合因素，再行牙周再生术。

表5-7　上颌前牙的牙周病学特征

❶ 单根牙，牙根形态比较简单（图5-5）
❷ 牙根截面形态如下，中切牙是以唇面为底边的三角形，侧切牙为圆形，尖牙为椭圆形。有时侧切牙会出现腭侧沟（2%～3%）[7]
❸ 牙槽骨的唇舌向宽度比下前牙宽，唇侧骨板薄
❹ 丧失龈乳头会极大影响美观
❺ 受下颌前牙拥挤等因素影响，可能因咬合创伤发生骨缺损。所以需要检查前伸引导，必要时调整咬合

上颌前牙牙周再生术的注意事项

在上颌前牙行牙周再生术，美观是首要考虑的因素。尤其是高笑线患者。

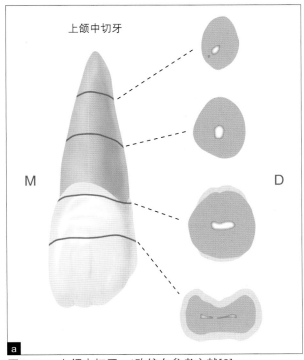

图5-5a　上颌中切牙。*改编自参考文献[2]

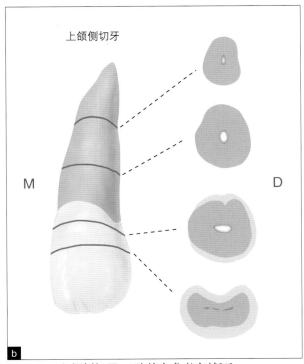

图5-5b　上颌侧切牙。*改编自参考文献[2]

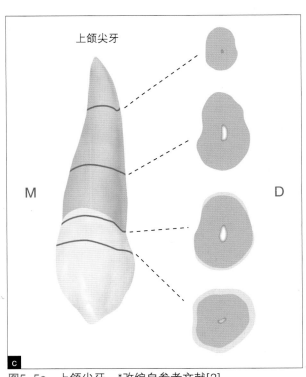

图5-5c　上颌尖牙。*改编自参考文献[2]

①根间距大于2mm时

根间距大于2mm时，常常选择腭侧切口的保留龈乳头术，即"腭侧V形切口（palatal V-shape，PPT-PV）"或"腭侧U形切口（palatal U-shape，PPT-PU）"。即使手术谨小慎微，若术后有其他因素影响（患者不小心刷牙、食物刺激等），也会发生龈乳头缝合区域坏死，创口裂开（参阅第9章）。腭侧切口的好处是，即使发生如此情况，龈乳头也不容易丧失。

相反，如果唇侧切口的龈乳头保存术式（buccal-approach）发生创口裂开，很容易导致龈乳头丧失，造成美观问题。

②根间距小于2mm时

根间距小于2mm时采用简化保留龈乳头术（SPPT），但在上颌前牙，为了最大限度减少缝合处坏死对美观的影响，应将斜切口设置在靠近腭侧一些。

③空间维持

使用可吸收膜容易引起龈瓣坏死，所以大部分情况下建议单独使用Emdogain®或"Emdogain®+骨移植术"（病例5-5～病例5-7）。

病例5-5　上颌前牙多颗牙的一至二壁骨缺损

患者　46岁女性，非吸烟者
初诊日期　2009年5月
主诉　上颌前牙的牙缝变大，松动
病例概要　诊断为全口中度牙周炎。由于牙列不齐和牙齿松动，左上中切牙和侧切牙有咬合创伤。牙周基础治疗时调整咬合，嘱佩戴粭垫。治疗方案为整体牙周治疗后行正畸治疗，患者同意。

患者相关因素（patient-related factors）		患牙相关因素（bone defect & tooth related factors）	
1）有无全身性疾病	A	1）骨缺损形态	B　一至二壁骨缺损
2）吸烟习惯	A	2）骨缺损位置	A
3）菌斑控制	B→A 通过刷牙指导来改善	3）软组织状态	A　厚-平坦型（thick-flat type）
4）年龄	B	4）咬合状态	B→A 存在夜磨牙问题，咬合调整后，让患者佩戴夜间粭垫。再生术后行正畸治疗。

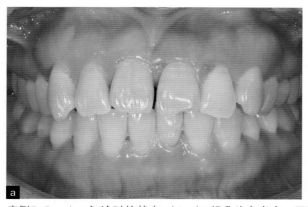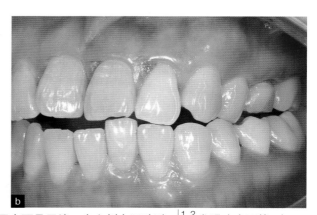

病例5-5a，b　初诊时的状态。|1、|2龈乳头有炎症，牙列正中可见牙缝。在左侧方运动时，1|2/1|2发现咬合干扰。|1、|2为Ⅰ度松动。

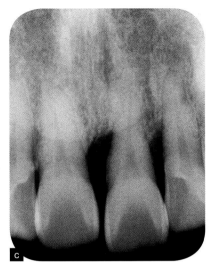

病例5-5c 初诊X线片，判断为一壁骨缺损。

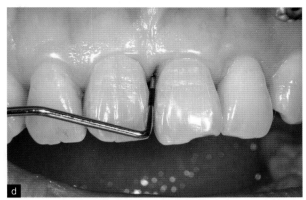

病例5-5d 牙周基础治疗和其他部位治疗，初诊约1年后对上颌前牙行牙周再生术。⌐1近中探诊深度为7mm。经过牙周基础治疗和咬合调整后，可见正中牙缝已闭合。

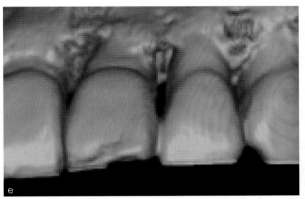

病例5-5e，f 锥形束CT（CBCT）的三维图像。⌐1近中是一壁骨缺损，⌐2近中是二壁骨缺损。

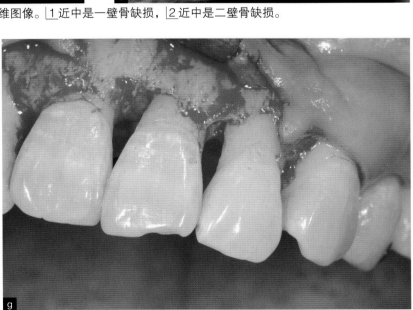

病例5-5g 骨缺损清创后的状态。可见一壁骨缺损。

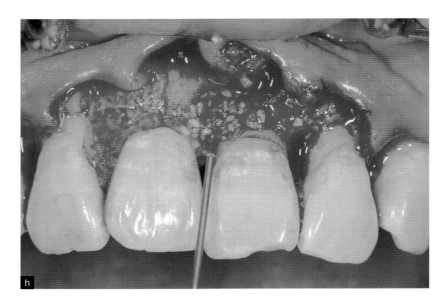

病例5-5h　根面涂布Emdogain®后，移植FDBA，再次涂布Emdogain®。

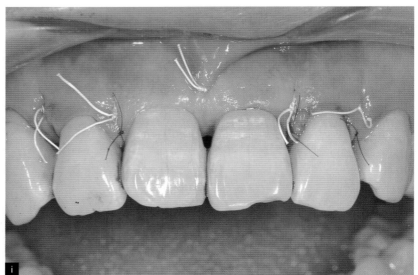

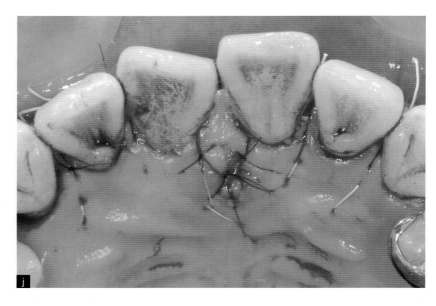

病例5-5i，j　缝合时的状态。基于美观方面的考量，1|1间使用保留龈乳头术-腭侧V形切口（papilla preservation technique-palatal V-shape，PPT-PV）。|1 2的根间距较小，使用简化保留龈乳头术（simplified papilla preservation technique，SPPT）。

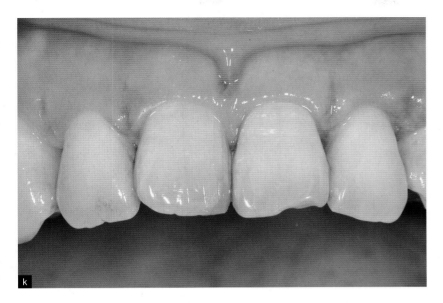

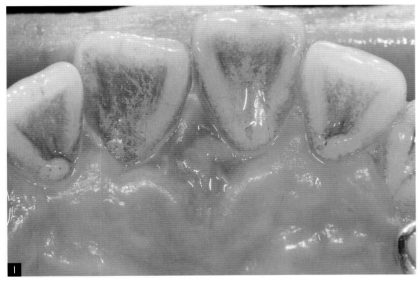

病例5-5k，l　术后2周拆线后的状态。虽然腭侧V形切口的上皮表层已经坏死，但龈乳头仍然完好无损。

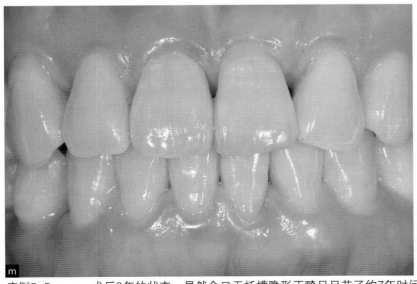

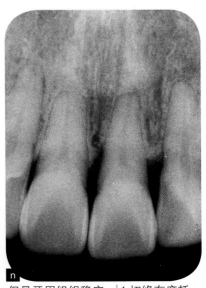

病例5-5m，n　术后8年的状态。虽然全口无托槽隐形正畸足足花了约7年时间，但是牙周组织稳定。⌐1切缘有磨耗，修整此处牙冠形态，美观有改善。探诊深度也降至3mm以下。

病例5-6　上颌前牙多颗牙的浅二壁骨缺损

患者　43岁女性，非吸烟者

初诊日期　2005年7月

主诉　发现患有牙周病，经外院转诊而来。上颌前牙牙缝明显

病例概要　除了两中切牙之间以外，在上颌前牙区域发现多个5～6mm的牙周袋。决定对左右中切牙—侧切牙之间、侧切牙—尖牙之间合计4处骨缺损位点行牙周再生术。出于美观考虑，龈乳头切口设定在腭侧，由于根间距较宽，所以选择了保留龈乳头术—腭侧U形切口（papilla preservation technique–palatal U-shape，PPT-PU）。

患者相关因素（patient- related factors）		患牙相关因素（bone defect & tooth related factors）	
（1）有无全身性疾病	A	（1）骨缺失形态	B　二壁骨缺损
（2）吸烟习惯	A	（2）骨缺损位置	A
（3）菌斑控制	B → A　通过刷牙指导来改善	（3）软组织状态	A　有角化龈，薄-扇贝型（thin-scallop type）
（4）年龄	B	（4）咬合状态	B → A　通过调整咬合，佩戴夜间𬌗垫来改善

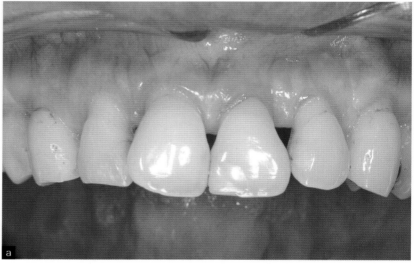

病例5-6a～d　初诊时的口内照和X线片。牙弓正中没有骨吸收，但 3̲2̲1̲ 的邻面和 1̲2̲3̲ 的邻面有较浅的垂直骨缺损。探诊深度为5～6mm。

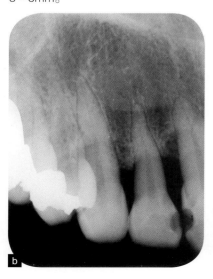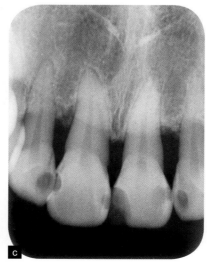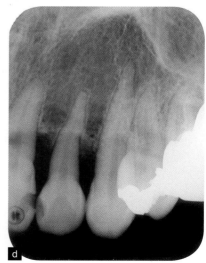

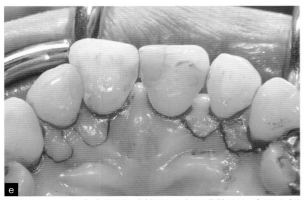

病例5-6e 左右中切牙-侧切牙之间、侧切牙-尖牙之间的PPT-PU切口。

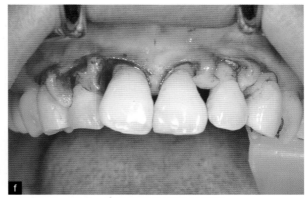

病例5-6f 剥离、翻转龈乳头后的唇面观。

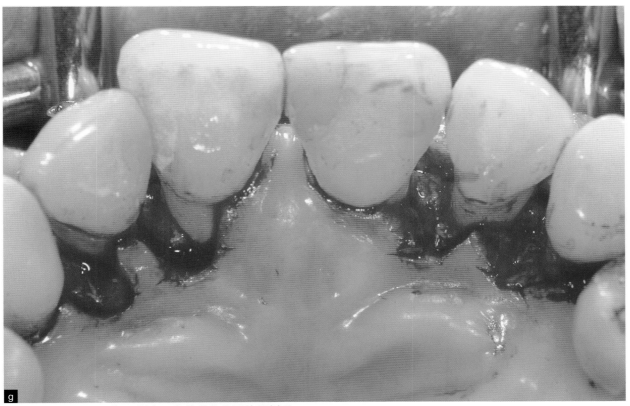

病例5-6g PPT-PU切口剥离、翻转龈乳头后的腭侧观。

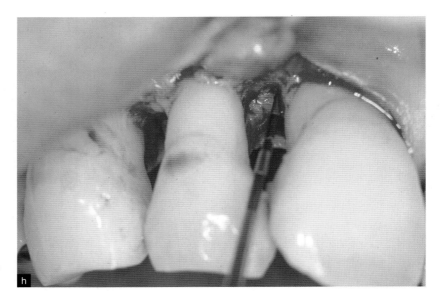

病例5-6h 在 2 1 间、 3 2 间可见二壁垂直骨缺损。

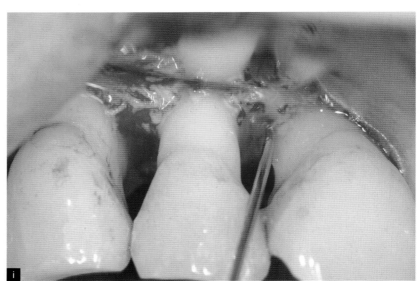

病例5-6i 彻底清创后，涂上 Emdogain®。

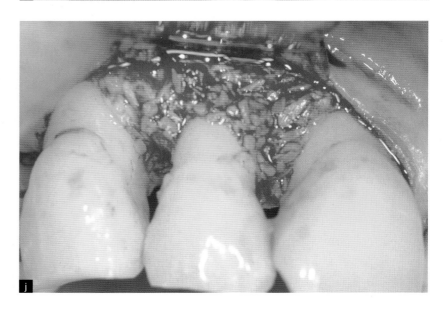

病例5-6j 之后植骨（DFDBA）。

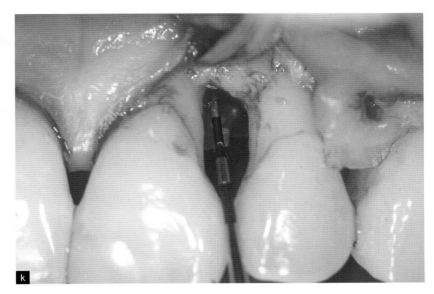

病例5-6k　在$\underline{1\ 2}$间、$\underline{2\ 3}$间可见二壁垂直骨缺损。

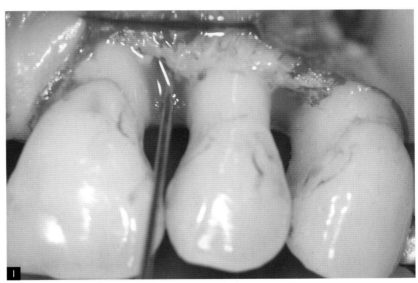

病例5-6l　与右侧同样，彻底清创后，涂上Emdogain®。

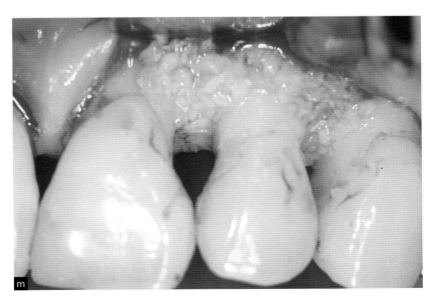

病例5-6m　植骨（DFDBA）。

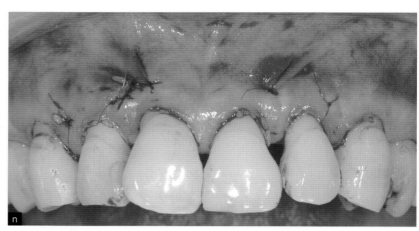

病例5-6n　复位龈瓣，水平褥式缝合（holding suture）后的状态（PROLENE 6-0）。

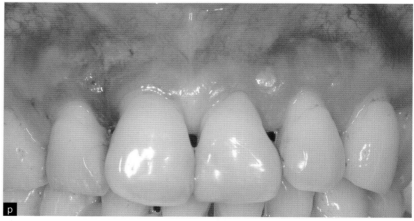

病例5-6o　术后的咬合面观。U形切口使用3～4针的单纯缝合（closing suture）（PROLENE 6-0）。

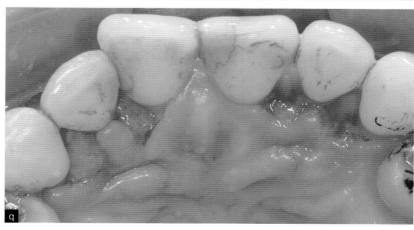

病例5-6p，q　术后1周的唇侧及咬合面观。上腭U形切口的缝合区域有部分表层坏死，但从唇侧看，龈乳头美观不受影响。

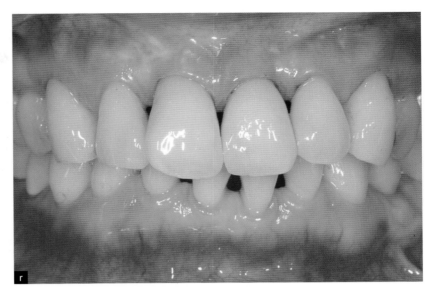

病例5-6r　针对牙间三角空隙过大的主诉，建议使用全瓷冠改善美观的方案，但由于患者的经济原因，最终改用复合树脂粘接修复。

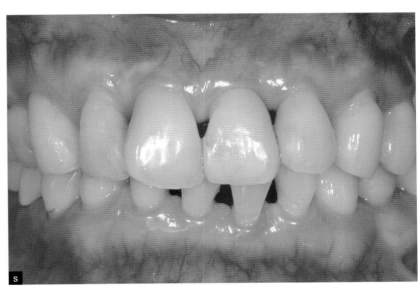

病例5-6s　术后11年复查。由于使用牙缝刷，复合树脂略有磨损，牙间三角间隙略变大，但牙周组织仍保持良好。

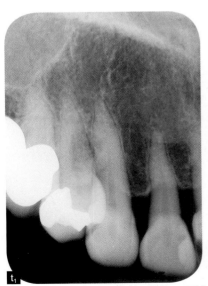
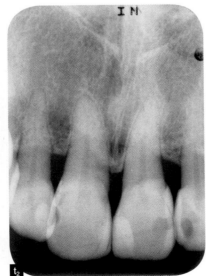
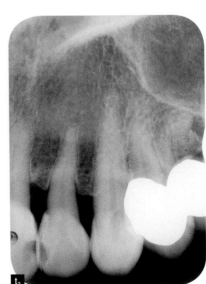

病例5-6t$_{1\sim3}$　术后11年的X线片。牙槽骨稳定。

病例5-7 上颌前牙的深二壁骨缺损

患者 47岁女性，非吸烟者

初诊日期 2015年7月

主诉 两侧上颌中切牙松动，牙齿伸长，影响美观

病例概要 1|1大约从5年前开始感到松动，牙齿

伸长。家附近的医生无法处理，转到笔者的医院。由于全口牙列不齐，建议先行牙周再生术，再正畸治疗，但由于经济原因而放弃。对于1|1伸长问题，计划以全冠修复体的方式缩短牙冠长度。

患者相关因素（patient- related factors）		
（1）有无全身性疾病	**A**	
（2）吸烟习惯	**A**	
（3）菌斑控制	**B → A**	通过刷牙指导来改善
（4）年龄	**B**	

患牙相关因素（bone defect & tooth related factors）		
（1）骨缺损形态	**B**	一至二壁骨缺损
（2）骨缺损位置	**A**	
（3）软组织状态	**A**	厚-平坦型（thick-flat type）
（4）咬合状态	**B**	拒绝接受正畸治疗。通过咬合调整和佩戴夜间殆垫来应对

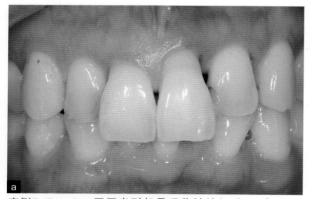 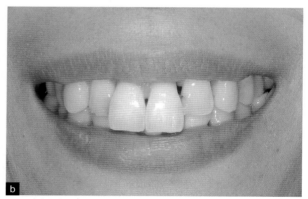

病例5-7a，b 牙周炎引起骨吸收持续加重，1|1牙冠伸长，Ⅰ度松动。1|2间的龈乳头丧失，微笑时暴露"黑三角"，影响美观。

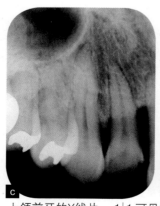 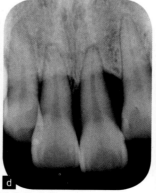 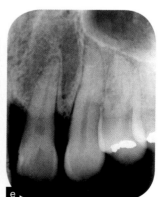

病例5-7c～e 上颌前牙的X线片。1|1可见重度骨吸收。

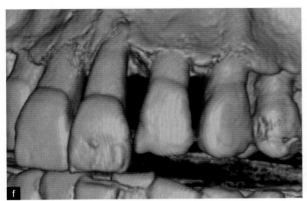

病例5-7f CBCT三维图像中，⌐1远中为一壁骨缺损。

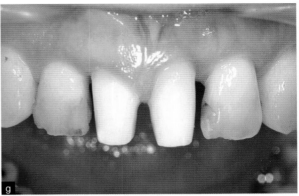

病例5-7g 1|1用临时联冠修复体暂时固定。照片是手术前拆除临时联冠的状态。

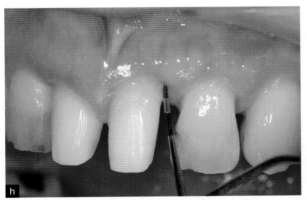

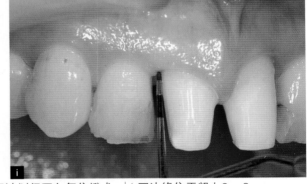

病例5-7h，i 手术前的探诊深度，1|1远中约为5mm。由于计划行冠向复位瓣术，⌐1冠边缘位于龈上2～3mm。

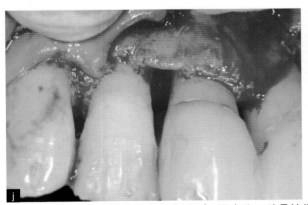

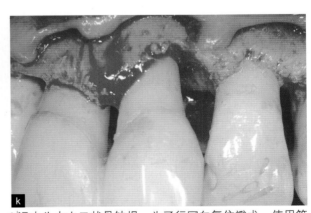

病例5-7j，k 骨缺损处翻瓣术中照。⌐1远中为一壁骨缺损，1⌐远中为火山口状骨缺损。为了行冠向复位瓣术，使用简化保留龈乳头术（SPPT）。为了避免清创时刺激牙髓，戴入临时联冠。

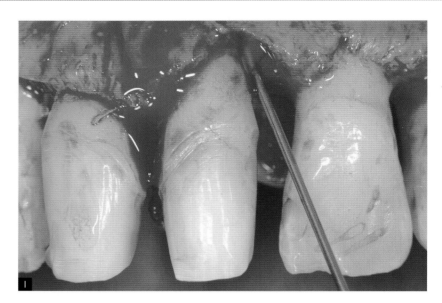

病例5-7l　骨缺损处涂布Emdogain®。

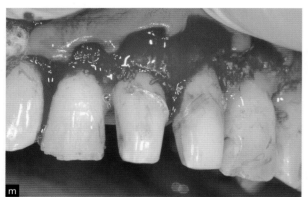

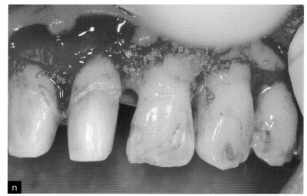

病例5-7m，n　之后植骨（FDBA）。由于龈瓣需冠向复位，所以在根尖附近的龈瓣内侧行减张切开。

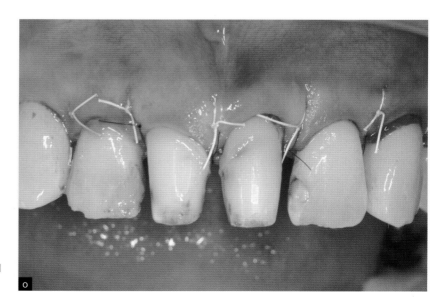

病例5-7o　缝合结束后。垂直褥式加单纯严密缝合，以求一期愈合。

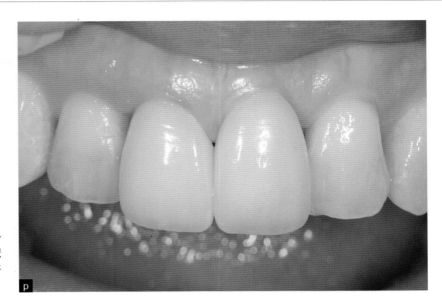

病例5-7p　术后10个月，戴入最终修复体。由于松动度改善，改行单冠修复。保留活髓，以修复方式缩短牙冠长度，改善美观。

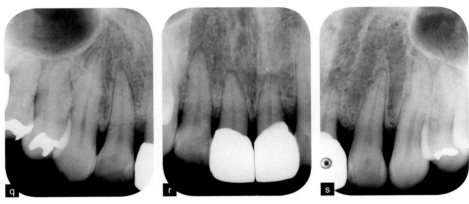

病例5-7q～s　术后1年的X线片。与术前相比，牙槽骨明显增多。

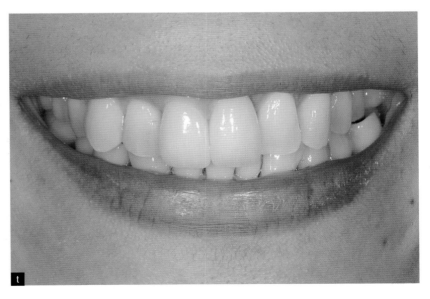

病例5-7t　微笑时未见"黑三角"，恢复自然笑容。

下颌磨牙

下颌磨牙的牙周病学特征（表5-8）

下颌磨牙是容易滞留菌斑的部位，即使没有咬合创伤，也经常发生垂直骨缺损。下颌第二磨牙的远中受到埋伏智齿的影响，根面多被菌斑污染。埋伏智齿拔除后，如果未能及时清理远中根面，往往会在此处产生垂直骨缺损[8]。另外，由于下颌第二前磨牙与第一磨牙之间、第一磨牙与第二磨牙之间的邻面颊舌向狭长，若患者没有使用牙缝清洁工

表5-8　下颌磨牙的牙周病学特征

❶ 多根牙，或为2根，或为3根（图5-6）
❷ 7̄与6̄相比，根分叉位置更深，根柱更长
❸ 颊舌向呈长椭圆形/葫芦形
❹ 6̄的远中根有时会分为2根
❺ 7̄角化龈缺失很常见
❻ 釉索发生率高（6̄、7̄的颊侧约40%，6̄的舌侧约25%），容易导致Masters和Hoskins分类的Ⅱ度或Ⅲ度根分叉病变[9-10]
❼ 大约有30%的7̄为C型根或单根牙[11]
❽ 受埋伏智齿影响，第二磨牙远中易发生垂直骨缺损[8]

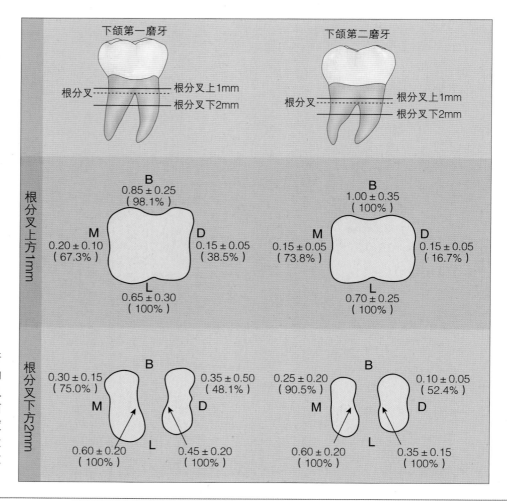

图5-6　日本人下颌磨牙的牙根形态。图中展示的是根分叉上方1mm以及根分叉下方2mm的截面形态。数值为凹陷深度（mm）；（）内表示发生概率。改编自参考文献[12-14]

表5-9　下颌磨牙牙周再生术的注意事项

❶ 7̄远中清创时，充分剥离龈瓣以确保术野非常重要
❷ 常常需要镜像技术，最好使用直径小的口镜
❸ 7̄远中骨缺损较宽时，"骨移植 + 可吸收膜"的治疗效果较好
❹ 6̄7̄间的龈乳头在颊舌向上较细长，处理一定要轻柔。根间距小于2mm时使用简化保留龈乳头术（SPPT）比较安全
❺ 根分叉清创时若能使用车针和Er：YAG激光等工具，效果更加可靠
❻ 根分叉开口狭窄时，可通过牙成形术（odontplasty）扩大开口
❼ 根分叉病变的再生手术中，"Emdogain®+骨移植+可吸收膜+冠向复位瓣术"的效果更好
❽ 6̄远中根出现根分叉病变时，应考虑切除牙根或者拔牙

具，此处容易堆积菌斑，而因慢性牙周炎产生骨质缺损。更有甚者，由于牙周炎的发展导致骨质破坏，产生根分叉病变。另外，存在釉索，也与根分叉病变的发生有关[14]。

下颌磨牙牙周再生术的注意事项（表5-9）
①骨缺损

在牙周再生术中，第二前磨牙到第一磨牙的根间距大于2mm时，可以选择颊侧入路的保留龈乳头术（papilla preservation technique–buccal approach，PPT-B），第一磨牙和第二磨牙之间的龈乳头在颊舌向上细长，术后容易发生龈乳头坏死，所以简化保留龈乳头术（simplified papilla preservation technique，SPPT）更安全。在下颌第二磨牙远中，将牙槽嵴顶切口向远中延伸，充分翻开龈瓣以确保术野。

为了彻底清创，必然需要镜像技术，建议使用小直径口镜。

②根分叉病变

根分叉病变处的再生手术更具挑战性。因为在根分叉隧道内只能盲目清创，很难通过肉眼确认。使用超声刮治器、根面平整车针以及Er：YAG激光等器械，彻底去除污染物的概率更高。

根分叉开口与龈瓣边缘的距离很近，很难阻止上皮侵入。因此，应同时使用可吸收膜，以控制上皮向根方增殖。我们认为"Emdogain®+骨移植+可吸收膜+冠向复位瓣术"是胜算更高的手术方法（病例5-8 ~ 病例5-11）。

病例5-8 下颌磨牙远中宽大的三壁骨缺损

患者 46岁女性，非吸烟者

初诊日期 2016年7月

主诉 其他医院认定患牙很难保留，来笔者的医院请牙周专科医生诊治

病例概要 7远中发现10mm的牙周袋。术前CBCT可见延伸到舌侧中央的宽大三壁垂直骨缺损。7为C型融合根，但未探及舌侧根分叉，判断

可以彻底清创。为了确保术野，在舌侧龈瓣上做纵切口。骨缺损处清创后，涂布Emdogain®。为防止龈瓣塌陷，尽量阻止上皮向根方增殖，植骨并覆盖可吸收膜，取得了良好的效果。为了消除术后较厚牙龈和轻微的牙槽骨落差，再次翻瓣查验（re-entry）。牙周再生术后约3年，探诊深度稳定在3mm。

患者相关因素（patient-related factors）		
（1）有无全身性疾病	**A**	
（2）吸烟习惯	**A**	
（3）菌斑控制	**B**	通过刷牙指导来改善
（4）年龄	**B**	

患牙相关因素（bone defect & tooth related factors）		
（1）骨缺损形态	**B**	宽大三壁骨缺损
（2）骨缺损位置	**B**	
（3）软组织状态	**A**	厚-平坦型（thick-flat type）
（4）咬合状态	**A**	I度松动，用金属丝暂时固定

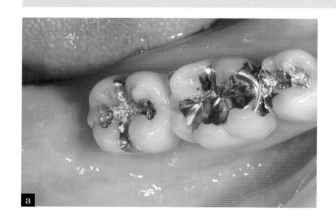

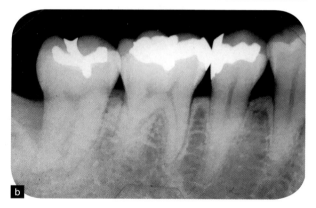

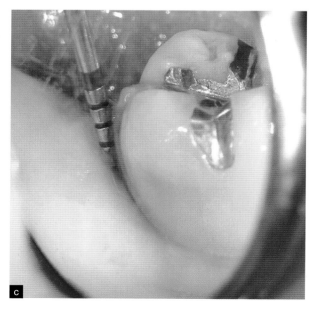

病例5-8a～c 术前状态。7远中有10mm的牙周袋，X线片显示该部位有垂直骨缺损。患者多年前曾拔除水平埋伏智齿。骨缺损的原因可能是7远中根面牙骨质长期受到污染，智齿拔除后，上皮入侵的速度快于拔牙窝内骨组织再生所致。

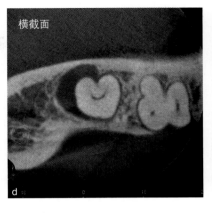

横截面

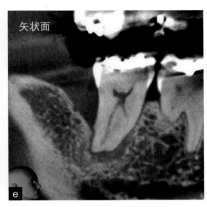

矢状面

病例5-8d，e 术前CBCT影像。⌐7⌐
远中至舌侧可见宽大的三壁骨缺损
（d）。根尖有低密度影（e），电活
力测试为有牙髓活力。

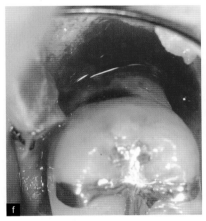

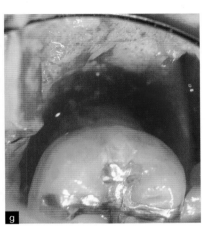

病例5-8f，g 翻瓣，去除不良肉芽
组织。由于事先从CT结果得知骨缺
损延伸到舌侧，因此在舌侧龈瓣上做
纵切口。⌐7⌐远中根面可见龋损，术中
去除。

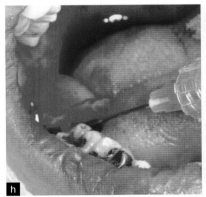

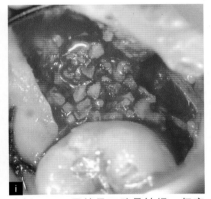

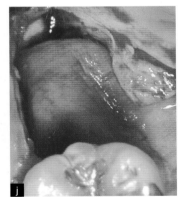

病例5-8h 清创完成，在根面涂布
Emdogain®。

病例5-8i 虽然是三壁骨缺损，但宽
度较大，为了防止龈瓣塌陷，确保再
生空间，植骨（FDBA）。

病例5-8j 骨移植材料塑形后，为
了防止上皮向根方增殖，覆盖可吸
收膜。

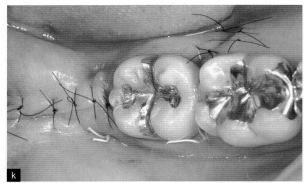

病例5-8k　用Gore-Tex Cv-6（日本Gore）缝线行褥式缝合，用Softretch 6-0（日本GC）缝线行单纯缝合。

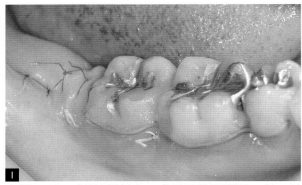

病例5-8l　术后1周复查。术区牙龈无撕裂，创口已关闭。

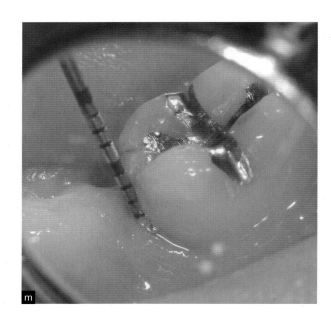

病例5-8m　术后6个月复查。术前10mm的 $\overline{7}$ 远中牙周袋虽然有所改善，但仍残留有6mm。

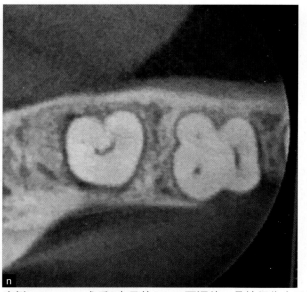

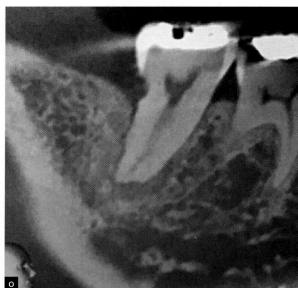

病例5-8n，o　术后6个月的CBCT再评估。骨缺损位点已被骨样组织填满。我们判断，造成6mm牙周袋的原因是较厚的牙龈和轻微的牙槽骨落差，为解决此问题，计划行切除性手术。

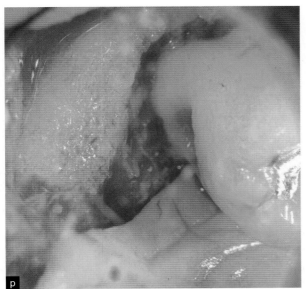

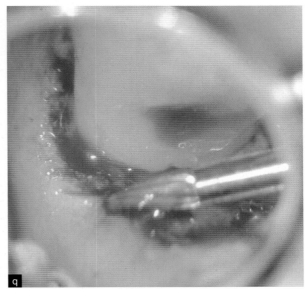

病例5-8p，q　翻瓣后，可见新生骨样组织和原有骨之间出现了台阶。行骨整形术消除台阶，让其流畅过渡。

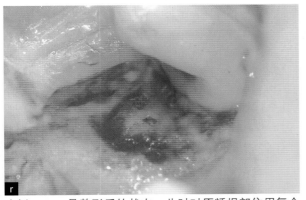

病例5-8r　骨整形后的状态。此时对原龋损部位用复合树脂填充。

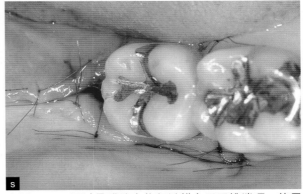

病例5-8s　通过骨膜缝合将龈瓣锚定于牙槽嵴顶。使用远中楔形瓣术（最后磨牙远中有牙周袋时，通过减少软组织的厚度来改善牙周袋的方法）控制牙龈厚度。

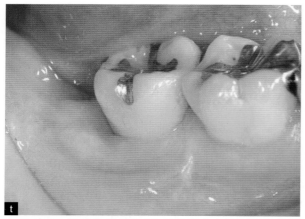

病例5-8t　切除性手术后4个月的状态。没有角化龈丧失，牙龈厚度达最低限值。

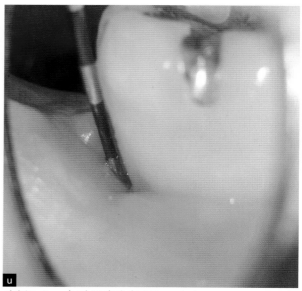

病例5-8u　探诊深度稳定在3mm左右。

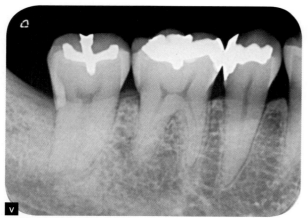

病例5-8v　术后6个月的X线片。骨缺损改善，愈合没有问题。

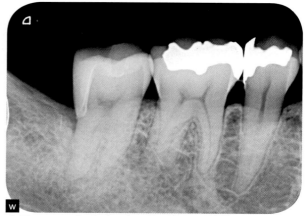

病例5-8w　术后3年6个月的X线片。等 7 远中牙龈成熟再用全瓷嵌体替换远中根面充填的复合树脂。

病例5-9　下颌磨牙颊侧Ⅱ度根分叉病变的再生手术

患者　60岁女性

初诊日期　2014年11月

主诉　左下后牙偶尔牙龈肿胀

病例概要　⌐6桥体与牙槽黏膜接触，菌斑控制变得困难，可能为该部位发生炎症的原因之一。⌐7颊侧Ⅱ度根分叉病变。计划⌐6行种植修复，通过骨增量和FGG实现软硬组织重建。对于⌐7的根分叉病变，植入种植体同期行牙周再生术，二期手术时行游离龈移植术以及对⌐7再次翻瓣查验（re-entry），确认取得了良好的效果。

患者相关因素（patient-related factors）		
（1）有无全身性疾病	**A**	
（2）吸烟习惯	**A**	
（3）菌斑控制	**B → A**	通过刷牙指导来改善
（4）年龄	**C**	

患牙相关因素（bone defect & tooth related factors）		
（1）骨缺损形态	B	
（2）骨缺损位置	B	
（3）软组织状态	B	角化龈不足
（4）咬合状态	A	

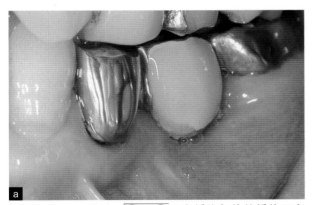

病例5-9a　初诊时，⌐⑤6⑦固定桥修复体的桥体下方角化龈不足，桥体组织面接触牙槽黏膜。

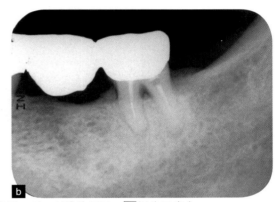

病例5-9b　X线片显示，⌐7根分叉病变。

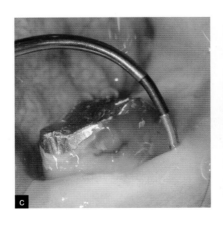

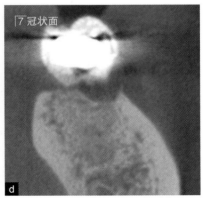

病例5-9c　在颊侧根分叉处探诊，探及6mm的牙周袋。

病例5-9d　CBCT结果显示，骨缺损延伸至颊舌侧中央附近。

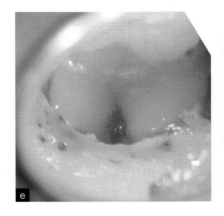

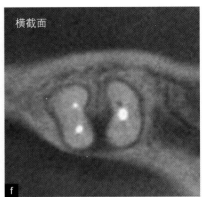
横截面

病例5-9e 植入种植体的同时，7根分叉行牙周再生术。根分叉处尽可能地清创后的状态。

病例5-9f 术前7根分叉的CBCT横截面像。下颌磨牙的近远中根常常在根分叉一侧出现凹陷，维持根的解剖学形态很容易导致清创不充分。

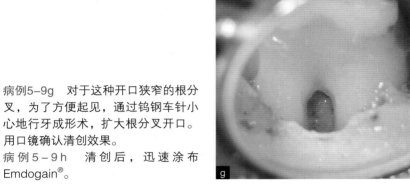

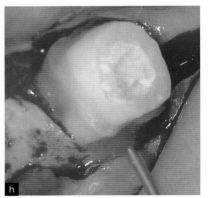

病例5-9g 对于这种开口狭窄的根分叉，为了方便起见，通过钨钢车针小心地行牙成形术，扩大根分叉开口。用口镜确认清创效果。

病例5-9h 清创后，迅速涂布Emdogain®。

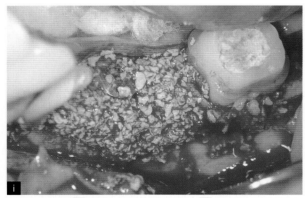

病例5-9i 7根分叉植入FDBA，6种植体周围植入Bio-Oss®。

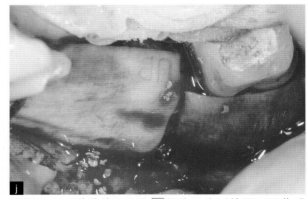

病例5-9j 种植体周围和7根分叉分别放置可吸收膜（Bio-Gide）。

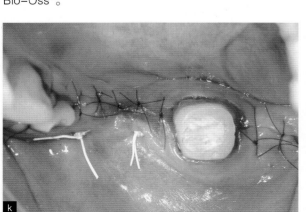

病例5-9k 缝合时的状态。

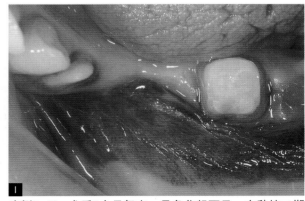

病例5-9l 术后6个月复查，见角化龈不足。在种植二期行游离龈移植术，并在7处再次翻瓣查验（re-entry）。

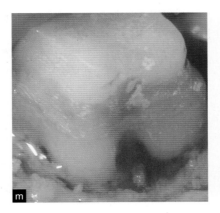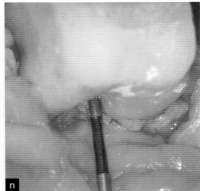

病例5-9m，n　根分叉充满骨样组织。

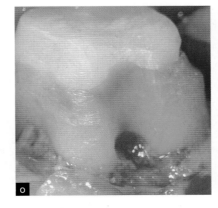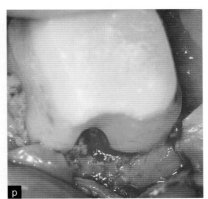

病例5-9o，p　为了协调牙冠和牙槽骨的形态，行根分叉处的牙成形术（修整根分叉开口正上方的牙体组织和正下方的骨组织，使局部形态便于清洁）。

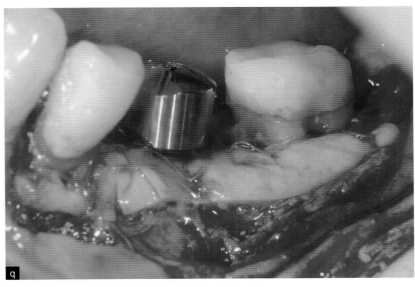

病例5-9q　游离龈移植术后。

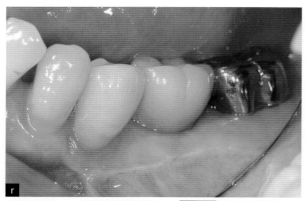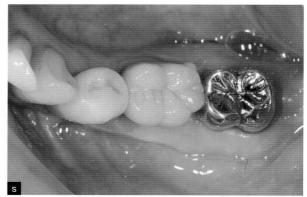

病例5-9r，s　戴入最终修复体。⌐567的牙周袋深均小于3mm。构建了一个便利清洁的牙周环境。

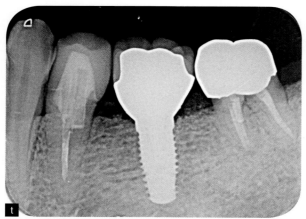

病例5-9t　术后1年的X线片。可见牙槽骨平坦化，骨样组织充满根分叉。

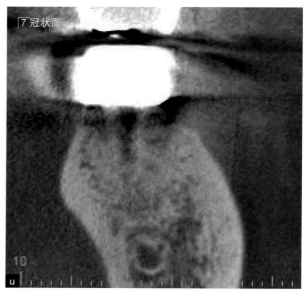

病例5-9u　术后1年的CBCT冠状面像。金属冠引起的伪影使图像不清晰，但术前的骨缺损部位已有改善。

病例5-10　下颌磨牙舌侧的Ⅱ度根分叉病变

患者　18岁女性

初诊日期　1999年9月

主诉　患有进展性牙周炎，由其他医院转诊

病例概要　6舌侧探诊深度为6mm，Ⅱ度根分叉

病变（水平探诊深度为3mm）。基础治疗后行牙周再生术。根分叉可见大量牙石。彻底清创后，行"Emdogain®+植骨（DFDBA）"。虽然没有使用屏障膜，但效果良好。

患者相关因素（patient-related factors）	
（1）有无全身性疾病	A
（2）吸烟习惯	A
（3）菌斑控制	A
（4）年龄	A

患牙相关因素（bone defect & tooth related factors）		
（1）骨缺损形态	B	
（2）骨缺损位置	A	
（3）软组织状态	A	
（4）咬合状态	B → A	通过咬合调整来改善

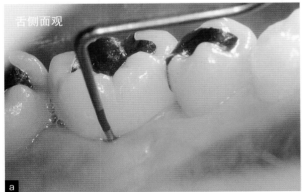
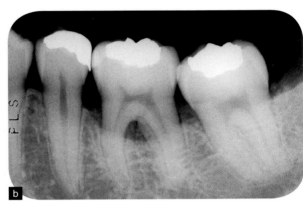

病例5-10a，b　术前探诊深度为6mm，水平向为3mm。X线片可见明显根分叉骨吸收影像。

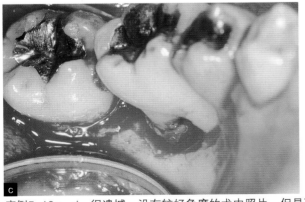
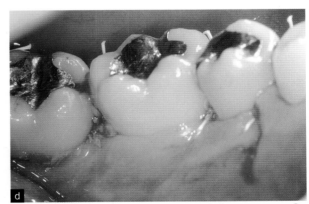

病例5-10c，d　很遗憾，没有较好角度的术中照片，但是可以看出根分叉处有黑色牙石沉积（c）。涂布"Emdogain®+植骨（DFDBA）"并缝合（d）。

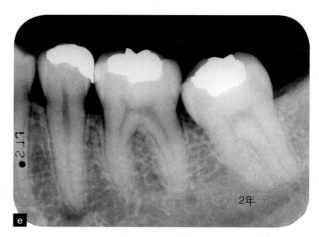

病例5-10e　术后2年的X线片。根分叉的骨透射影消失。根分叉开口的位置比邻面牙槽嵴顶低2~3mm。患者为年轻人且骨再生能力较强，这或许是未使用GTR膜却结果良好的主要原因吧。

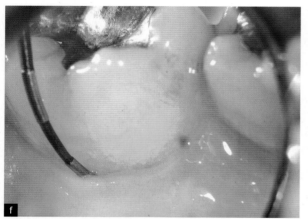

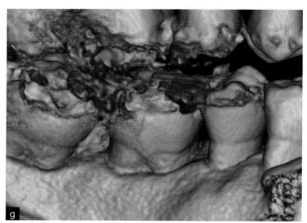

病例5-10f，g　术后20年的口内照和CT结果。

病例5-11　下颌磨牙的Ⅲ度根分叉病变

患者　27岁女性，非吸烟者

初诊日期　2013年1月

主诉　刷牙出血

病例概要　小学时曾接受正畸治疗。最近牙龈出血多，就诊后被指出患有牙周病，除了简单去除牙石以外没有积极的治疗。之后，她在网上搜索牙周病专科医生，并来笔者的医院就诊。

口内特征为牙根较短，松动度大。残留牙石较多，BOP位点也较多。进行了细菌检查和抗体检查后，发现P.g.菌（牙龈卟啉单胞菌）的抗体量较高，慢性牙周炎有加重的趋势。基础治疗的同时行抗菌治疗（服用大环内酯类抗菌药2周）。全口多个位点先后进行了牙周再生术。以下为下颌磨牙Ⅲ度根分叉病变的治疗过程。

患者相关因素（patient-related factors）		患牙相关因素（bone defect & tooth related factors）	
（1）有无全身性疾病	A	（1）骨缺损形态	C　磨牙Ⅱ度、Ⅲ度根分叉病变
（2）吸烟习惯	A	（2）骨缺损位置	B
（3）菌斑控制	B → A　通过刷牙指导来改善	（3）软组织状态	A　厚-平坦型（thick-flat type）
（4）年龄	A	（4）咬合状态	B　通过调整咬合和佩戴夜间殆垫来改善

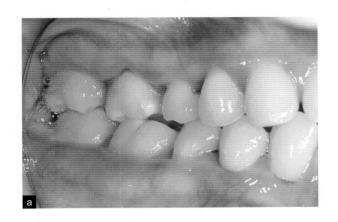

病例5-11a ~ c　初诊时右下磨牙的状态。$\overline{6|}$为Ⅲ度、$\overline{7|}$为Ⅱ度根分叉病变。牙龈容易出血，无法充分刷牙。发现大量牙石沉积。牙周基础治疗后，行牙周再生术。

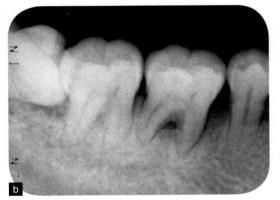

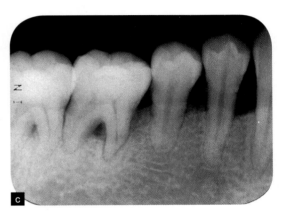

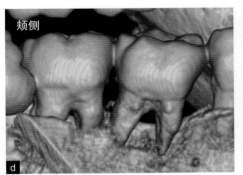

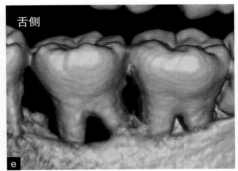

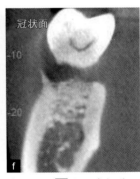

病例5-11d ~ f　CBCT三维图像显示，$\overline{6|}$为Ⅲ度根分叉病变，$\overline{7|}$颊侧Ⅱ度、舌侧Ⅰ度根分叉病变。冠状面像显示$\overline{6|}$的Ⅲ度根分叉病变。

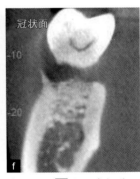

病例5-11g　右下磨牙手术前的状态。经过基础治疗，牙龈炎症得以控制。牙周探针可从颊侧贯穿至舌侧。

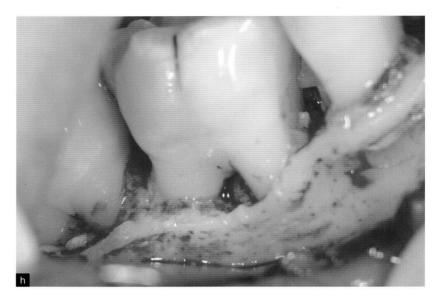

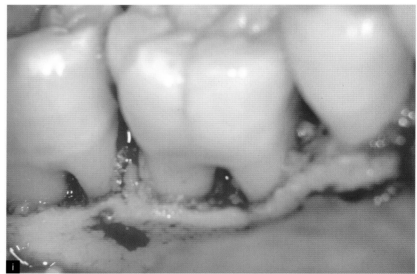

病例5-11h，i 6̄可见牙石沿着釉突
（Enamel projection）沉积（h）。
通过牙成形术使釉突变得平坦（i）。

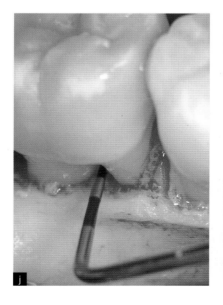

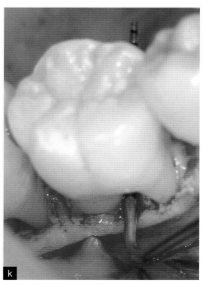

病例5-11j，k 7̄根分叉病变的水平
探诊深度为6mm（j），6̄牙周探针
贯穿根分叉，为Ⅲ度病变（k）。根
分叉的清创使用到超声刮治器、根面
平整车针、Er：YAG激光。6̄舌侧的
根分叉病变也采用同样的方式清创。

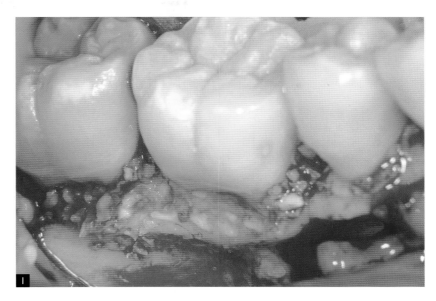

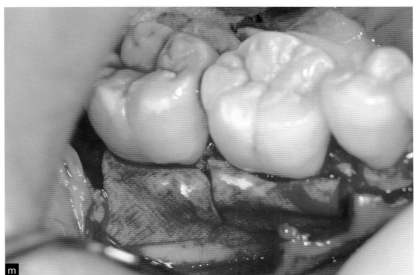

病例5-11l，m　涂布Emdogain®，植骨（FDBA）。之后在 $\overline{7\ 6}$ 颊侧以及 $\overline{6}$ 舌侧覆盖可吸收膜Bio-Gide。

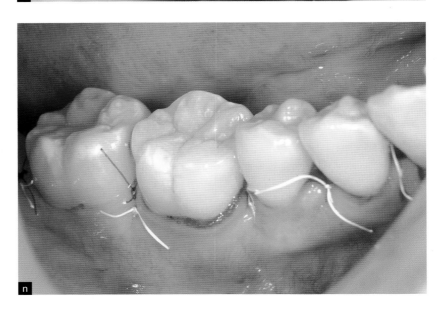

病例5-11n　龈瓣内面行减张切开，冠向复位缝合。

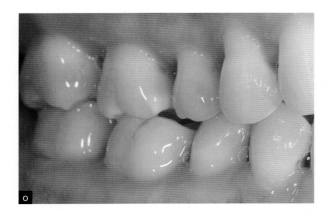

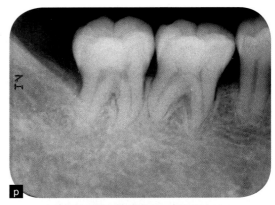

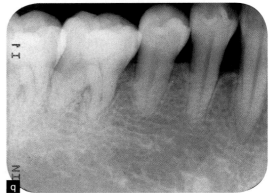

病例5-11o～q　术后5年的口内照（o）和X线片（p，q）。X线片上未见根分叉处骨透射影，探诊深度为3mm，未见牙龈退缩。

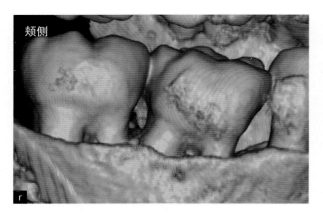

病例5-11r～t　术后5年的CBCT三维图像（r，s）和冠状面像（t），根分叉病变转为Ⅰ度。

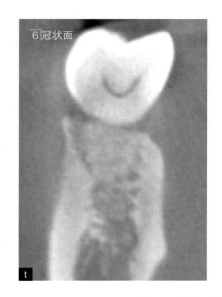

上颌磨牙

上颌磨牙的牙周病学特征（表5-10）

　　上颌磨牙的牙周再生术计划，可能最具挑战性。因为它的解剖学特征最复杂。如图5-7所示，随着牙槽骨吸收不断变重，根面凹凸形态变得明显。上颌第一磨牙和第二磨牙分为3根。也就是说，一颗牙齿就有3个根分叉开口。骨吸收累及根分叉后，牙周再生术的可预测性显著降低。应基于CT影像和临床参数做好术前诊断，探讨牙周再生术的可能性和局限性，切除性手术和拔牙等也应纳入选项。

表5-10　上颌磨牙的牙周病学特征

❶ 6分为3根，7分为3根或2根的情况较多[2]
❷ 6牙根的分叉度大，根分叉区域宽敞
❸ 7牙根的分叉度小，根分叉区域狭窄　偶见牙根融合
❹ 6的近中颊根常见骨开裂[1]
❺ 6的近中根呈葫芦形，近中面及远中面均有凹陷
❻ 釉突的发现率高（6、7颊侧20%～30%）[9]，极易成为根分叉病变的原因
❼ 7远中常受智齿影响而出现垂直骨缺损

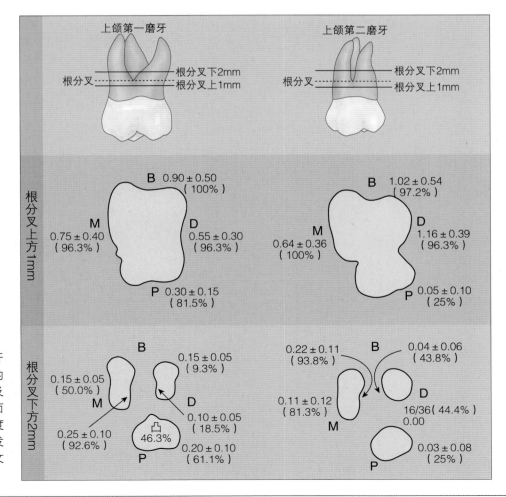

图5-7　日本人上颌磨牙的牙根形态。图中展示的是根分叉上方1mm以及根分叉下方2mm的截面形态。数值为凹陷深度（mm）；（ ）内表示发生概率。改编自参考文献[14,16-17]

表5-11　上颌磨牙牙周再生术的注意事项

❶根面形态复杂，经常会遇到根面凹陷或根面沟，常常需要牙成形术
❷需要使用镜像技术，以及直径较小的口镜
❸<u>7</u>的远中骨缺损较宽时，"Emdogain®+植骨+覆盖可吸收膜"的治疗效果较好
❹<u>6 7</u>间的龈乳头在颊舌向上细长，需要轻柔处理
❺根分叉清创时若能使用车针和Er：YAG激光等工具可使效果更加可靠
❻<u>6</u>、<u>7</u>的颊侧Ⅱ度根分叉病变属于再生手术适应证
❼若<u>7</u>的远中根分叉能够彻底清创，也可行再生手术
❽<u>6 7</u>间邻面的根分叉病变，外科器械的操作空间受限，**清创困难**，切除性手术比再生手术更适合

　　第二磨牙远中垂直骨缺损的发生率高。和下颌一样，需要考虑智齿的影响。当然，最远中部位难以刷牙清洁也是一个重要原因。

上颌磨牙牙周再生术的注意事项（表5-11）

　　行牙周再生术时，必须使用镜像技术，翻瓣设计一定要考虑到手术器械操作便利性。从第二磨牙远中面的颊舌向中央部开始，向远中延伸切口，充分翻瓣以确保充足的视野。此时，若在第一磨牙腭侧的转角处做纵切口，翻开腭侧瓣，手术器械就能非常轻松地到达术区（需要注意图5-8从腭大孔走行的动脉）。

　　处理第二前磨牙与第一磨牙之间的骨缺损时，邻间颊舌向距离短，根间距也在2mm以上的情况较多，局限在Ⅰ度~Ⅱ度的根分叉部病变可考虑再生手术。

　　但是，第一磨牙和第二磨牙之间，邻间颊舌向距离长，牙根靠近的情况较多。另外，偶有骨吸收严重，根面凹凸形态明显，根分叉受累而出现病变。这种状况下清创是非常困难的，可以说是牙周再生术最困难的部位（病例5-12，病例5-13）。

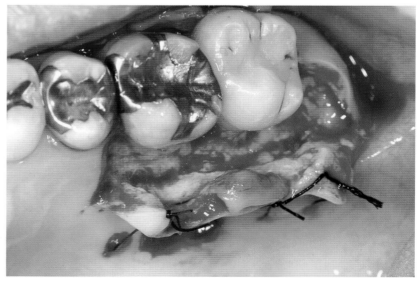

图5-8　为了在清晰视野下行上颌磨牙的手术，必须翻开腭侧瓣。因此，常常需要从第二磨牙远中面向远中方向延伸至牙槽嵴顶做切口，腭侧则设置纵切口。术中，为了维持龈瓣翻开的状态，有时也会在龈瓣和腭黏膜之间做牵拉缝合（retract suture）。

病例5-12 上颌磨牙宽且深的三壁骨缺损

患者 26岁男性，非吸烟者

初诊日期 2004年5月

主诉 正畸治疗后发现牙周病，转诊到笔者的医院就诊

病例概要 ⌐6的近中发现宽且深的垂直骨缺损。根管治疗后行牙周再生术。由于龈乳头宽度为

4mm，使用腭侧U形切口的保留龈乳头术（papilla preservation technique-palatal U-shape，PPT-PU），行"Emdogain®+植骨（DFDBA）"的牙周再生术。虽然是宽大的三壁骨缺损，但为了降低龈乳头组织坏死的可能性，没有使用GTR膜。

患者相关因素（patient- related factors）		
（1）有无全身性疾病	A	
（2）吸烟习惯	A	
（3）菌斑控制	B → A	通过刷牙指导来改善
（4）年龄	A	

患牙相关因素（bone defect & tooth related factors）		
（1）骨缺损形态	B	牙间宽且深的三壁骨缺损
（2）骨缺损位置	B	
（3）软组织状态	A	厚-平坦型（thick-flat type）
（4）咬合状态	B → A	咬合调整，用临时冠改善

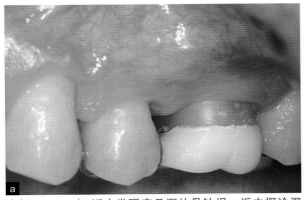

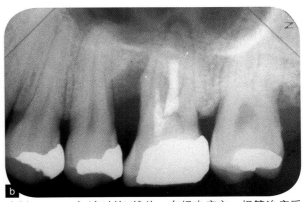

病例5-12a ⌐6近中发现宽且深的骨缺损。近中探诊深度为10mm，但并没有向根分叉发展。推测是正畸治疗时的咬合创伤导致骨吸收迅速发展。为了后续的根管治疗，先戴入临时冠。

病例5-12b 初诊时的X线片。有根尖病变，根管治疗后再行牙周再生术。

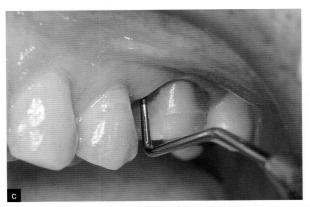

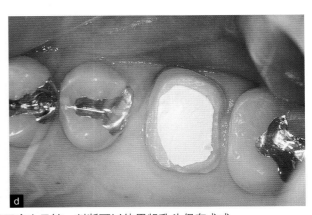

病例5-12c，d 手术前的状态。⌐5 6的根间距为4mm，牙龈厚度也足够，判断可以使用龈乳头保存术式。

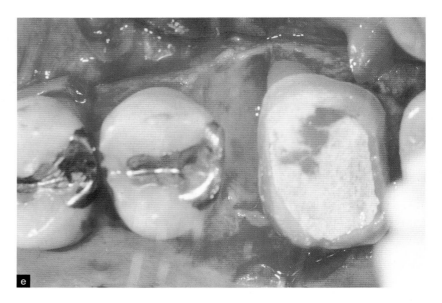

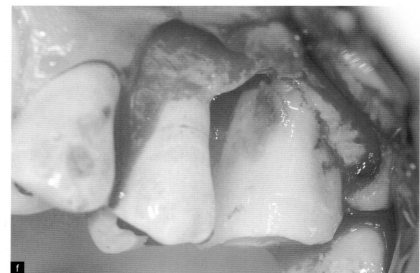

病例5-12e，f 考虑到骨缺损位置，翻瓣切口尽量不设置在骨缺损上方。使用了腭侧U形切口的保留龈乳头术（papilla preservation technique-palatal U-shape，PPT-PU）。骨缺损是从颊侧到腭侧、宽且深的三壁骨缺损。幸运的是，骨缺损并没有波及根分叉。

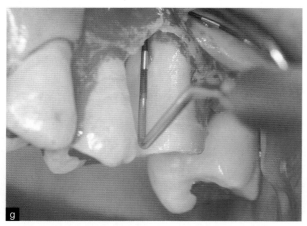

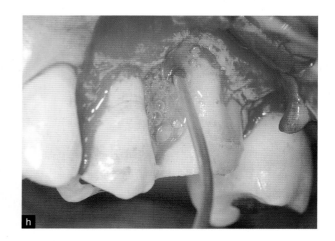

病例5-12g，h 骨缺损清创后，涂布Emdogain®。

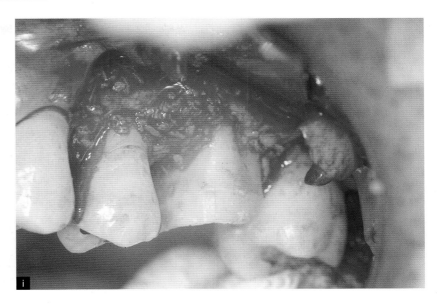

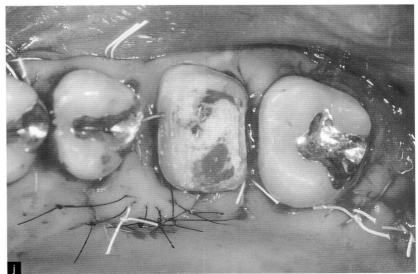

病例5-12i，j　植骨（DFDBA）后，
再次涂布Emdogain®。先用Gore-
Tex Cv-5缝线行褥式缝合（holding
suture），再用PROLENE 6-0缝线
行单纯缝合（closing suture）。

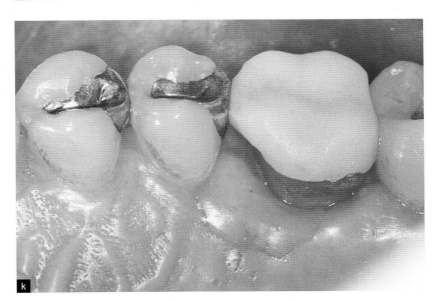

病例5-12k　术后2周的状态。龈乳头
没有坏死，创口已经愈合。

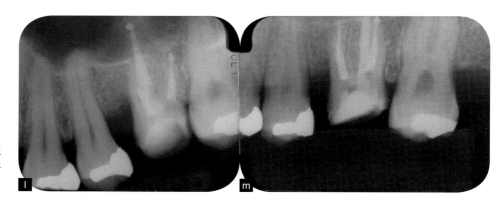

病例5-12l，m 术后1年的X线片。可见足量的新生骨。

矢状面

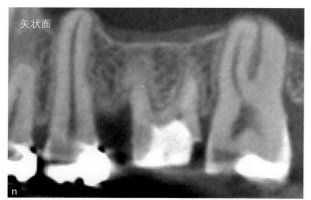

横截面

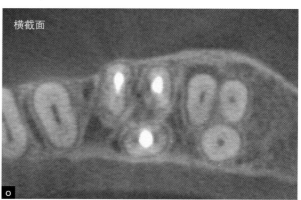

病例5-12n，o 由于患者的原因，治疗中断了约3年。术后4年时拍了CBCT。矢状面像、横截面像均可见新生骨，但 6 近中残留少量骨缺损。

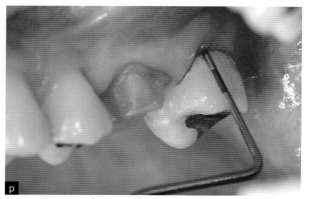

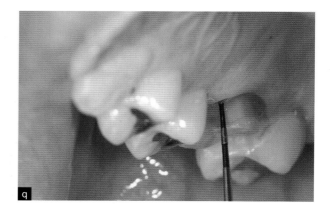

病例5-12p，q 6 近中探诊深度为3mm，7 颊侧为5mm。

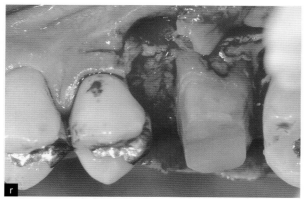

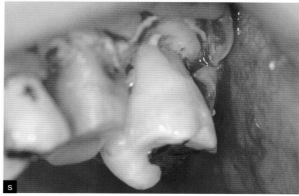

病例5-12r，s 以去除牙周袋和修整骨嵴为目的，再次翻瓣查验（re-entry）。

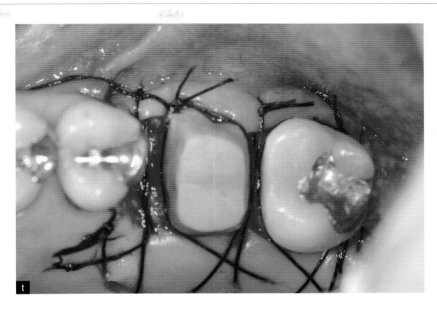

病例5-12t　根向复位瓣术后的状态。

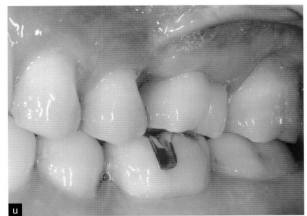

病例5-12u　再次翻瓣术后1年，戴入最终修复体。

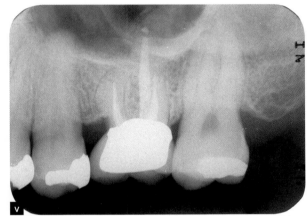

病例5-12v　术后12年（2016年7月）的X线片。牙槽骨保持稳定。

病例5-13　Ⅱ度根分叉病变合并宽大的三壁垂直骨缺损

患者　43岁女性，非吸烟者

初诊日期　2011年1月

主诉　右上后牙咬合痛

病例概要　因 7 咬合痛到附近诊所就诊，遵医嘱服用抗生素但没有好转，在朋友的介绍下来到笔者的医院。7 远中探诊深度为10mm，可探及根分叉病变。经过咬合调整、金属丝固定、洁治刮治、根

面平整等治疗后，急性症状已经消退。随后拍摄CBCT，发现骨吸收。根分叉病变从远中面开始水平向探入根分叉4~5mm，但判断可以彻底清创，因此向患者充分说明了包括复发和再治疗等可能性在内的各种情况，取得了患者的知情同意。考虑到宽度大的骨缺损仅靠植骨难以维持空间，也为了更切实地阻止上皮向根方增殖，使用了可吸收膜。

患者相关因素（patient-related factors）		患牙相关因素（bone defect & tooth related factors）	
（1）有无全身性疾病　**A**		（1）骨缺损形态　**B**　宽且深的三壁骨缺损+Ⅱ度根分叉病变	
（2）吸烟习惯　**A**		（2）骨缺损位置　**C**　开口度足够	
（3）菌斑控制　**A**		（3）软组织状态　**A**　厚-平坦型（thick-flat type）	
（4）年龄　**B**		（4）咬合状态　**B → A**　通过调整咬合和暂时固定来改善	

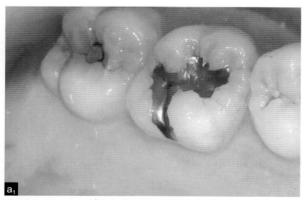
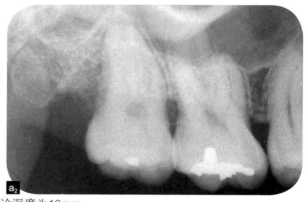

病例5-13a₁,₂　7 远中发现较深的垂直骨缺损。Ⅰ度松动，探诊深度为10mm。

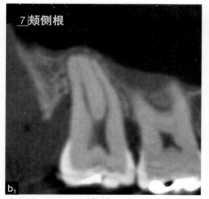
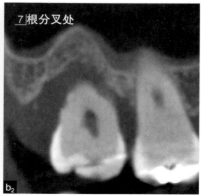
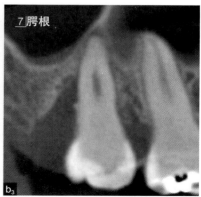

病例5-13b₁₋₃　术前CBCT检查。从左起，颊侧根、根分叉处、腭根的矢状面像。垂直骨缺损相当深，骨吸收向根分叉扩展。

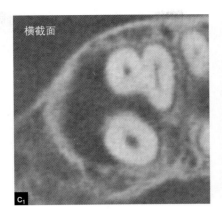
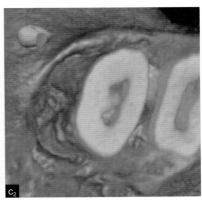

病例5-13c$_{1,2}$　根分叉的横截面像。骨吸收从远中开始，但未贯通至近中，所以为Ⅱ度根分叉病变。三维图像中，不仅可以确认骨缺损形态，还可以确认根分叉开口的大小和牙石附着的位置。

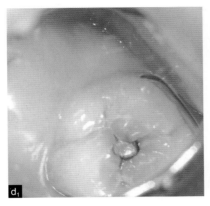
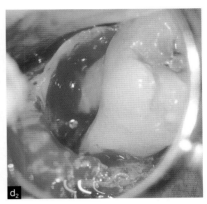

病例5-13d$_{1,2}$　患牙术前的状态。牙龈无炎症，角化龈充足。为了增加手术器械操作便利性，腭侧做纵切口，让龈瓣能够敞开。幸运的是，患者的开口度很大，清创时可以使用镜像技术直接观察到根分叉内部。

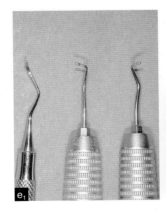
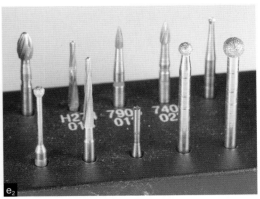

病例5-13e$_{1,2}$　使用带角度金刚砂工作尖的声波刮治器Sonicflex（KaVo，e$_1$）、各种外科手术车针、JIADS外科手术车针套装（JIADS事务局，e$_2$）、手动刮治器等，多花费了些时间，尽可能地完善清创。

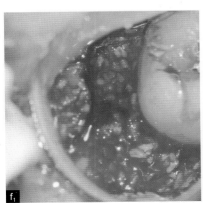
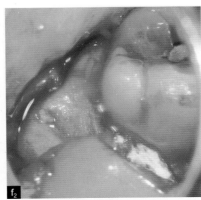
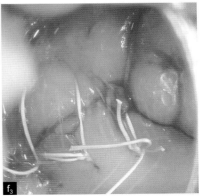

病例5-13f$_{1\sim3}$　涂布Emdogain®，植骨（FDBA）。此后覆盖可吸收膜Bio-Gide（Geistlich），并使用Gore-Tex Cv-6缝线（日本Gore）缝合。

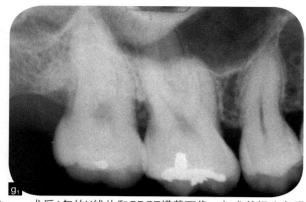
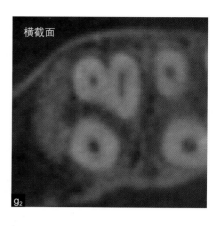

病例5-13g₁,₂　术后1年的X线片和CBCT横截面像。与术前相比有明显改善。

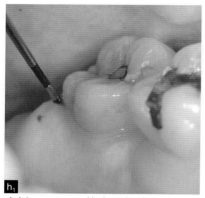
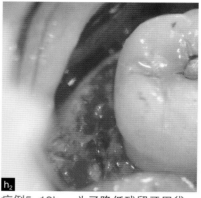
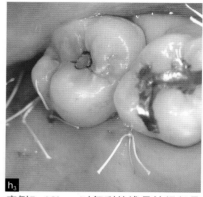

病例5-13h₁　检查见根分叉病变Ⅱ度→Ⅰ度、探诊深度10mm→6mm等，临床参数虽然有所改善，但仍未达到可以进入维护阶段的标准。

病例5-13h₂　为了降低残留牙周袋，再次翻瓣查验（re-entry）、骨修整消除牙周袋。术中可见显著的牙槽骨再生。

病例5-13h₃　对仅剩的浅骨缺损行骨修整术，将腭侧牙龈削薄后缝合。

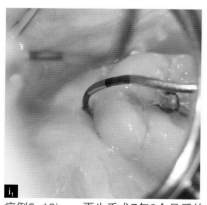
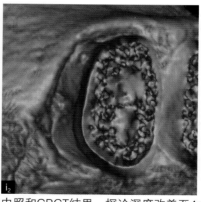
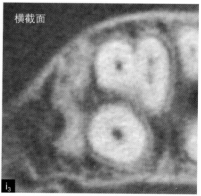

病例5-13i₁~₃　再生手术7年6个月后的口内照和CBCT结果。探诊深度改善至4mm。从三维图像可见，仍残留浅Ⅰ度根分叉病变和浅骨缺损；但从横截面像可见，新生骨组织似乎正在关闭根分叉。

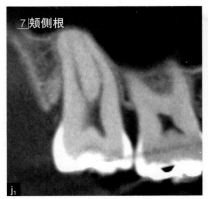 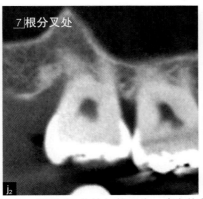 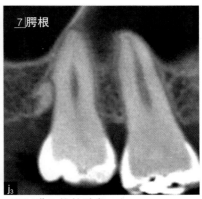

病例5-13j₁₋₃　颊侧根（j₁）、根分叉处（j₂）、腭根（j₃）的矢状面像。病变恢复，可以进入维护阶段。

参考文献

[1] Elliot JR, Bowers GM. Alveolar dehiscence and fenestration. Periodontics 1963；1：245.

[2] 藤田恒太郎·原著，桐野忠夫，山下靖雄·改訂. 歯の解剖学 第22版. 東京：金原出版，1995.

[3] 上條雍彦. 日本人永久歯解剖学　第16版. 東京：アナトーム社，1991；67-84.

[4] 岡本治，岡本日出夫，岡本庄二. 写真で見る歯根と根管の形態 第1版. 東京：医歯薬出版，1983.

[5] Booker BW 3rd, Loughlin DM. A morphologic study of the mesial root surface of the adolescent maxillary first bicuspid. J Periodontol 1985；56（11）：666-670.

[6] 江澤敏光. 現代日本人乾燥頭蓋における歯槽骨の厚さおよび形態について. 日周誌 1984；26（2）：243-256.

[7] 白数美輝雄，中村正雄，古橋九平. 歯の解剖学　第2版. 東京：医歯薬出版，1983.

[8] Van Swol RL, Mejias JE. Management and prevention of severe osseous defects distal to the second molar following third molar extraction. Int J Periodontics Restorative Dent 1983；3（2）：46-57.

[9] 川崎孝一，長谷川満男，原耕二，小林幸男. 根分岐部にみられるエナメル突起：発生頻度，位置，広がり，根分岐部病変との関係について. 日歯保誌 1976，19（1）：139-148.

[10] Masters DH, Hoskins SW. Projection of cervical enamel into molar furcations. J Periodontol 1964；35（1）：49-53.

[11] 中村愛一. 人の下顎大臼歯に於ける樋状根に就いて. 口腔病学会雑誌 1943；15.

[12] Ezawa T, Kobayashi M, Tanaka K, Fujikawa K, Ito K. A morphological study of the first molar root surface. Amsterdam: Excerpta medica 1988；435-438.

[13] 江澤敏光，藤崎芳明，佐藤真一，伊野部哲也，東風巧，高野研一，内田剛也，藤井敏明. 日本人永久歯根形態に関する研究. 第2報 下顎第2大臼歯. 日歯周誌 1992；34（1）：173-178.

[14] 江澤庸博. 一からわかる クリニカルペリオドントロジー. 東京：医歯薬出版，2001.

[15] Bissada NF, Abdelmalek RG. Incidence of cervical enamel projections and its relationship to furcation involvement in Egyptian skulls. J Periodontol 1973；44（9）：583-585.

[16] 江澤敏光，佐藤真一，伊野部哲也，及川眞恵，仁田仁美，村井正大. 日本人永久歯根形態に関する研究：第1報　上顎第1大臼歯. 日歯周誌 1987；29（3）：871-879.

[17] 江澤庸博，藤崎芳明，郷家英二，江澤眞恵，汐見登，村井正大. 日本人永久歯根形態に関する研究：上顎第二臼歯. 日歯保誌 1994；37（5）：1587-1592.

第6章

全口重度牙周炎患者的牙周再生术

全口重度牙周炎患者的牙周再生术需考虑的事项

牙周炎累及全口且进展严重的病例，相比只累及局部的病例，处理起来要复杂得多。此类病例常伴有牙齿移位、牙列不齐，有必要介入正畸治疗。加之，若需全口手术，术者还应谨慎分析，一次手术涉及几颗牙、全口分几次完成、手术顺序如何等。另要纳入持续控制菌斑、激励患者等因素，制订更严谨的治疗计划（表6-1）。

制订治疗计划时，考查牙周炎加重的病因更为重要。根据实情行细菌检查，有时需要根据检查结果制订抗菌治疗方案。其次应当安排时间面诊，向患者充分解释说明治疗可能有失败的风险，以及如何应对余留问题等，以取得患者的同意。

表6-1　全口重度牙周炎患者的牙周再生术需考虑的事项

①强化菌斑控制
②研究细菌检查和抗菌疗法
③为了咬合稳定，做暂时固定和调整咬合
④制订修复方案
⑤决定手术次数、牙数和顺序
⑥正畸治疗的时机
⑦制订周密的治疗计划，提供充分的咨询服务
⑧确定再评估时间
⑨制订防止牙周病复发的维护计划

另外，为了维持长期治疗结果，应制订牙周维护方案。口腔护士在其中起着举足轻重的作用。切不可忽视与患者间维持长久的信任关系（病例6-1 ~ 病例6-3）。

病例6-1　全口中重度牙周炎采用牙周再生及正畸治疗的病例

患者　32岁女性，非吸烟者

初诊日期　2003年1月

主诉　牙龈出血及肿胀，上颌前牙出现间隙

病例概要　约5年前牙龈出血、肿胀，到附近医院就诊，去除牙石后，在牙周袋深部反复行激光治疗，但没有改善。上网找到笔者的医院求治。

X线检查示，全口牙槽骨进展性吸收，多牙出现垂直骨缺损。因为患者希望通过治疗改善美观，所以特别向患者说明非手术治疗和切除性手术会使牙根暴露，牙间隙变大，可能无法达到美观的期望。建议患者选择牙周再生和正畸治疗，尽量减少牙龈退缩，以符合美观要求。该方案得到了患者的同意。

患者相关因素（patient-related factors）	
（1）有无全身性疾病	A
（2）吸烟习惯	A
（3）菌斑控制	A
（4）年龄	A

患牙相关因素（bone defect & tooth related factors）	
（1）骨缺损形态	B
（2）骨缺损位置	A ~ B
（3）软组织状态	A
（4）咬合状态	B → A　经咬合调整可改善。再生治疗后，开始正畸

治疗计划

1）牙周基础治疗（口腔卫生宣教，刮治与根面平整，咬合调整）。

2）牙周再生术（$\overline{4567}$、$\overline{76543}$、$\underline{4567}$，$\underline{7654}$，$321\underline{|}12$）。

3）末次手术3个月后，开始正畸治疗。

4）戴𬌗垫式保持器。

5）再检查评估。

6）牙周维护治疗。

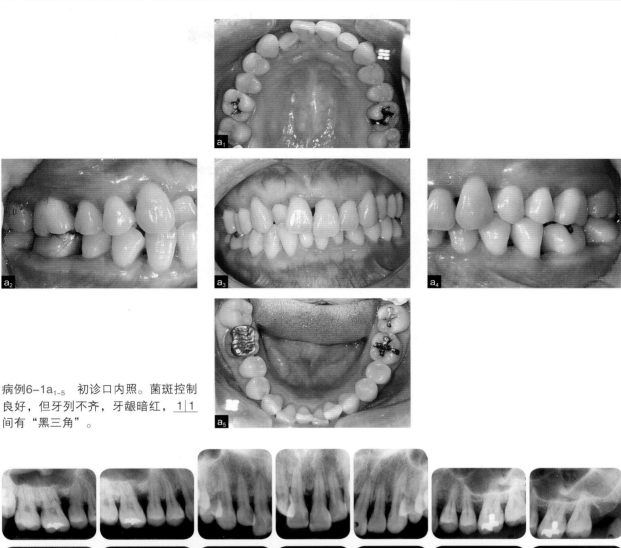

病例6-1a₁₋₅　初诊口内照。菌斑控制良好，但牙列不齐，牙龈暗红，1|1 间有"黑三角"。

M		0		0		0		0		1		0		1		1		1		0		0		0		0		0	
B		5 3 3	3 4 7	6 2 3	4 2 3	5 2 5	4 2 4	4 2 5	6 2 5	6 2 3	3 2 3	5 2 3	3 2 3	5 2 3	8 8	
P		6 2 4	3 2 5	5 2 3	3 2 3	3 3 3	3 3 3	3 3 5	3 5 6	3 6 2	3 3 2	3 3 2	3 5 2	3 3 2	3 3	
	8	7	6	5	4	3	2	1	1	2	3	4	5	6	7	8
L		3 3 5	3 3 8	6 3 3	3 2 3	5 2 3	2 2 3	2 3 3	2 3 2	2 2 3	2 2 3	2 3 2	3 3 2	5 4 2	6 6 6 6	
B		5 2 3	3 2 5	6 2 2	2 2 2	3 6 2	3 2 2	2 2 2	3 2 2	3 3 2	3 2 2	3 2 3	5 2 5	8 2 3	8 2 7	
M		0		0		0		0		1		1		1		1		2		1		0		0		0		0	

病例6-1b，c　初诊时的X线片和牙周检查记录表（红字为探诊出血）。上下颌磨牙、上颌前牙有骨吸收。

左下后牙区

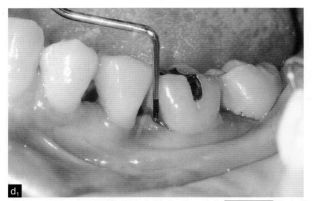 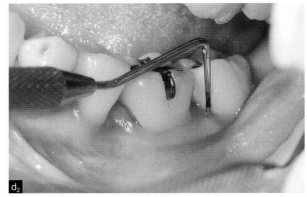

病例6-1d~1,2~　牙周基础治疗结束后，选择 4 5 6 7 作为首次牙周再生术术区。左下磨牙术前探诊深度为7～8mm。

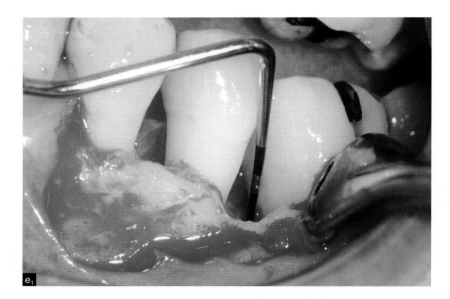

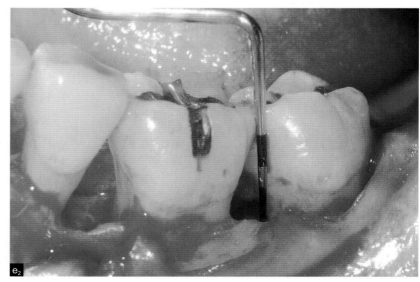

病例6-1e~1,2~　骨缺损区清创时的状态。见弹坑状垂直骨缺损。

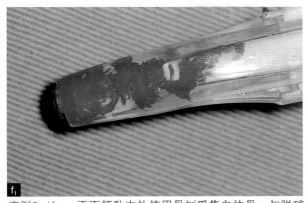
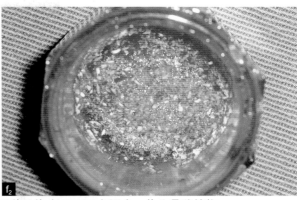

病例6-1f₁,₂　于下颌升支处使用骨刨采集自体骨，与脱矿冻干同种异体（DFDBA）混合，作为骨移植物。

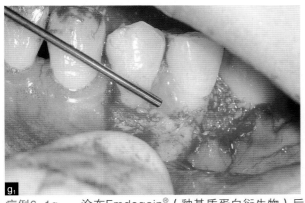
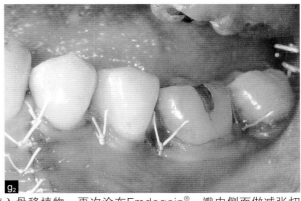

病例6-1g₁,₂　涂布Emdogain®（釉基质蛋白衍生物）后，植入骨移植物，再次涂布Emdogain®。瓣内侧面做减张切口，使龈瓣能冠向复位，用褥式和单纯缝合关闭术区。

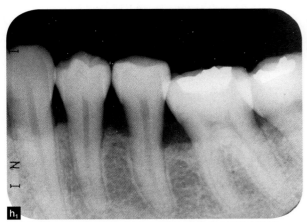
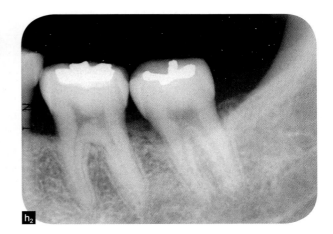

病例6-1h₁,₂　术后3年复查，可见牙槽骨量明显增加。

右下后牙区

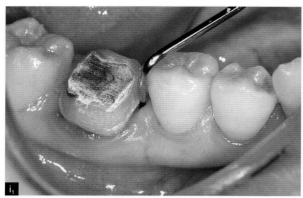 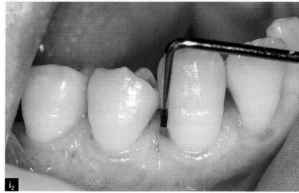

病例6-1i₁,₂　术前牙周检查发现⑥⑤间、③远中有深的垂直骨缺损。⑥近中探诊深度为10mm，③远中探诊深度为8mm。计划⑦—③处使用"Emdogain®+植入脱矿冻干骨（DFDBA）"的牙周再生术。

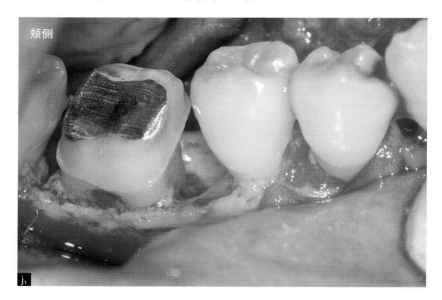

颊侧

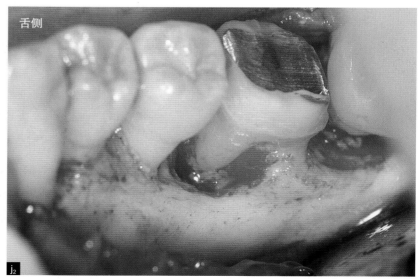

舌侧

病例6-1j₁,₂　⑥近中舌侧有宽而深的垂直骨缺损，舌侧根分叉病变为Ⅰ度。

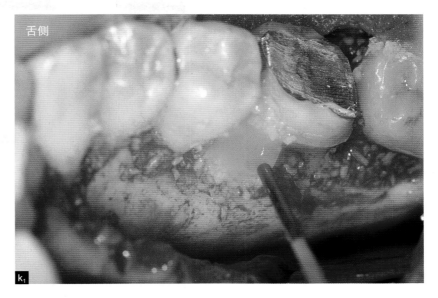

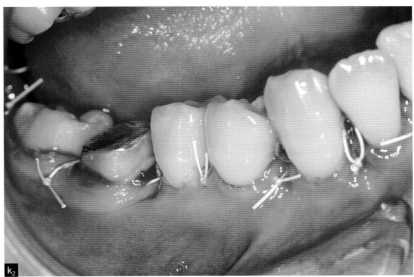

病例6-1k_{1,2}　涂布Emdogain®，植入DFDBA，龈瓣冠向复位缝合（本次手术未使用自体骨）。

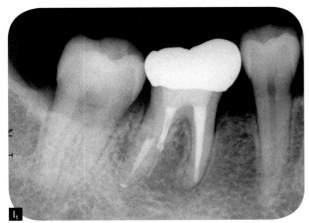

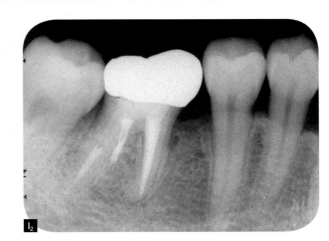

病例6-1l_{1,2}　术后3年复查，骨量明显增加。

左上后牙区

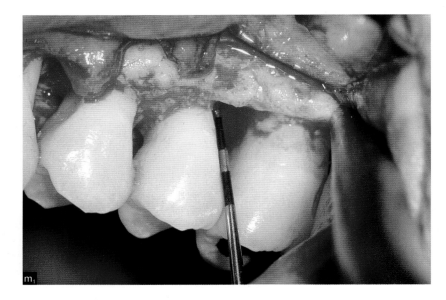

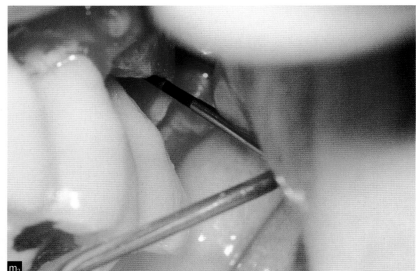

病例6-1m_{1,2}　左上磨牙区翻瓣清创时的状态。$\underline{5\ 6}$间有3mm深的弹坑状骨缺损，$\underline{7}$从颊侧至远中探及7mm深的三壁骨缺损。与其他部位相同，采用"Emdogain®+植入DFDBA"的牙周再生术。

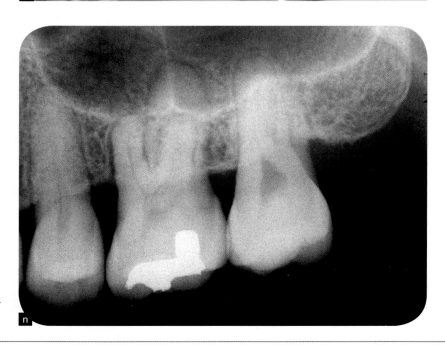

病例6-1n　3年复查时的X线片。牙槽嵴恢复至平坦状态。

右上后牙区

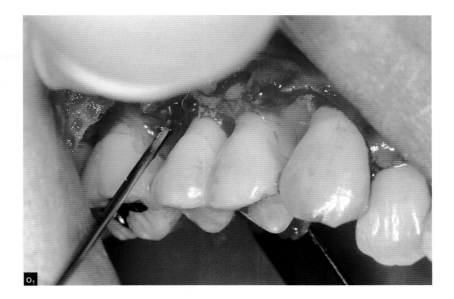

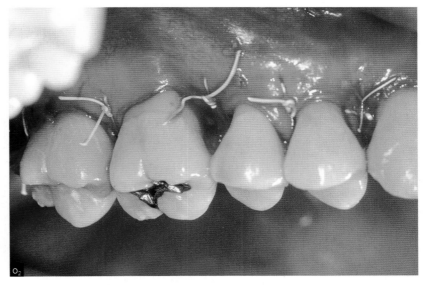

病例6-1o₁,₂　<u>6</u>|从近中至颊侧可见二壁骨缺损，<u>3</u>|远中面也发现二壁骨缺损。与其他部位相同，使用"Emdogain® 和植入DFDBA"的牙周再生术。

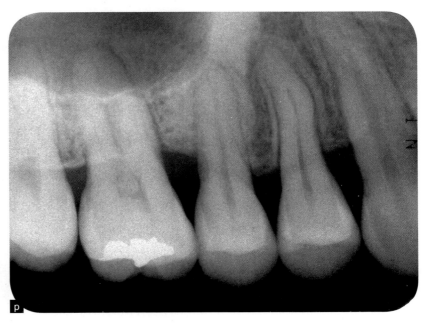

病例6-1p　术后3年复查时的X线片。垂直骨缺损已消失。骨嵴顶变平坦。

上颌前牙区

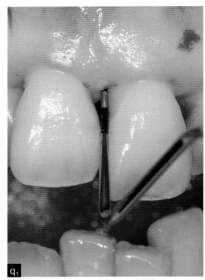

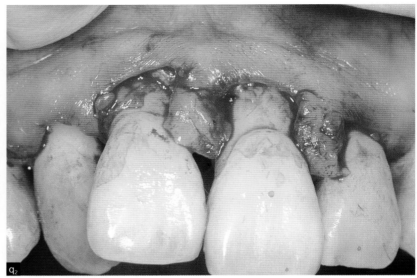

病例6-1q₁,₂　上颌前牙区邻间探诊深度5～6mm。出于美观考虑，在 1|1 间、|1 2 间采用腭侧U形切口的保留龈乳头术（papilla preservation technique-palatal U-shape，PPT-PU）。 2 1|间、|2 3 间的根间距小于2mm，因此选用简化保留龈乳头术（SPPT）。

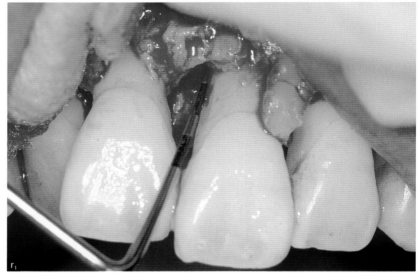

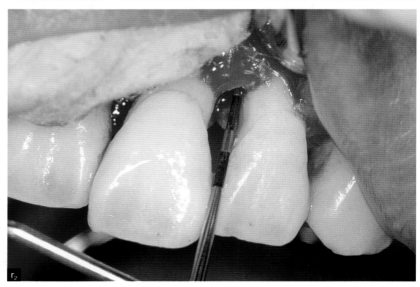

病例6-1r₁,₂　骨缺损处清创时的状态。可见深达3～4mm的一至二壁骨缺损。

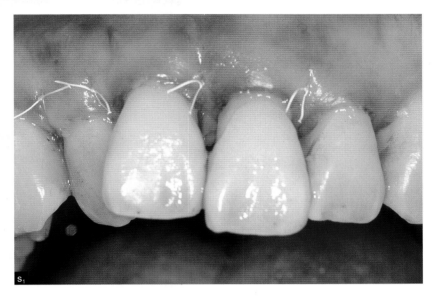

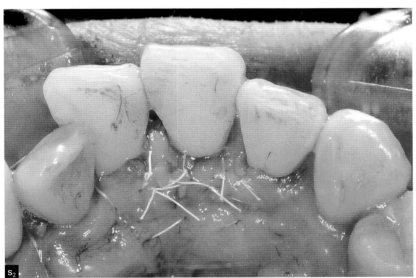

病例6-1s_{1,2} 采用褥式缝合（拉拢龈瓣）和单纯缝合（关闭创口）。

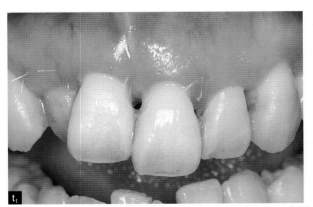

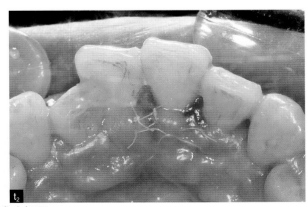

病例6-1t_{1,2} 1周复查时的状态。虽然牙间乳头色红，但没有发生坏死。

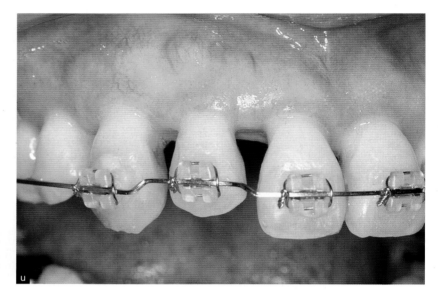

病例6-1u　5次牙周再生术结束后，等待3个月，进入正畸阶段。图示扩开 3 ～ 1 间距，将 2 向颊侧移动。正畸解除拥挤后，常留下"黑三角"。

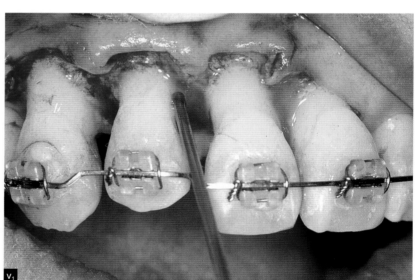

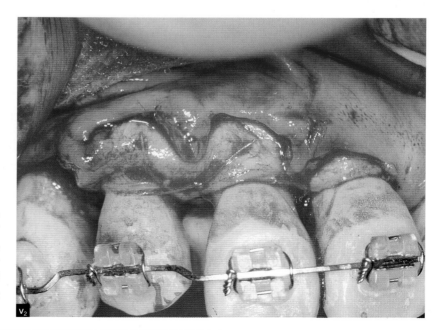

病例6-1v₁,₂　根间距扩宽后，行上皮下结缔组织移植术，重建龈乳头。牙龈增量后，通过缩短根间距，使龈乳头垂直增高[1-2]。为增加新附着，涂布Emdogain®。用可吸收线（Coated VICRYL 6-0，Ethicon）做悬吊缝合，固定结缔组织移植物。

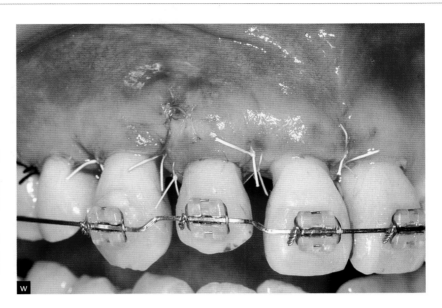

病例6-1w　龈瓣冠向复位，覆盖结缔组织。

病例6-1x　邻面去釉后，减小根间距，缩小牙间的鼓形空隙（即龈方颊舌向外展隙），牙间乳头冠向增高。

病例6-1y　牙周治疗及正畸结束时的状态。整体探诊深度不超过3mm。上颌前牙"黑三角"变得不明显，几乎无根面暴露，实现美观效果。

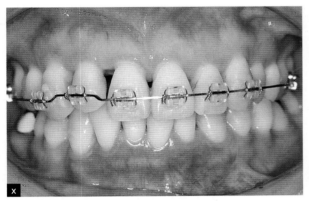

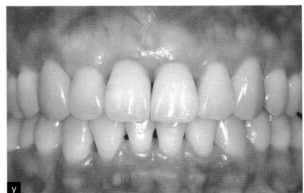

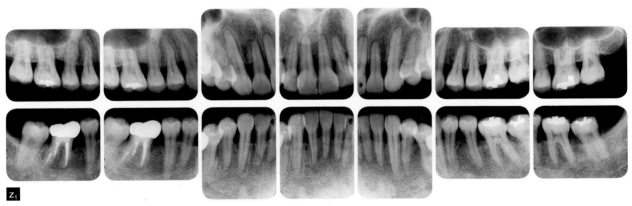

M		0			1			0			0			0			1			1			1			1			0			0			0			0			0		
B		2 2 2	2 2 3	3 2 3	3 2 3	3 2 3	2 3 2	2 2 2	2 3 1	3 2 3	3 2 3	3 2 3	3 1 1	3 1 3	3 2 3	2 3
P		3 2 3	3 1 3	3 3 3	3 2 3	2 3 2	3 3 2	3 3 2	3 2 2	2 3 1	3 3 2	2 2 3	3 2 3	2 3 3	3 2 3
	8	7	6	5	4	3	2	1	1	2	3	4	5	6	7	8
L		3 2 3	3 3 3	3 2 1	2 2 1	3 1 1	2 1 2	1 1 1	1 1 1	1 1 2	2 1 2	2 1 2	2 2 2	2 3 2	3 3 3
B		3 2 2	2 1 2	2 2 2	1 2 2	2 2 2	2 2 2	2 2 2	2 2 2	2 2 2	2 2 2	2 3 2	2 3 2	3 3 2 3
M			0			0			0			0			1			1			1			1			1			0			0			0			1			0		

病例6-1z₁,₂　正畸结束时的X线片和牙周检查记录表。这是牙周再生术后约3年的状态。未发现垂直骨缺损，见牙槽嵴顶平坦。

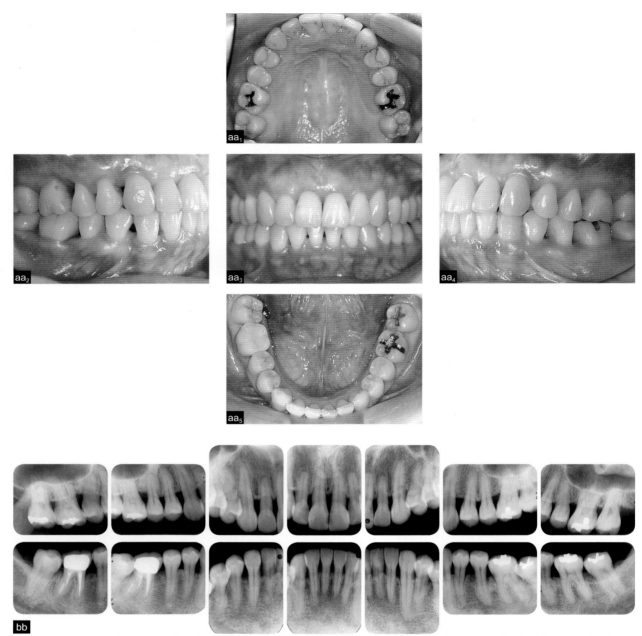

病例6-1aa，bb　牙周再生术后15年复查。6按患者要求，术后5年时做全瓷冠修复。因使用间隙刷清洁，上颌前牙邻面鼓形空隙稍变大，但菌斑控制非常好，探诊深度维持在3mm以下，未发现再次形成牙周袋，未见骨吸收。X线片示牙槽骨呈稳定状态。

病例讨论　倘若患者再早10年（20世纪90年代前半期）就诊，笔者会认为该做切除术。因为当时还没有可应用于多牙的再生术式。那时常施行以消除牙周袋为目标的骨成形术，而对于不适合手术的牙齿，则选择拔除或截根等。结果造成好多病例需要牙周夹板式的修复，也许免不了牺牲牙釉质和牙髓，治疗的费用也不低。若年轻患者接受拔牙修复，在四五十年后的状态不难想象。谁也无法预测未来是乐观的。本病例使用的牙周再生术是成功的，几乎不用损伤牙齿，就能将其保留下来，牙周袋已减少，美观得到改善。疗效超越预期，患者无比喜悦，同时对牙齿健康的预防意识也大大提高了。每天做30分钟左右的口腔护理，每月来院接受一次专业清洁。最大变化莫过于她的精神状态。治疗后随访的15年间，笔者感觉患者一年比一年开朗。与诊所的人员谈笑风生，也常介绍家人和朋友过来。这是牙周再生术带来的额外好处。牙周再生术可谓是"最小的创伤换取最大的效果"，属于真正意义上的"微创牙科（minimum intervention dentistry）"项目。个人体会到这是牙科治疗的一大革新。

病例6-2　外院诊断为无望保留的牙，通过再生术治疗的案例

患者　29岁女性，非吸烟者

初诊日期　2008年8月

主诉　外院诊断为重度牙周炎，经介绍来笔者的医院就诊

病例概要　10多岁时曾接受正畸。正畸期间及结束后曾拔除上下左右智齿。20多岁时右上前磨牙安装修复体，随后多次脱落，目前已放置不管。怀孕期间牙龈状态恶化，产后到牙科医院就诊，发现有重度牙周病。在之前的医生处接受牙周基础治疗、双侧下颌磨牙暂时固定（T-fix）、戴夜磨牙𬌗垫等。被告知重度牙周病无望保留的牙齿可种植修复，介绍至本院。

患者想尽量保存天然牙，决定只在右上前磨牙处种植修复，其他重度牙周病患牙将尝试通过牙周再生术试保留。此外，为了改善下前牙拥挤及上颌前牙咬合平面紊乱，制订了正畸计划，得到患者同意。2005年时，牙科CBCT开始应用于骨缺损的检查诊断。本病例恰处在此时期。

患者相关因素（patient-related factors）		患牙相关因素（bone defect & tooth related factors）	
（1）有无全身性疾病	A	（1）骨缺损形态	B～C　宽二至三壁骨缺损
（2）吸烟习惯	A	（2）骨缺损位置	B～C
（3）菌斑控制	B → A　指导能改善	（3）软组织状态	A　厚-平坦型
（4）年龄	A	（4）咬合状态	B → A　经暂时固定，临时冠，咬合调整等可改善

治疗计划

1）牙周基础治疗（口腔卫生宣教，龈下刮治与根面平整，咬合调整，松动牙暂时固定）。

2）5拔除后，种植修复。

3）牙周再生术（|7、|76、7|、7|、21|）。

4）再检查评估。

5）正畸治疗（改善上颌前牙咬合平面错乱和下前牙拥挤）。

6）修复治疗。

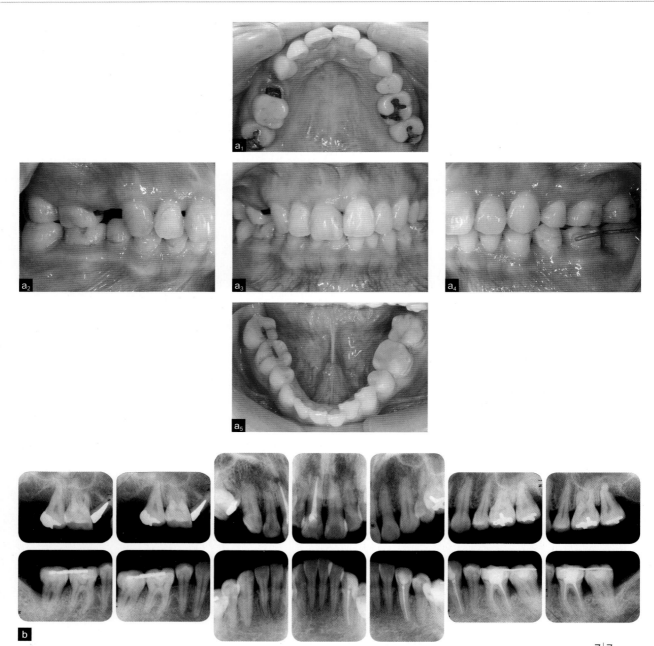

病例6-2a，b　初诊时的口内照和X线片。10多岁时做过正畸，有复发迹象。正畸前后曾拔除智齿。智齿造成 $\frac{7|7}{7|7}$ 远中骨缺损。另在 1 远中探及6mm牙周袋。

M			1	0			0	1	1	0	0	0		0	0	1	
B			6 3 3	3 2 3			3 2 2	2 1 4	6 2 3	3 2 2	3 2 2	3 2 3		3 2 2	3 2 3	3 3 6	
P			9 7 3	2 2 3			2 2 2	2 4 6	3 3 3	1 3 3	1 3 3	2 3 3		3 2 3	3 2 3	3 3 12	
	8	7	6	5	4	3	2	1	1	2	3	4	5	6	7	8	
L			10 3 3	3 3 2	2 1 2		2 1 2	2 1 2	2 1 2	2 1 2	2 1 2	2 2 3		3 2 3	2 2 5	3 3 10	
B			8 3 3	3 2 2	2 2 2		2 1 3	2 1 3	2 1 2	2 1 2	2 1 3	2 2 4		3 2 2	2 3 7	3 2 9	
M			1	0	0		0	0	0	0	0	0		0	0	0	

病例6-2c　牙周检查记录表，主要在磨牙区有探诊深度10mm左右的位点。

左上磨牙区

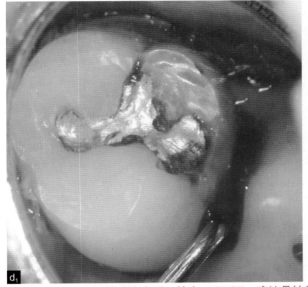 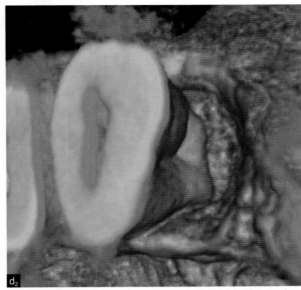

病例6-2d₁,₂　牙周基础治疗后，拍全口CBCT，确认骨缺损形态，向患者解释说明。告知牙周再生术的可行性和风险，征得患者同意。于 7 远中深骨缺损处采取牙周再生术。7 远中探诊深度大于12mm。从CBCT的三维重建图可见深而宽大的垂直骨缺损。虽然没有暴露根分叉处，但根面上可见沟状凹陷。

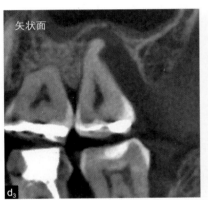 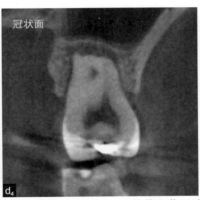 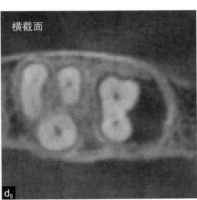

病例6-2d₃₋₅　从CBCT的矢状面、冠状面像和横截面像来看，虽然骨吸收深达根尖附近，但牙髓电活力测试示活髓。可见根面的裂沟和根尖部弯曲形态。

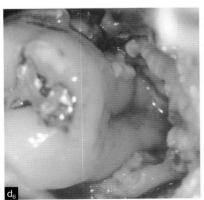 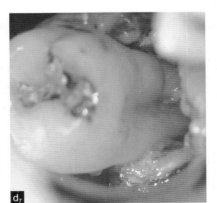 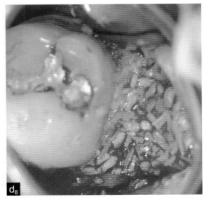

病例6-2d₆₋₈　翻开龈瓣，去除骨缺损内不成形的肉芽组织，暴露根面残余牙石。使用气动声波刮治，Er：YAG激光等彻底清创。根面裂沟处使用根面平整钻针修平。涂布Emdogain®后，植入同种异体冻干骨移植物（FDBA）。

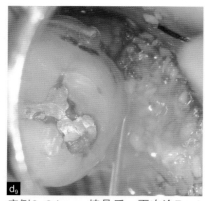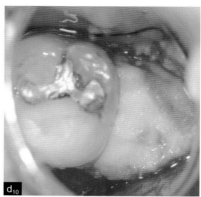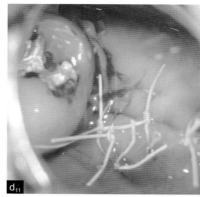

病例6-2d₉₋₁₁　植骨后，再次涂Emdogain®，覆盖可吸收膜Bio-Gide（Geistlich），用Gore-Tex Cv-6缝线（日本Gore）行水平褥式及单纯间断缝合。

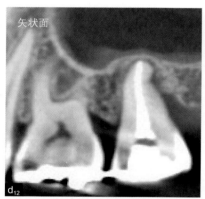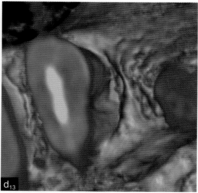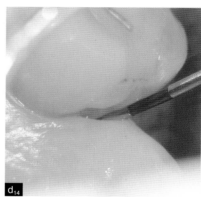

病例6-2d₁₂₋₁₄　术后1个月持续出现敏感，呈现类似牙髓炎的症状，因此实施根管治疗。术后3年6个月复查，探诊值减小至7mm。CBCT检查见显著骨再生，仅剩下少量垂直骨缺损。因此，决定做二次再生术。

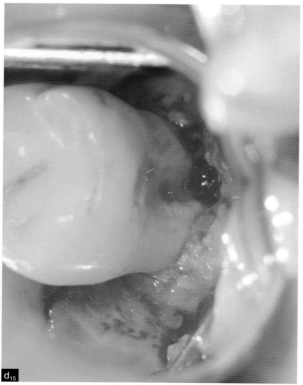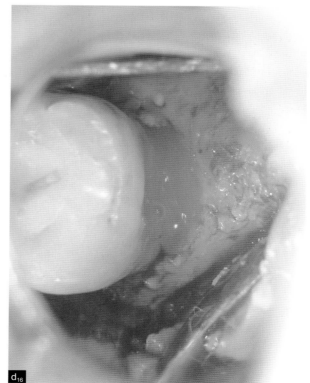

病例6-2d₁₅,₁₆　与初次手术时相比，骨缺损明显减小，但是沿着根面裂沟，形成三壁垂直骨缺损。彻底清创后，再涂布Emdogain®，植入同种异体冻干骨移植物（FDBA）。

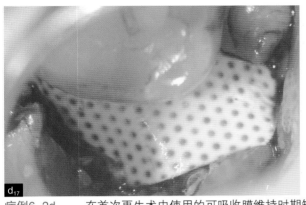
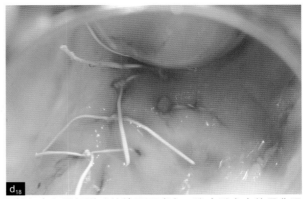

病例6-2d_{17,18}　在首次再生术中使用的可吸收膜维持时期短，阻断上皮向深部增殖的效果不确定。这次手术中使用非吸收性膜"Cytoplast"（Osteogenics Biomedical）。大约2个月后去除该膜。

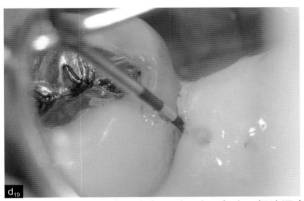
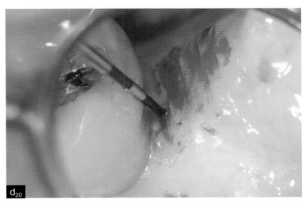

病例6-2d_{19,20}　第二次再生术后1年6个月复查，探诊深度为5mm，但CT影像上几乎看不到骨缺损，因此通过龈切术使袋变浅（2013年10月）。

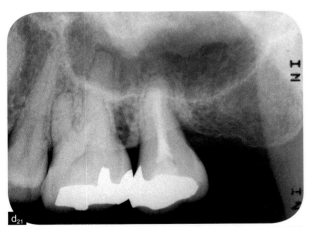
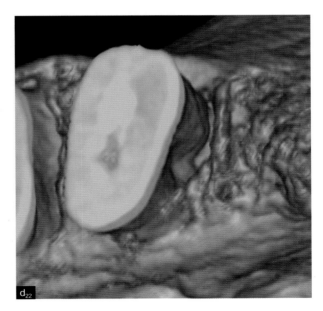

病例6-2d_{21,22}　首次牙周再生术后约10年复查时的X线片和CBCT的三维重建图。因为 7 没有松动，所以不采取联冠修复，而选用单独的金属嵌体修复。探诊深度为3mm，牙周组织维持良好（2018年12月）。

左下磨牙区

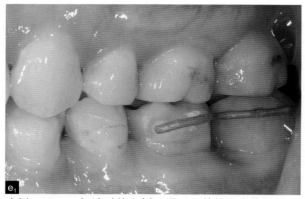

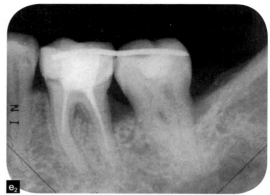

病例6-2e$_{1,2}$　初诊时的左侧面观。之前的医生使用钢丝做暂时固定。$\overline{6}$需要做根管治疗，$\overline{7}$有较大范围龋损，因此安装$\overline{6\,7}$临时联冠修复。$\overline{6}$根管治疗后，行$\overline{6\,7}$牙周再生术。

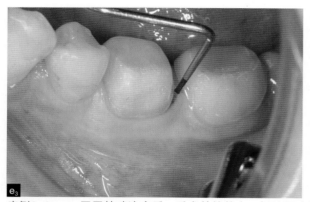

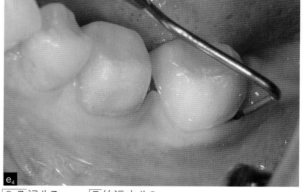

病例6-2e$_{3,4}$　牙周基础治疗后，手术前的状态。探诊深度值：$\overline{6\,7}$间为7mm、$\overline{7}$的远中为9mm。

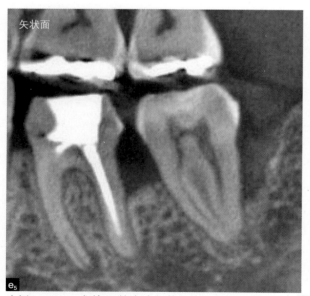

矢状面

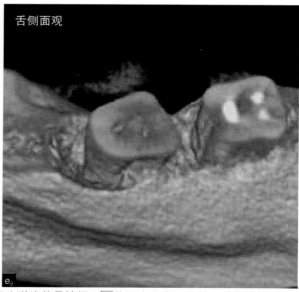

舌侧面观

病例6-2e$_{5,6}$　术前CT检查（矢状面像和三维重建图）。$\overline{6\,7}$间为弹坑状骨缺损，$\overline{7}$的远中为宽而深的三壁骨缺损。

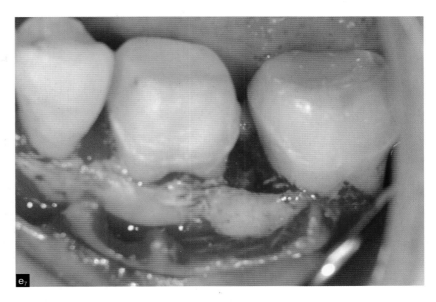

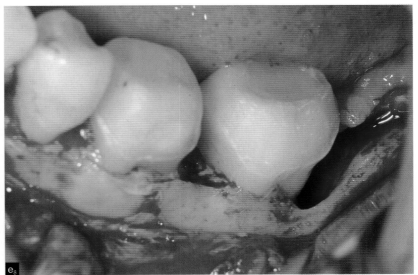

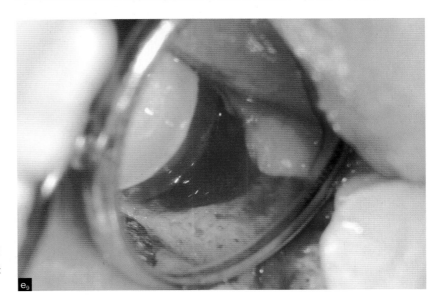

病例6-2e$_{7-9}$ 骨缺损处清创完毕。如CT所见，$\overline{6\ 7}$间有宽大的弹坑状骨缺损、$\overline{7}$远中有宽而深的三壁骨缺损。

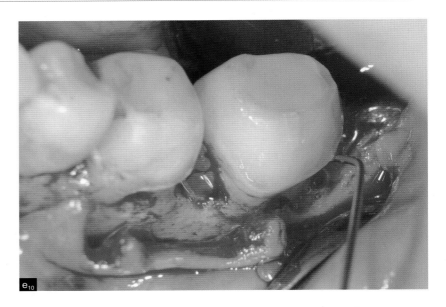

病例6-2e$_{10,11}$　冲去血块后，迅速涂布Emdogain®凝胶，随后植入同种异体冻干骨移植物（FDBA）。

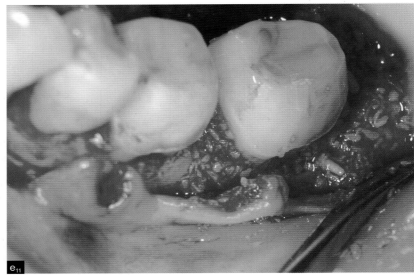

病例6-2e$_{12}$　在$\overline{7}$远中宽大三壁骨缺损处，以及在$\overline{6\ 7}$间的弹坑状骨缺损处覆盖可吸收膜。虽然牙间乳头存在坏死的风险，但因牙根间距大于3mm，可在直视下确切地缝合关闭牙间乳头。

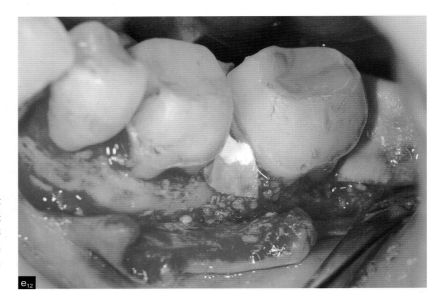

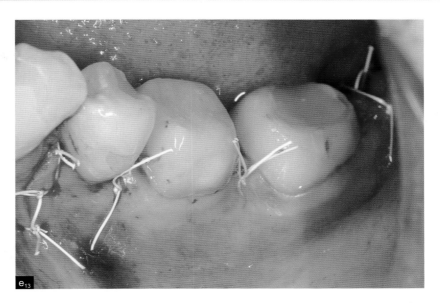

病例6-2e₁₃　用Gore-Tex Suture Cv-6缝线缝合。6|7牙间乳头没有坏死，术后恢复良好。

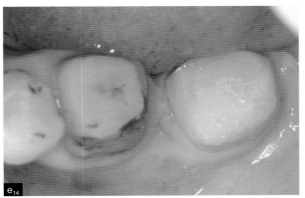

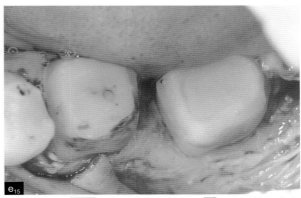

病例6-2e₁₄,₁₅　约3年6个月后，因需骨修整，再次翻瓣查验（re-entry）。6|7间的弹坑状骨缺损和7|远中骨缺损完全消失。为了形成生理性的骨形态，行少量骨修整。

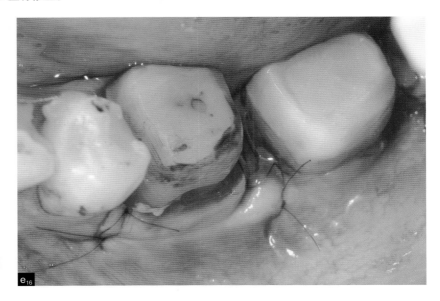

病例6-2e₁₆　角化龈宽度只有2～3mm，为了尽量保存角化龈，翻瓣制备半厚瓣，并根向复位。

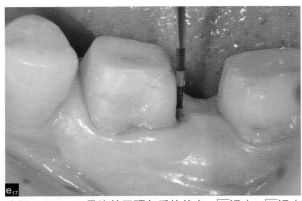 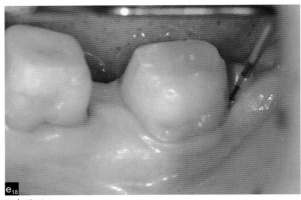

病例6-2e₁₇,₁₈　最终基牙预备后的状态。⌐6远中、⌐7远中探诊深度均为2mm。

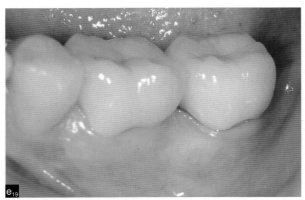 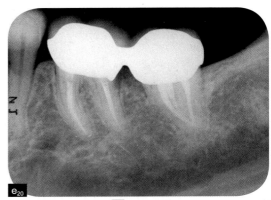

病例6-2e₁₉,₂₀　安装最终修复体时的状态（术后4年）。X线片示牙槽骨状态稳定（⌐7因术后敏感加重，已做根管治疗）。

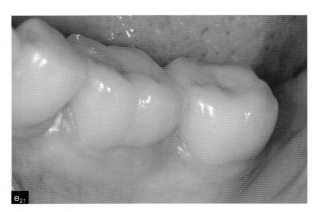

病例6-2e₂₁　安装最终修复体后6年的状态。探诊深度小于3mm，无牙龈退缩，牙周组织维持良好（2018年12月）。

病例6-2e₂₂,₂₃　牙周再生术后约10年的CT影像。骨缺损消失，恢复了生理形态。

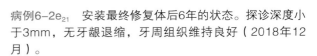

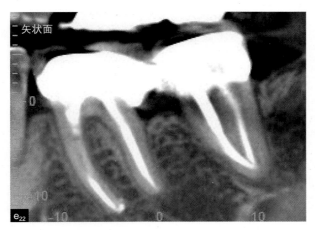 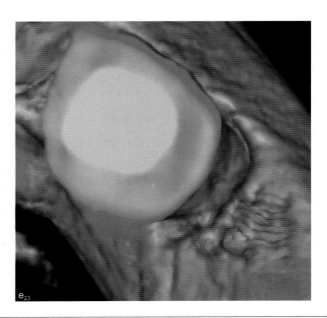

右下磨牙区

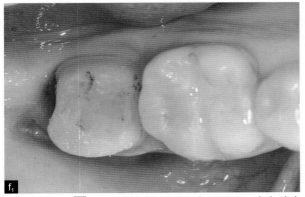

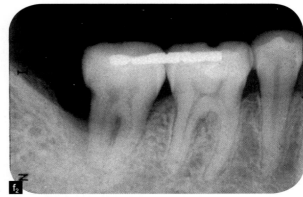

病例6-2f_{1,2}　$\boxed{7}$ 远中面龋坏达龈下。由于调𬌗，尖窝嵴会变得平坦，所以决定用全冠修复。图示再生手术前的状态。

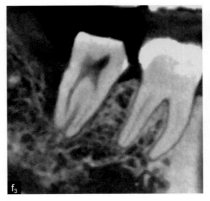

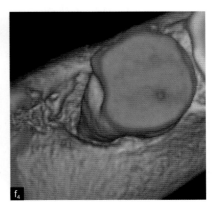

病例6-2f_{3,4}　术前CT影像，垂直骨缺损波及根尖附近。

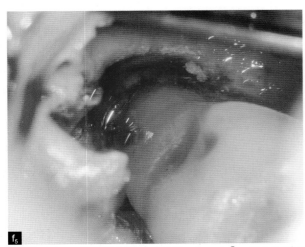

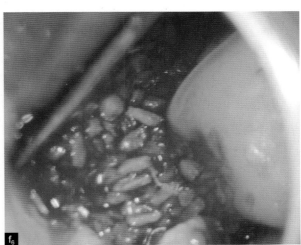

病例6-2f_{5,6}　彻底清创后，涂布Emdogain®，植入同种异体冻干骨移植物（FDBA）。等待手术后软组织愈合，再治疗龈下的龋损。

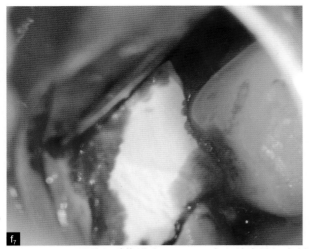

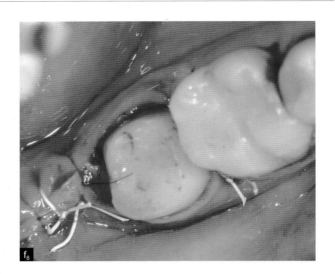

病例6-2f_{7,8}　覆盖可吸收膜（Bio-Gide），缝合关闭术创。

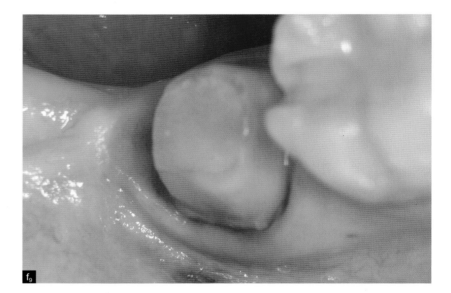

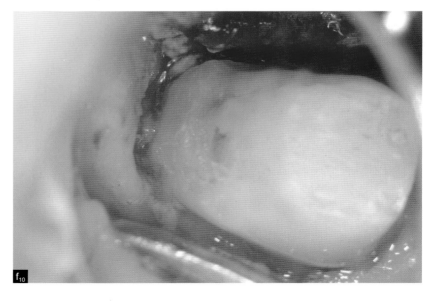

病例6-2f_{9,10}　术后约8个月时，去除累及龈下的龋损的腐质时，发现已呈现牙髓炎症状，遂拔髓做根管治疗。随后，以牙槽骨整形为目的行再翻瓣查验（re-entry）。可见 7 远中已有明显的牙槽骨再生，但残留1～2mm浅而窄的骨缺损。

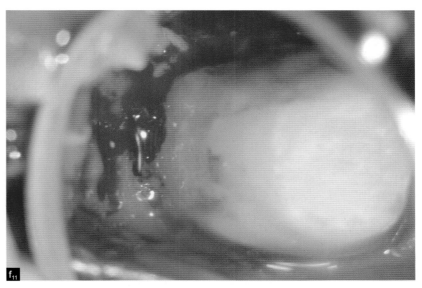

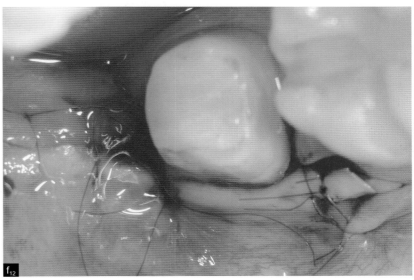

病例6-2f_{11,12}　为了让骨缺损处嵴顶尽量平坦，行牙槽骨修整术，并将龈瓣根向复位缝合。

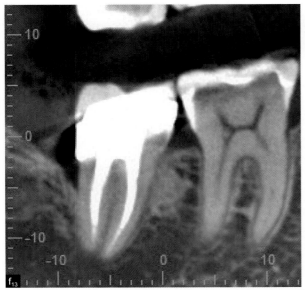

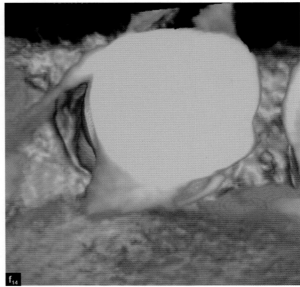

病例6-2f_{13,14}　[7]冠修复后的CT影像（氧化锆冠周围有伪影）。残留少量骨缺损，探诊深度为4mm，需要密切的维护治疗。

右上后牙区

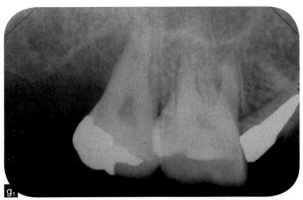 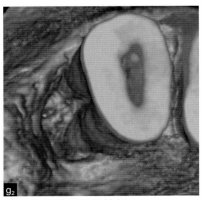

病例6-2g_{1,2}　7|初诊时的X线片和三维重建影像。7|远中有垂直骨缺损，为宽而深的三壁骨缺损。

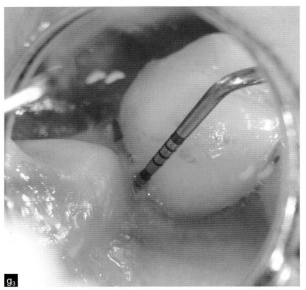 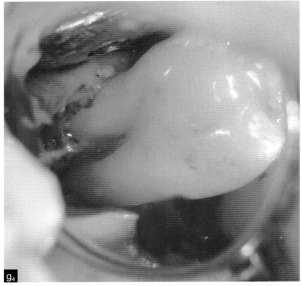

病例6-2g_{3,4}　7|的探诊深度为9mm。图示清创结束时的状态。与左侧相同，在根面上发现有凹陷，但不是裂隙状，而是较平滑的曲面。

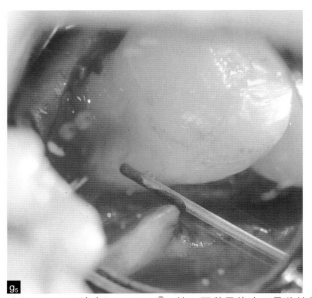 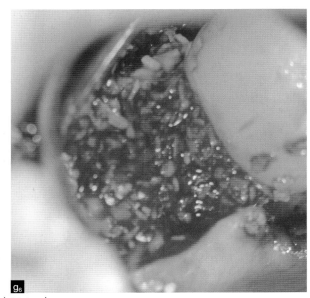

病例6-2g_{5,6}　涂布Emdogain®，植入同种异体冻干骨移植物（FDBA）。

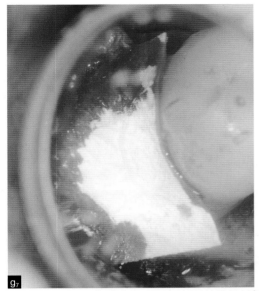
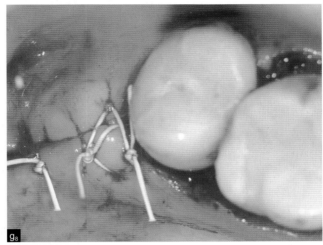

病例6-2g_{7,8} 用可吸收膜（Bio-Gide）覆盖植骨材料。缝合关闭创口。

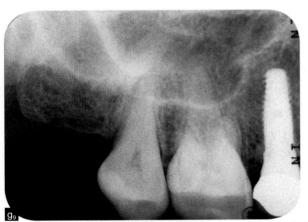
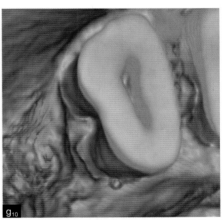

病例6-2g_{9,10} X线根尖片示良好的愈合状态。在三维重建图像中可见骨面凹凸不整的外观，而探诊深度在3～4mm以下，可认为不需要骨修整术。

上颌前牙区

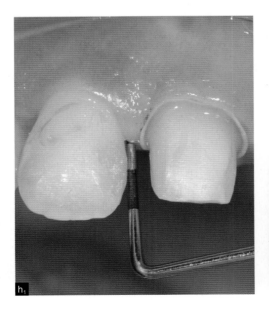
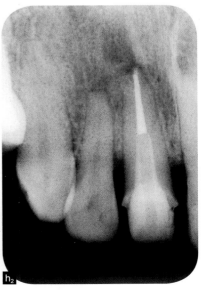

病例6-2h_{1,2} 在 2 1 间发现6mm深的牙周袋。

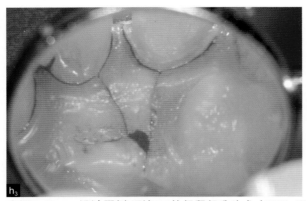 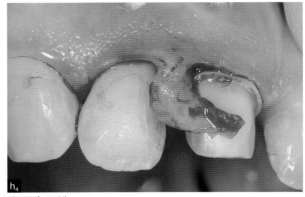

病例6-2h₃,₄　设计腭侧V形切口的保留龈乳头术（PPT-PV），翻开全厚瓣。

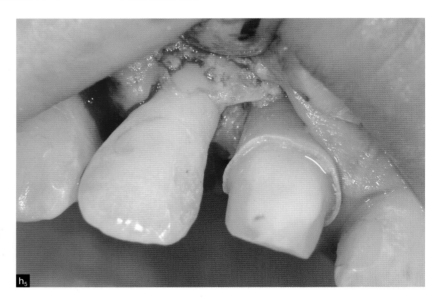

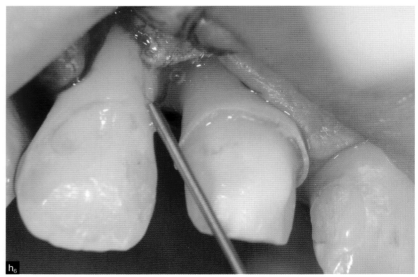

病例6-2h₅,₆　[1]远中有二壁骨缺损。彻底清创后，涂布Emdogain®。

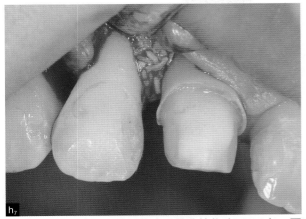

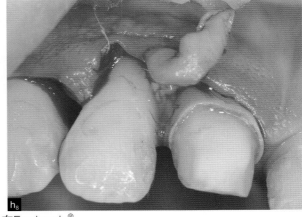

病例6-2h$_{7,8}$　植入同种异体冻干骨移植物（FDBA），再次涂布Emdogain®。

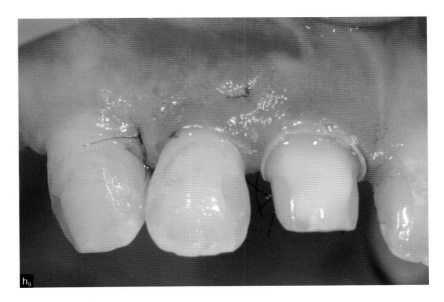

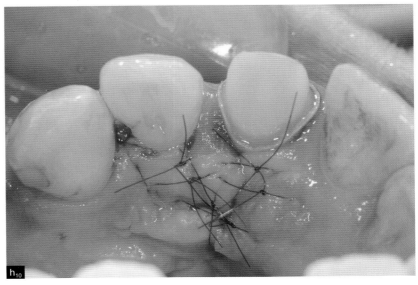

病例6-2h$_{9,10}$　用PROLENE 6-0缝线（Ethicon）行水平褥式和单纯缝合，关闭术区。

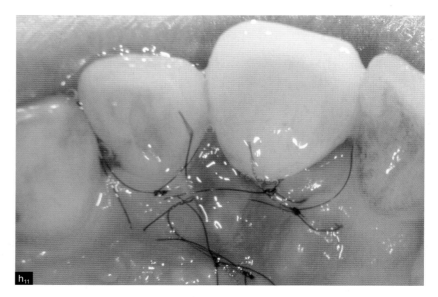

病例6-2h₁₁　1周后牙间乳头的状态。没有坏死，愈合良好。

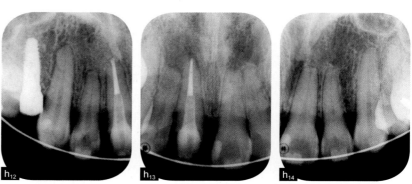

病例6-2h₁₂₋₁₄　术后3个月开始正畸治疗。为了排齐上颌前牙，改善下颌拥挤，进行了约2年的正畸治疗。X线片示术后1年的状态，见牙槽骨量增加。

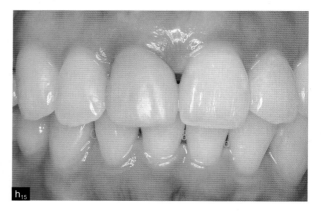

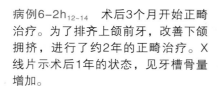

病例6-2h₁₅　术后约2年，正畸结束。邻牙采取树脂填充改形、美白等治疗措施。2 1 牙间乳头形态维持良好。

病例6-2h₁₆,₁₇　初诊时和治疗结束时照片比较。正畸治疗使牙齿位置左右对称，提升了美观。

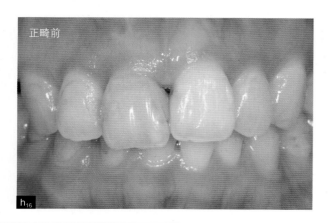

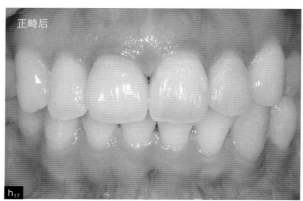

治疗结束时

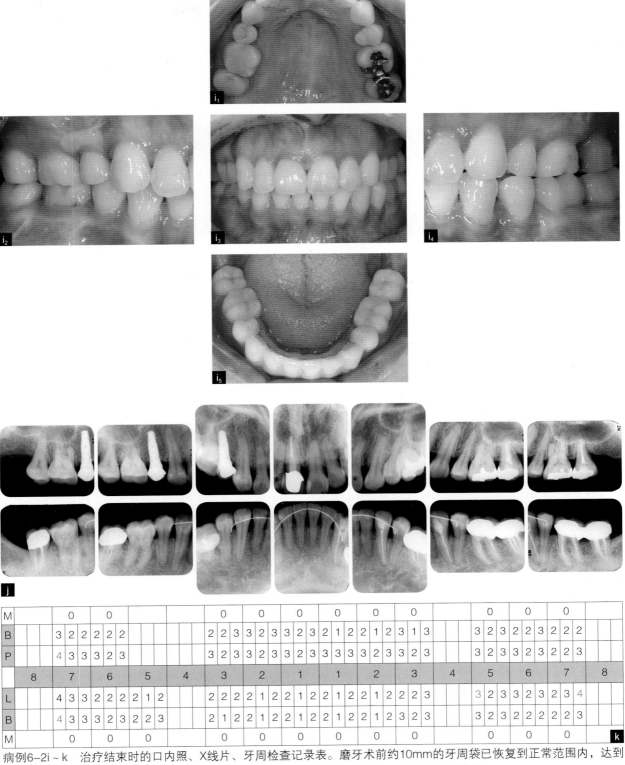

M		0	0			0	0	0	0	0			0	0	0	
B		3 2 2	2 2			2 2 3	3 2 3	3 2 3	2 1 2	2 1 2	3 1 3		3 2 3	2 2 3	2 2 2	
P		4 3 3	3 2 3			3 2 3	3 2 3	3 2 3	3 3 3	3 2 3	3 2 3		3 2 3	3 2 3	2 2 3	
	8	**7**	**6**	**5**	**4**	**3**	**2**	**1**	**1**	**2**	**3**	**4**	**5**	**6**	**7**	**8**
L		4 3 3	2 2 2	2 1 2		2 2 2	2 1 2	2 1 2	1 2 1	2 2 2	3		3 2 3	3 2 3	2 3 4	
B		4 3 3	3 2 3	2 2 3		2 1 2	2 1 2	2 1 2	2 1 2	2 1 2	3 2 3		3 2 3	2 2 2	2 2 3	
M		0	0	0		0	0	0	0	0			0	0	0	k

病例6-2i～k　治疗结束时的口内照、X线片、牙周检查记录表。磨牙术前约10mm的牙周袋已恢复到正常范围内，达到易维护的状态。上颌前牙经历牙周再生术和正畸治疗，牙间乳头没有消失，美观上得到改善。

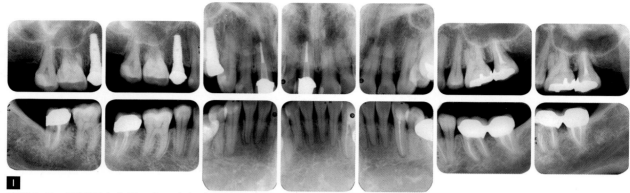

I

病例6-2I　牙周再生术后10年，全部治疗结束后6年复查时的X线片。每3个月一次维护治疗，维持了良好的状态。

病例讨论　受到智齿的影响，第二磨牙远中面常形成垂直骨缺损。由于水平埋伏或倾斜智齿的影响，在第二磨牙的根面上会滞留菌斑，产生局部的牙周炎，最终导致牙周膜丧失和牙骨质污染。倘若拔智齿时得鱼忘筌，没做到彻底的根面清创，就会像本病例那样，形成骨缺损[3]。在第二磨牙远中面行骨缺损手术时，术野难保证，常需要用口镜反射观察，窒碍难行。在根面清创中往往要使用钻针磨头，但较多出现牙敏感现象。有必要探讨对牙髓伤害小且有效清创的方法。虽然曾尝试用激光清创，但现有的激光工作尖很难照射到末端磨牙远中面，翘盼厂家开发出能弯曲照射的激光工作尖。

约2005年起，人们将牙科CBCT应用于牙周炎骨缺损的检查中，对于再生术的适应证判断、复查时的再评估不无裨益。过去再生术后常需二次翻瓣，判断成骨的形态。有了CT影像检查后，可避免不必要的手术介入。牙科CBCT是种植修复的必要一环，同样也是再生术不可缺少的工具。

病例6-3　全口重度牙周炎行再生术和牙周夹板式修复的病例

患者　45岁男性

初诊日期　2000年3月

主诉　后牙脱落后进食困难。希望治疗牙周病

病例概要　因牙齿松动，到附近医院就诊，诊断为牙周炎，拔除4 5。由于余留牙的保留较难，建议牙周病专科医生处理，遂介绍前来本院。

患者虽为吸烟者，但经劝导，约定以戒烟作为治疗的前提。观察到全口牙槽骨重度吸收，Ⅰ度～Ⅱ度松动，左下后牙缺失，垂直止点丧失，因此计划余留牙在牙周再生术后，行金瓷联冠永久固定，缺牙区行种植修复。计划得到患者同意，开始实施。

患者相关因素（patient-related factors）		
（1）有无全身性疾病	A	
（2）吸烟习惯	C → B	约定戒烟
（3）菌斑控制	B → A	指导能改善
（4）年龄	B	

患牙相关因素（bone defect & tooth related factors）		
（1）骨缺损形态	B	
（2）骨缺损位置	A ～ B	
（3）软组织状态	B	可能受吸烟的影响，多黑色素沉着
（4）咬合状态	C → A	经联冠固定，种植修复稳定咬合

治疗计划

1）牙周基础治疗。

2）7 8拔除。

3）5 6种植体植入。

4）7 6安装临时修复体。

5）1～6牙周再生术。

6）7～1牙周再生术。

7）5 6种植体二期+临时修复。

8）安装6 4临时修复体。

9）1|1拔牙。

10）6 5 4 3 2、2 3 4牙周再生术。

11）安装上下颌最终修复体。

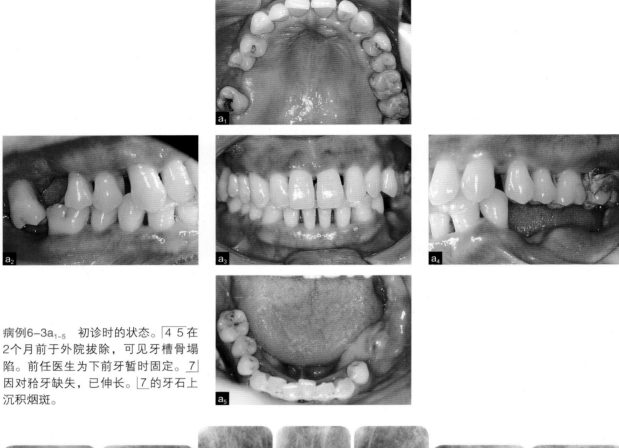

病例6-3a₁₋₅ 初诊时的状态。4 5在2个月前于外院拔除，可见牙槽骨塌陷。前任医生为下前牙暂时固定。7因对殆牙缺失，已伸长。7的牙石上沉积烟斑。

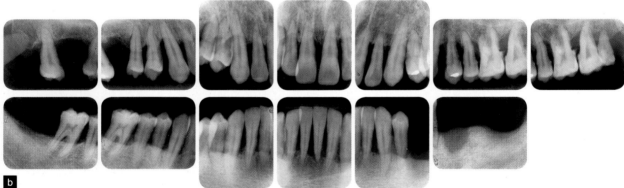

M		2		1	1	1	1	1	1	1	1	2	2	1	2	3
B		5 5 5		5 2 2	8 1 3	5 1 3	4 2 3	3 3 6	4 2 4	6 2 4	4 2 5	5 3 5	4 5 8	5 3 6	8 8 8	6 8 8
P		8 7 6		6 4 4	4 2 3	6 5 3	4 4 3	3 4 6	6 6 5	6 5 7	6 5 6	8 6 7	6 7 8	6 4 5	7 7 7	7 8 7
	8	7	6	5	4	3	2	1	1	2	3	4	5	6	7	8
L			2 4 6	5 2 6	5 6 7	4 3 4	5 4 4	4 3 5	5 3 4	4 3 4	5 4 6	6 3 5				
B			3 2 6	5 2 6	5 2 5	5 2 6	3 5 4	4 4 3	6 6 6	6 3 4	5 1 3	6 1 5				
M			1	1	2	0	0	0	0	0	1	1				

病例6-3b，c 初诊时的牙科X线片和牙周检查记录表。可见全口重度骨吸收（3+3因前任医生的暂时固定，松动度为0度）。

⌐5 6 种植一期

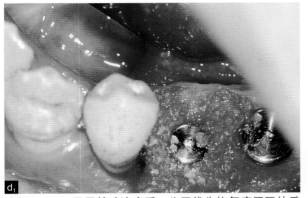

病例6-3d₁　牙周基础治疗后，为了优先恢复磨牙区的垂直止点，在⌐5 6处植入种植体。⌐5有牙槽骨凹陷，种植同期行GBR（引导骨再生术）。图示植入种植体后，植入同种异体冻干骨移植物（FDBA）的状态。

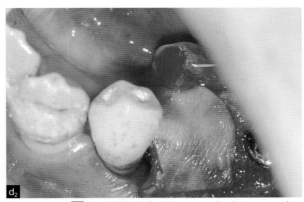

病例6-3d₂　⌐5处覆盖胶原膜"Bio-Gide"（Geistlich）。

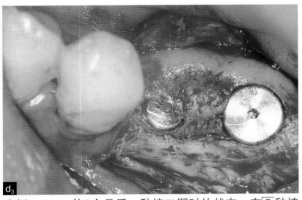

病例6-3d₃　约6个月后，种植二期时的状态。在⌐5种植体周围可见新生的牙槽骨。

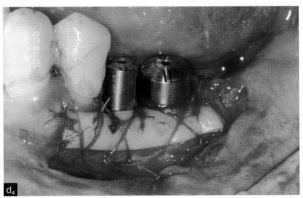

病例6-3d₄　安装临时基台。为了增加种植体周围的角化组织，行游离龈移植术。

⌐1—6 牙周再生术

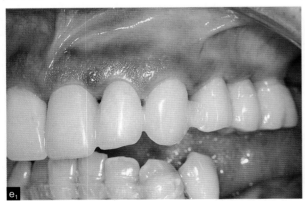

病例6-3e₁　上颌安装临时义齿后，在⌐1—6处行牙周再生术。

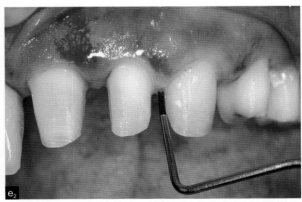

病例6-3e₂　术前状态。探诊深度从邻面至腭侧为6~8mm。

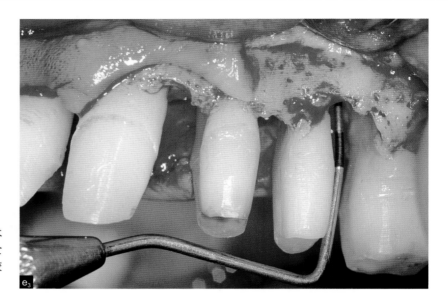

病例6-3e₃ 采用简化保留龈乳头术（SPPT）于牙间乳头部切开，翻全厚瓣清创，如图所示。颊侧骨壁较高，但邻面到腭侧的骨吸收较重。

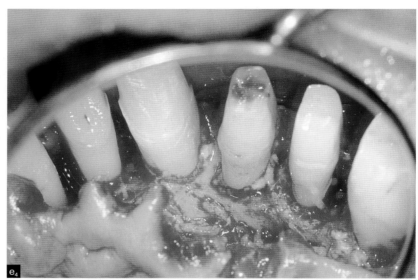

病例6-3e₄ 清创时的腭侧面观。从邻面到腭侧有严重骨吸收。

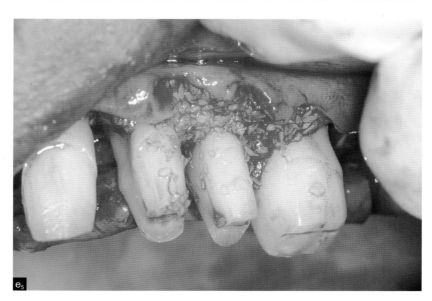

病例6-3e₅ 涂布Emdogain®后，植入同种异体冻干骨移植物（FDBA）。

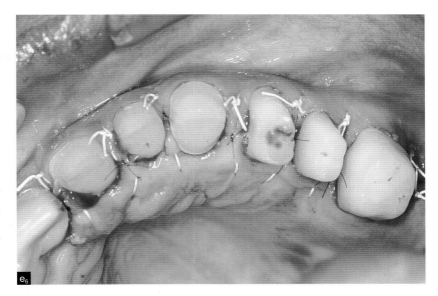

病例6-3e₆　|1—6 涂布"Emdogain® 和植骨"后，用Gore-Tex Cv-6缝线（日本Gore）行水平褥式缝合和PROLENE 6-0缝线（Ethicon）关闭创面。根据SPPT术式，做到基本关闭术创。

7—1|牙周再生术

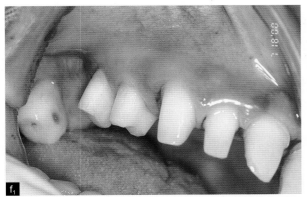

病例6-3f₁　7—1|的牙周再生术。图示术前拆除临时冠的状态。

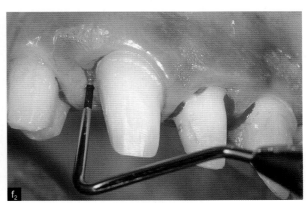

病例6-3f₂　3|的远中探诊深度为8mm。

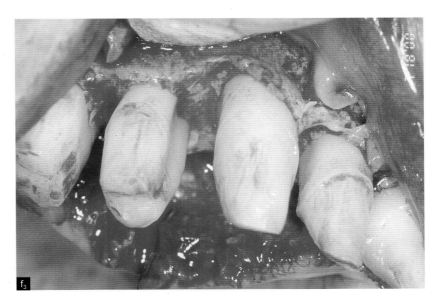

病例6-3f₃　上颌右侧磨牙与左侧相同，从邻面到腭侧有进展性骨吸收。幸运的是，7|没有发现根分叉病变。

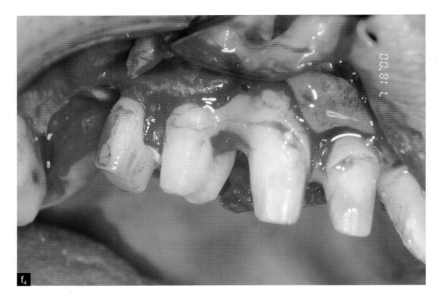

病例6-3f₄　清创后，涂布Emdogain®后的状态。

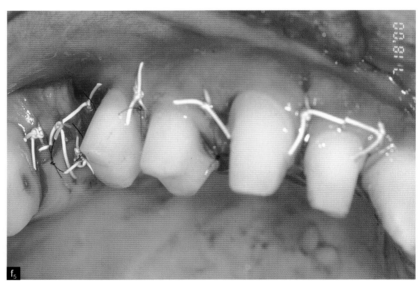

病例6-3f₅　之后植入同种异体冻干骨移植物（FDBA）并缝合。

6—3 牙周再生术

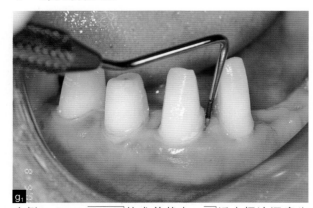

病例6-3g₁　6—3 的术前状态。3 近中探诊深度为7mm。

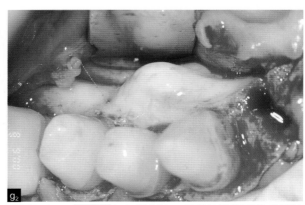

病例6-3g₂　6—3 与上颌相比，发现较浅的弹坑状骨缺损。6 舌侧为Ⅰ度根分叉病变。2 的骨吸收比预想的严重，决定拔除。另外，还在舌侧发现了较大的骨隆突。

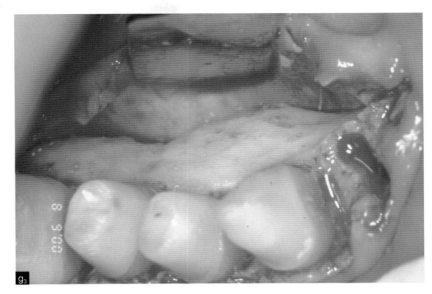

病例6-3g₃　修整骨隆突，收集骨屑与脱矿冻干同种异体骨（DFDBA）混合，作为骨移植物。

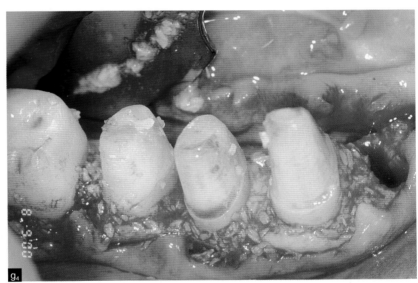

病例6-3g₄　牙周再生术与其他部位相同，采用涂布"Emdogain®+植骨（DFDBA和自体骨）"的方式。

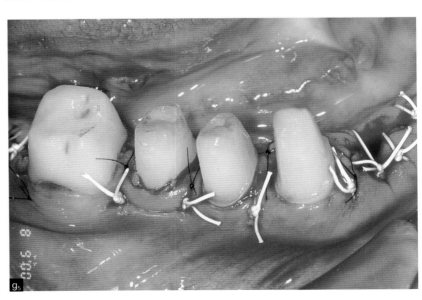

病例6-3g₅　龈乳头处的切口与其他部位相同，按SPPT的方式缝合，达成一期愈合。

⎡2 3 4 牙周再生术

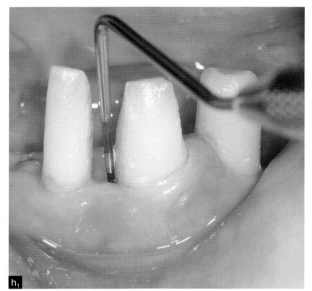

病例6-3h₁ ⎡2 3 4 术前状态。探诊深度为5mm。

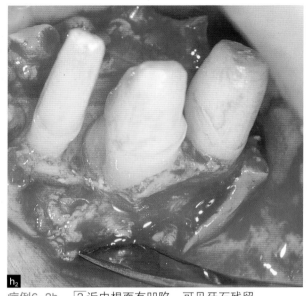

病例6-3h₂ ⎡3 近中根面有凹陷，可见牙石残留。

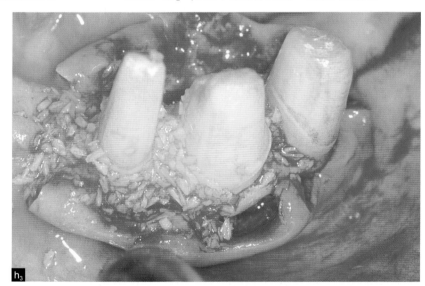

病例6-3h₃ 彻底清创后，涂布 Emdogain®和植骨。

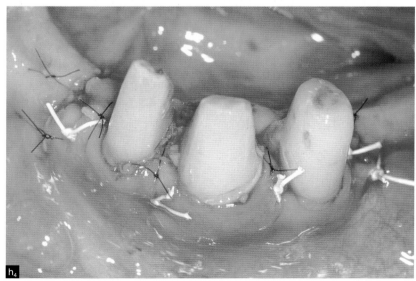

病例6-3h₄ 缝合方法与其他部位相同。

下前牙牙槽嵴扩增术

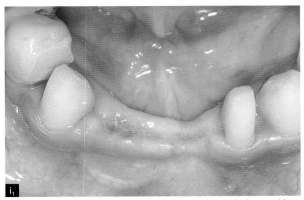

病例6-3i₁　全口牙周再生术结束。下前牙拔除后，缺牙区牙槽骨吸收，临时桥的桥体处存在难以清洁的问题。

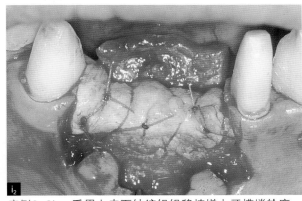

病例6-3i₂　采用上皮下结缔组织移植增大牙槽嵴轮廓。使用可吸收缝线Coated VICRYL 6-0（Ethicon）将结缔组织移植物固定在牙槽嵴顶。

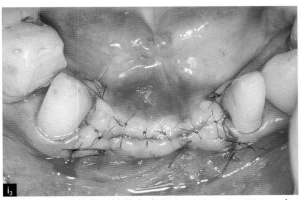

病例6-3i₃　瓣缝合后的状态（PROLENE 6-0，Ethicon）。

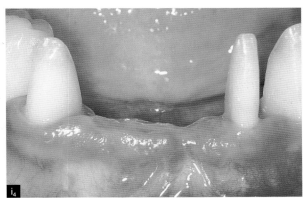

病例6-3i₄　缺牙区牙槽嵴凹陷已有改善，成为平坦的形状。

术后6个月，安装最终修复体时

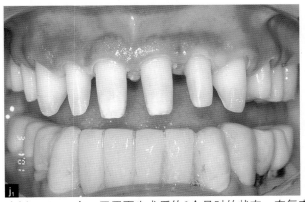

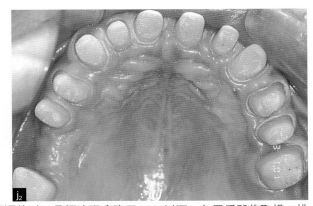

病例6-3j₁,₂　全口牙周再生术后约6个月时的状态。在复查再评估时，见探诊深度降至3mm以下。备牙后即将取模，排龈后的状态如图所示，没有出血，可见牙龈沟很浅。

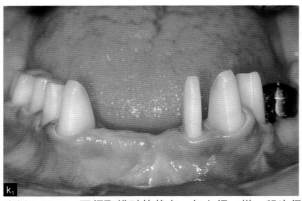
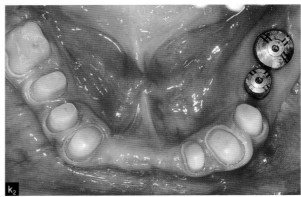

病例6-3k$_{1,2}$　下颌取模时的状态。与上颌一样，龈沟很浅。通过再生术可将龈缘维持在较高位置，且最终基牙为活髓牙。

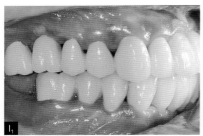
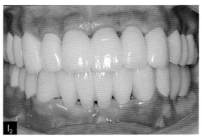
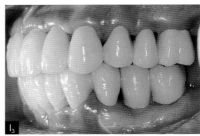

病例6-3l$_{1-3}$　安装最终修复体时的状态。上颌尖牙和第一前磨牙之间，使用栓道连接（key & keyway），整体上颌为联结固定。下颌 6̄5̄4̄ 为联冠修复，3̄+4̄ 为桥修复。5̄6̄ 为种植体支持的联冠临时粘接修复。

M			0			0		0		0		0		0		0		0		0		0		0		0		0	
B			4	3	3			3	2	3	3	2	4	3	1	3	3	2	3	3	3	3	3	2	3	3	2	3	3	2	4	2	3	3	2	4	3	2	3
P			4	3	4			5	3	3	3	3	4	3	2	3	3	3	3	3	2	3	3	2	3	3	2	3	3	3	4	4	3	4	4	3	3	3	3	4
		8		7		6		5		4		3		2		1		1		2		3		4		5		6		7		8
L					2	3	4	3	2	3	3	2	3	3	2	3						3	2	3	3	2	3	3	2	3		
B					3	3	3	3	2	3	3	2	3	3	2	3						3	2	3	3	2	2	3	2	3		
M				0			0			0			0						0			0			0			0		m

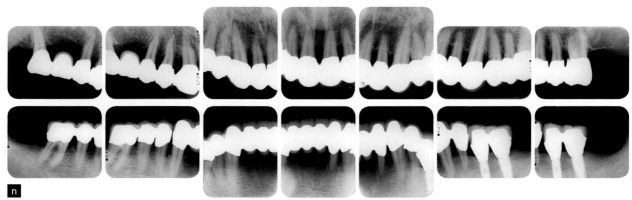

病例6-3m, n　治疗结束时的X线片和牙周检查记录表。与术前相比，骨水平增高。另外，6̄ 根分叉病变也有改善。

最终治疗后7年

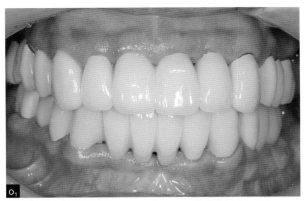

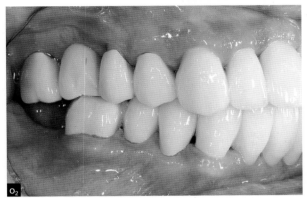 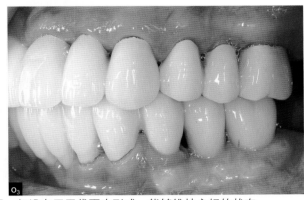

病例6-3o₁₋₃　治疗结束后7年复查。虽然修复体边缘略有暴露，但没有牙周袋再次形成，能够维持良好的状态。

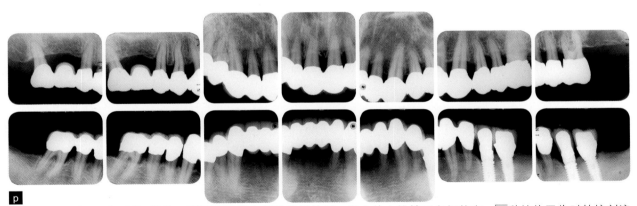

病例6-3p　术后8年时的X线片。6￣近中虽然有轻微的骨缺损，但大体上维持了良好状态。￣5种植体因临时粘接剂溶解，种植体松动拔除后，重新种植修复。

病例讨论　患者从外地乘坐新干线来院就诊，单程需花费2小时。患者不知道吸烟是牙周病的病因，已吸烟约20年。向患者说明，吸烟会对牙周组织及全身健康造成不良影响，应以戒烟为前提条件，启步"保牙治疗"之路。但即使开始戒烟，牙周组织也不会短期内改善至非吸烟者的健康状态，可能是在细胞水平看，再生能力低，再生术的成功率并不高。向患者说明这一切，患者接受治疗中的风险，同意上述治疗计划。

　　几乎所有牙齿都松动，所以为了稳定咬合，判断需要全口联结固定。术前安装临时修复体,实现咬合的稳定,并且备牙后再手术,切开、清创、缝合等处理变得容易。由于手术效率提升,原来通常一次手术只能完成4颗后牙,而在本病例中一次手术能完成6颗牙。上下颌总共19颗牙,分4次牙周再生术即能完成,可谓减轻了患者的负担。

在下前牙区,$\overline{1|1}$在初诊时即判断为无望保留牙,在安装临时修复体时拔除。$\overline{2|}$的骨吸收比预期严重,在再生手术中被认定为不宜保留而拔除。

如果通过牙周再生术,能将牙槽嵴顶保持在较高的位置,则冠修复时基牙预备量减少,可避免为修复而杀髓。有理由相信,保存活髓,可以大大减少牙根折裂和根尖病变的风险。

患者在治疗后8年中断了维护,非常遗憾。

参考文献

[1] Cardaropoli D, Re S, Corrente G, Abundo R. Reconstruction of the maxillary midline papilla following a combined orthodontic periodontic treatment in adult periodontal patients. J Clin Periodontol 2004;31(2):79 - 84.

[2] Cardaropoli D, Re S. Interdental papilla augmentation procedure following orthodontic treatment in a periodontal patient. J Periodontol 2005;76(4):655 - 661.

[3] Van Swol RL, Mejias JE. Management and prevention of severe osseous defects distal to the second molar following third molar extraction. Int J Periodontics Restorative Dent 1983;3(2):46 - 57.

第7章

根面覆盖术

图7-1a，b 使用Emdogain® 联合冠向复位瓣术后的组织学检查。McGuire等选取正畸待减数拔除的牙，涂布 Emdogain®并将龈瓣冠向复位覆盖根面，术中用钻针在根面标记切迹，以示原骨嵴顶位置。愈合后取得组织学研究。结果显示，切迹或根面冠方有新生牙骨质、新生牙周膜和新生牙槽骨。即使是一度失去的牙周组织，也可能通过根面覆盖再生。*参考文献[12]，获得许可转载。

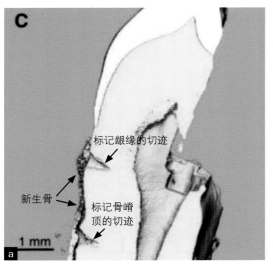

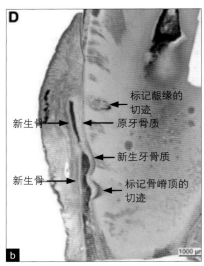

作为牙周再生治疗法的根面覆盖术

　　牙龈退缩发病率非常高。据统计，在美国30岁以上人群58%有1mm以上的牙龈退缩，发病率随年龄呈等比例上升[1]。以日本人为对象的调查显示，牙龈退缩患病率达76%[2]。近年来，随着人们对美观要求的提高，使用根面覆盖术治疗牙龈退缩的需求在上升。

　　直至20世纪80年代初为止的根面覆盖术，主要是采用冠向复位瓣术（coronally advanced flap，

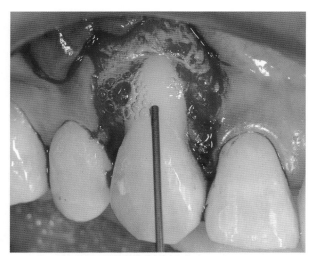

图7-2 多年来，采用冠向复位瓣术（coronally advanced flap，CAF）和结缔组织移植的根面覆盖术，作为一项预测性较高的术式在临床应用。但近年来，有临床对照和组织学研究报告指出，上述手术联用Emdogain®可获得更高的根面覆盖率[8-9]。

CAF）和侧方转位瓣术等带蒂瓣的术式，以及游离龈移植术（FGG）。后来Langer等[3]报告了将上皮下结缔组织移植到骨膜和龈瓣之间，两侧都将得到血供（double blood supply）。使用上皮下结缔组织移植术的各种术式日渐浮现。现在，使用结缔组织移植术的根面覆盖术，已是预测性较高的一项治疗方法[4]。

根面覆盖中使用Emdogain®的效果

　　有不少报道指出根面覆盖中应用生长因子是有效的。CAF是否联用Emdogain®的比较研究[5-6]，以及结缔组织移植术是否联用Emdogain®的比较研究[7-8]，都表明联用Emdogain®可显著提高根面覆盖率。

　　Mercado等纳入80位Miller 1类、Miller 2类牙龈退缩患者，采取结缔组织移植根面覆盖术治疗，以是否联用Emdogain®分为两组，做前瞻性研究。其结果是，联用Emdogain®组的根面覆盖率明显提升，且角化龈宽度显著增加，术后2周患者疼痛明显减轻[8]。甚至Miller 3类、Miller 4类牙龈退缩的病例也有同样的结果。因此说明，无论牙龈退缩的程度如何，联用Emdogain®都能有效提升疗效[9]。

　　组织学研究方面，Rasperini、Carnio等报告了以人的牙齿作为对象，行结缔组织移植术（CTG）联合Emdogain®的术式，发现有新生牙骨质、新生牙周膜和新生牙槽骨[10-11]。McGuire等也使用CAF联

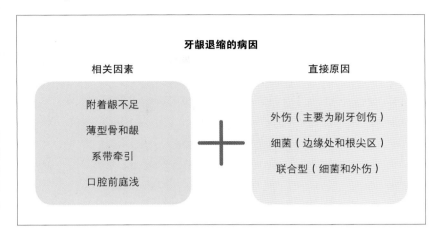

图7-3 牙龈退缩的"直接原因"和"相关因素"。只要存在一个"直接原因",就可能发生牙龈退缩。但如果存在解剖学上的"相关因素",即使只有轻度的"直接原因",也容易发病[13-15]。

用Emdogain®的术式,发现人的牙周有组织再生[12](图7-1a,b)。

如此看来,临床研究以及组织学研究表明,根面覆盖联用Emdogain®更有效(图7-2)。

牙龈退缩的原因

行根面覆盖术前,首先要思考牙龈退缩的原因。它是在"解剖学的相关因素"基础上,叠加"直接原因"而发病的[13-15](图7-3)。

发生牙龈退缩的"相关因素"中,牙龈薄、角化龈不足、牙槽骨薄、系带牵引、口腔前庭浅等,均符合薄龈生物型的解剖学特征。这些情形属临床常见。另外,业已发生退缩的情况下,患者难以自我清洁护理,有可能会让牙龈退缩进展,或有新的牙龈退缩出现。

牙龈退缩的"直接原因"有外伤、细菌或二者联合。其中,关联性最高的直接原因是过度刷牙所致创伤[15]。"直接原因"多为可控,辨析病因后,必须在手术前尽力除因。

牙龈退缩的分类

行根面覆盖术时,把握牙龈退缩的严重程度和治疗难度是很重要的。1968年,Sullivan和Atkins等根据退缩的宽度和深度,将牙龈退缩分为4类。据悉,窄而浅的退缩可以获得最佳的效果[16]。后续Mlinek等将"浅"的基准设为3mm[17]。

Miller分类

1985年,Miller以牙龈退缩的深度是否超过膜龈联合(MGJ),以及牙间软硬组织丧失量为基准,将牙龈退缩分为4类[18](图7-4)。对于Miller 1类和Miller 2类病例,很大可能实现完全根面覆盖,即覆盖至釉牙骨质界(cement-enamel junction,CEJ)处。Miller 3类病例则难以100%达成根面覆盖,但是可预期达成部分根面覆盖。Miller 4类病例则无法根面覆盖。Miller分类方法简单,易判断预后,诊断者间的误差小,成为牙龈退缩的代表性分类,在研究和临床工作中被使用。

Bertl等报告一项研究,4名评价员使用Miller分类标准,图片诊断200个病例。结果发现,评价者之间的诊断一致率非常高[19]。

新分类的必要性

30多年,Miller分类是牙龈退缩的代表性分类。此间,根面覆盖术的主角从FGG演变为结缔组织移植术,多种术式百家争鸣。术式的发展,也提升了治疗的成功率。例如,对于公认的难以完全覆盖的Miller 3类病例,近期有报告指出,可有接近

Miller分类

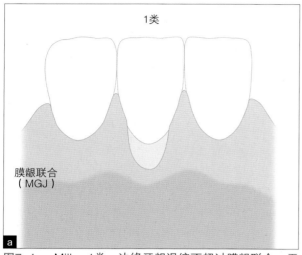

图7-4a　Miller 1类。边缘牙龈退缩不超过膜龈联合。无邻间牙周组织（骨和软组织）丧失，**可以期待100%的根面覆盖**。

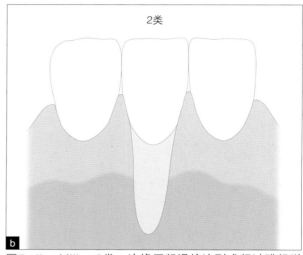

图7-4b　Miller 2类。边缘牙龈退缩达到或超过膜龈联合。无邻间牙周组织（骨和软组织）丧失，**可以期待100%的根面覆盖**。

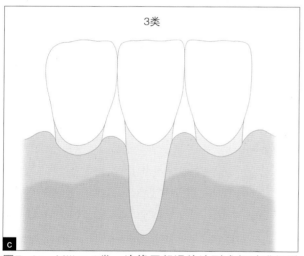

图7-4c　Miller 3类。边缘牙龈退缩达到或超过膜龈联合。由于邻间骨或软组织的丧失，或牙位置异常，难以实现100%的覆盖根面。但是，**可以期待部分根面覆盖**。

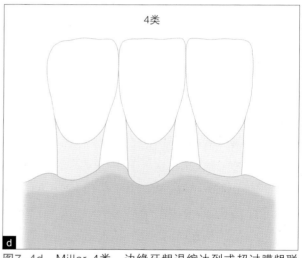

图7-4d　Miller 4类。边缘牙龈退缩达到或超过膜龈联合。由于邻间骨或软组织的丧失，伴或不伴明显的牙齿位置异常，**不能期待根面覆盖**。

40%的完全根面覆盖率[4,20-21]。在此背景下，现代根面覆盖术新分类呼之欲出[22-23]。2018年，欧洲与美国的牙周病学会的新命名研讨会中提出，推荐使用"Cairo分类"作为牙龈退缩的新分类标准[24]（图7-5）。

Cario分类

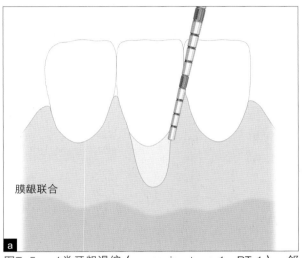

图7-5a　1类牙龈退缩（recession type 1，RT 1）。邻面无附着丧失的牙龈退缩。近远中面看不到CEJ。

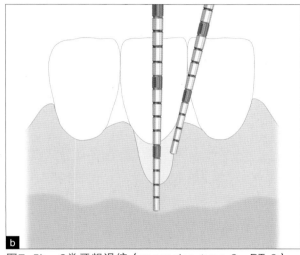

图7-5b　2类牙龈退缩（recession type 2，RT 2）。邻面有附着丧失的牙龈退缩。邻面的临床附着水平（clinical attachment level，CAL）小于或等于颊侧中央CAL。

Cairo分类

　　Cairo等关注邻面临床附着水平（clinical attachment level，CAL）的重要性，比较唇侧中央和近远中面的附着丧失值，分3种类型（图7-5）。

①1类牙龈退缩（recession type 1，RT 1）

　　邻面无附着丧失的牙龈退缩。近远中面看不到CEJ。

②2类牙龈退缩（recession type 2，RT 2）

　　邻面有附着丧失的牙龈退缩。邻面的临床附着水平（clinical attachment level，CAL）小于或等于颊侧中央CAL。

③3类牙龈退缩（recession type 3，RT 3）

　　邻面有附着丧失的牙龈退缩。邻面CAL大于颊侧中央CAL。

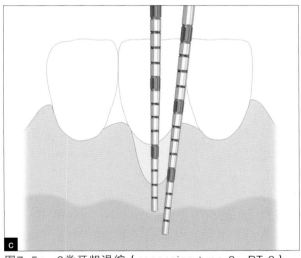

图7-5c　3类牙龈退缩（recession type 3，RT 3）。邻面有附着丧失的牙龈退缩。邻面CAL大于颊侧中央CAL。

　　该分类法的特点是，对于伴有邻面附着丧失的牙龈退缩，即Miller 3类病例，可按照唇侧中央和邻面的CAL相对大小，细分为RT 2或RT 3。他们指出，完全根面覆盖率为RT 1＞RT 2＞RT 3。RT 3病例不可能实现完全根面覆盖[25]。

　　有研究验证了Cairo分类与结缔组织移植术疗效的关系，结果显示，RT 1病例的完全根面覆盖率为86.7%，RT 2病例的完全根面覆盖率为74.2%，效果均良好[26]。术后效果维持3年之久[27]。

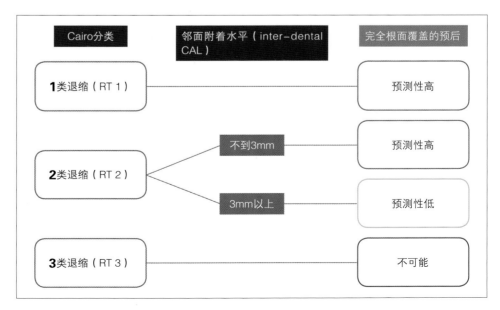

图7-6 术前邻面的附着水平与术后6个月完全根面覆盖率的关系。在结缔组织移植物（CTG）根面覆盖术中，如果邻面附着水平小于3mm，实现完全根面覆盖的可能性更高。*引自参考文献[29]。

邻面附着水平的重要性

Miller分类体系也强调，根面覆盖术中，亟须邻间软组织为暴露根面处的移植物，以及覆盖其上的龈瓣提供血液。由此推断邻间软组织的丧失量与术后的根面覆盖率存在相关性。Zucchelli报道过以此为基础，预测术后效果的研究[28]。Cairo等指出，在合并结缔组织移植的冠向复位瓣术（CAF）中，

如果邻面CAL小于3mm，则完全根面覆盖的概率更高[29]（图7-6，图7-7）。从这些报告可以看出，同样是Miller 3类，如果属于Cairo RT 2，邻面CAL小于3mm，也可以采用结缔组织移植的根面覆盖术，大概率获得完全根面覆盖。

以下展示Miller 3类、Cairo RT 2的单牙牙龈退缩，实现完全根面覆盖的病例（图7-8）。

图7-7 根据"Cairo分类"和"邻面附着水平"判断根面覆盖的预后。Cairo等学者的一系列研究表明，邻面附着水平与完全根面覆盖率相关。Cairo RT2中，如果附着水平小于3mm，则表明使用结缔组织移植术（CTG）可以获得良好的结果[23-25,27]。

使用Cairo分类法的临床实战

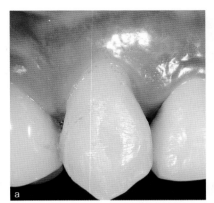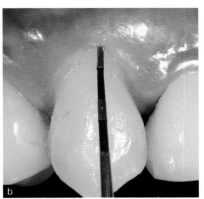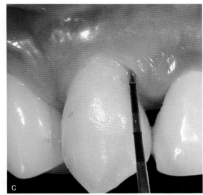

图7-8a ③为Miller 3类牙龈退缩。

图7-8b，c 比较唇侧中央和邻面的附着水平，均为3mm，因此诊断为Cairo RT 2。如前所述，虽然是RT 2，由于邻面附着水平小于3mm，可以期待完全根面覆盖。

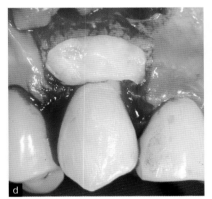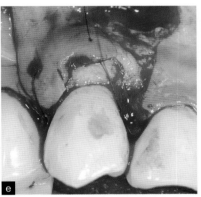

图7-8d 翻瓣后，量取大小合适的结缔组织移植物。CAF+CTG是治疗Miller 3类有效的术式。

图7-8e，f 将结缔组织移植物与骨膜缝合固定，通过悬吊缝合将外瓣冠向复位。

图7-8g 术后6个月复查。邻间软组织有缺损的Miller 3类，Cairo RT 2病例，也能实现完全根面覆盖。

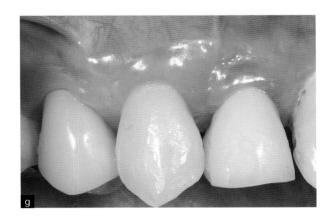

结缔组织移植术应用于根面覆盖

使用结缔组织移植的根面覆盖术的优点是，完全根面覆盖率高，角化龈宽度增加的同时牙龈厚度也有所增加[30-32]。因此，术前的角化龈宽度小于2mm，或者虽角化龈宽度达2mm以上，但厚度小于1mm的病例，应采用结缔组织移植术尽量增加软组织[33]（图7-12c）。

Langer发表其发明的术式后，不少结缔组织移植术式在学术界相继亮相[34-39]。当中改良的要点包括移植物的血供、术后的美观性、术式简化等。保障移植物血供的代表性例子是不离断龈乳头的隧道技术。另外，在暴露根面上，将结缔组织移植物与龈外瓣重叠放置的方法，称为"双层瓣技术（bilaminar technique）"。用此法有助于向移植物提供更可靠的血供[39-40]（图7-9，图7-10）。

另一方面，使用结缔组织移植的根面覆盖术，比带蒂瓣无移植的根面覆盖术，更容易形成瘢痕，美学效果不佳[41]。尤其是为了增宽角牙龈，有意让结缔组织移植物外露，不被外瓣覆盖的术式（图7-11），与起用外瓣完全覆盖结缔组织移植物的双层瓣技术相比，美学效果更差。选择术式时应慎重考虑[40,42]。

双层瓣技术

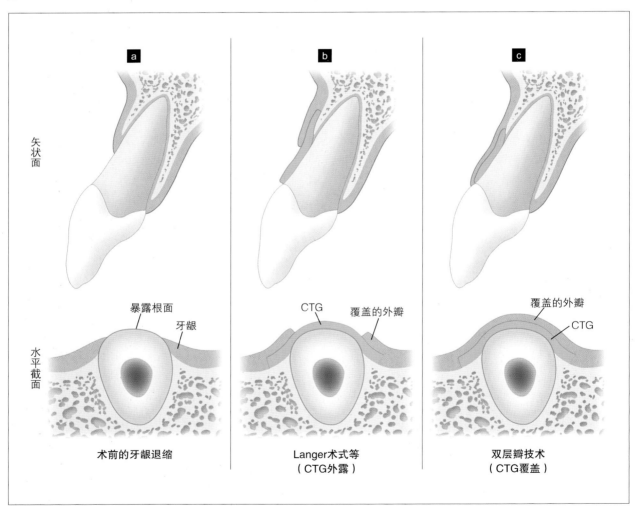

图7-9a～c　同样是结缔组织移植术，根据是否用外瓣将裸露根面处的结缔组织移植物（CTG）覆盖，术式名称有所不同。以Langer术式为代表的露出部分结缔组织移植物的术式（b）。用外瓣将裸露根面处的结缔组织移植物（CTG）重叠覆盖的术式称为双层瓣技术（c）。考虑到结缔组织移植物的血供，暴露部分结缔组织移植物的情况下，需要尺寸较大的结缔组织移植物。也适用尺寸较小的结缔组织移植术[3,36,39,46]。

连续多牙处行双层瓣根面覆盖术

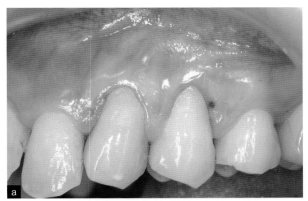

图7-10a　|3 4诊断为Miller 1类、Cairo RT 1的牙龈退缩。此处为美观区域，角化龈宽度在2mm以上，所以选择外瓣完全覆盖结缔组织移植物的双层瓣技术（bilaminar technique）。

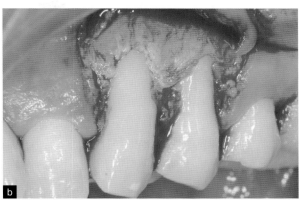

图7-10b　翻瓣并刮治根面后的状态。|3 4有牙龈退缩，与邻牙的龈缘水平有落差。为了使外瓣能充分向冠方推进，笔者认为需要垂直切口。

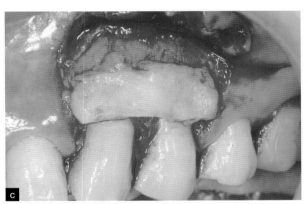

图7-10c　从腭侧取结缔组织移植物，比量大小。

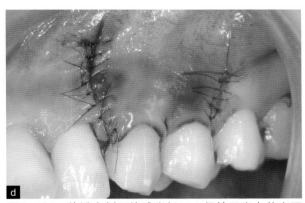

图7-10d　外瓣内侧面施减张切口，保持无张力状态下冠向移动。

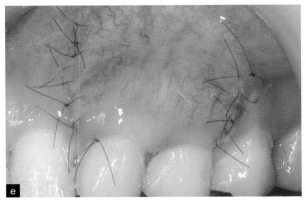

图7-10e　术后1周复查，愈合良好。

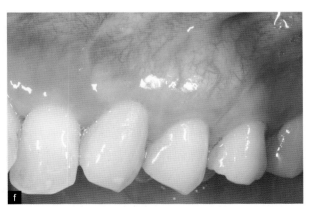

图7-10f　术后1年6个月复查。牙龈成熟，与周围组织协调。

结缔组织部分暴露的术式

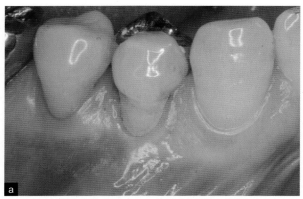

图7-11a $\overline{4}$诊断为Miller 2类牙龈退缩。$\overline{4}$由于牙颈部有磨损和酸蚀，釉牙骨质界（CEJ）变得模糊，故决定在术前用复合树脂再现原本的CEJ。

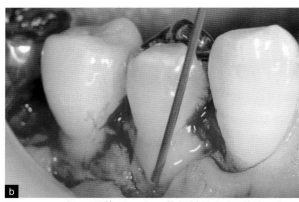

图7-11b 根面平整后，为了获得结缔组织附着，根面涂布Emdogain®。

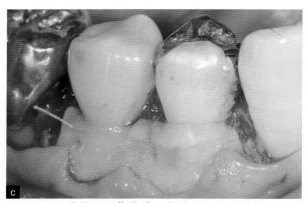

图7-11c 使用可吸收缝线，将结缔组织移植物悬吊缝合在$\overline{5\ 4}$处。

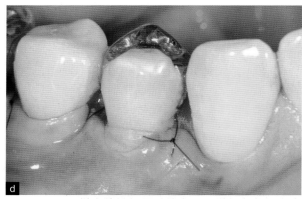

图7-11d 同样在外瓣行悬垂缝合，以增加角化龈宽度为目的，故意地部分外露结缔组织移植物。

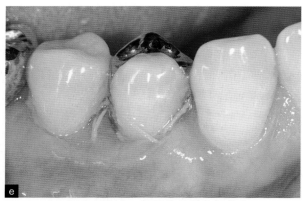

图7-11e 术后2周复查。移植物呈现良好状态。

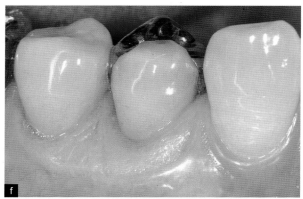

图7-11f 术后5年复查。由于角化龈宽度和厚度增加，显著地改善了牙周环境，变得比术前更容易维护。

牙龈生物型的影响

如前所述，结缔组织移植应用在根面覆盖术中，疗效优异，在众多文献报告中被认可，成为根面覆盖术的金标准[4]。

而另一方面，也有学者验证，即使不使用结缔组织移植，也有可能取得良好结果。决策时需评价项目包括"牙龈生物型（gingival biotype）"（2018年以后，欧美牙周病学会采用"牙龈表现型（gingival phenotype）"，本书仍使用"gingival biotype"一词）。牙龈生物型在角化龈的宽度和厚度中体现。将牙周探针探入龈沟，根据其有无透色，分为"薄型（thin biotype）"或"厚型（thick biotype）"，此法称为"牙周探诊法"（图7-12a）[45]，是临床上可操作性强的方法之一。此外，在术中有更准确的测量厚度的方法，即是使用厚度计的"直接测量法"（图7-12b）。Baldi等单纯使用CAF行根面覆盖，在术中使用厚度计测量了龈瓣厚度。结果发现，龈瓣厚度大于0.8mm的部位，均实现完全根面覆盖，厚度小于0.8mm者仅实现部分覆盖[43]。另外，Berlucchi等报告，通过CAF+EMD实现完全根面覆盖的部位，龈瓣厚度都在1mm以上[44]。此外，Cairo等在龈厚0.8mm以上牙位，比较单纯CAF和合并"CAF+CTG"两种术式，发现完全根面覆盖率和术后牙龈退缩量没有显著差异，而美观结果上，单纯CAF术效果更佳[41]。

从这些报告看出，如果术前牙龈厚度在1mm以上，即使只用CAF，也可以得到与"CAF+CTG"相同的覆盖率（图7-12，病例7-1）。若能循此规律，判断是否应该使用结缔组织移植术，且选择合适的术式，有可能微创地得到美观结果。

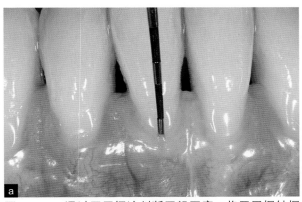

图7-12a 通过牙周探诊判断牙龈厚度。将牙周探针探入龈沟，从有无透色来评估牙龈厚度。探针透色，牙龈厚度不到1mm；有透色，厚度达1mm以上。此方法简单，易应用于临床[45]。

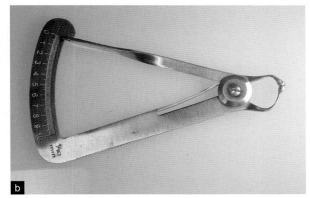

图7-12b 用改良型内卡尺直接测量法。若在龈乳头处切开，大幅翻瓣，可在手术中使用厚度计直接测定[43]。常规的内卡尺末端纤细，会刺伤牙龈，所以使用末端接触面积大的改良卡尺。

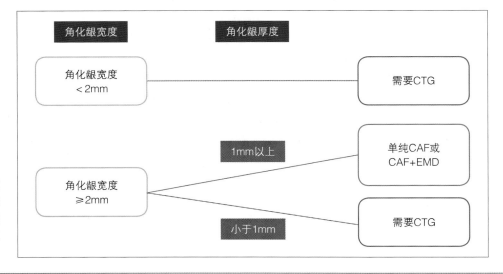

图7-12c 由"角化龈宽度"和"角化龈厚度"综合评估，判断是否需要在根面覆盖时，植入结缔组织（CTG）。

病例7-1 考虑到牙龈生物型，多牙行根面覆盖术

患者 50岁男性，非吸烟者

初诊日期 2016年8月

病例概要 既往喜欢使用硬质牙刷，可见由于牙刷外伤导致的牙龈退缩和牙齿的磨损。牙周基础治疗时，为了防止牙龈继续退缩，推荐患者使用软毛牙刷。但是粗糙牙面上的色素难以去除，自我清洁也较困难。为了恢复容易自我清洁的外观，打算行根面覆盖术。诊断结果显示，3 2 1|1 2 3 4 都是厚龈型。3|3 牙根较突，所以使用了CTG。2 1|1 2 用"CAF+EMD"行根面覆盖术，术后可以实现完全根面覆盖。

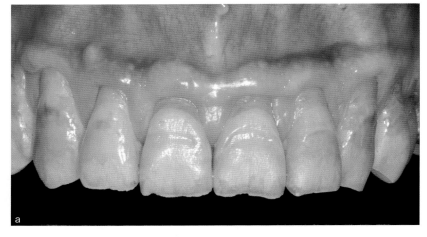

病例7-1a 术前状态。3 2 1|1 2 3 4 唇颊侧见2~4mm的牙龈退缩。由于没有牙间乳头丧失，也没有邻面附着丧失，因此诊断为Miller 1类，Cairo RT 1。

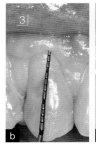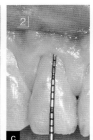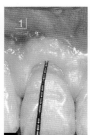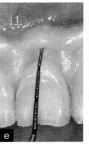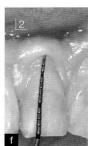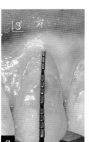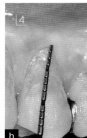

病例7-1b~h 使用牙周探诊法[45]检查每颗牙的生物型，可见所有牙位均为厚龈型。

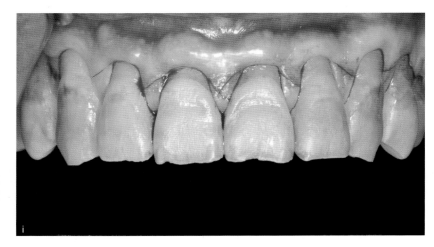

病例7-1i 按改良冠向复位瓣术式（modified coronally advanced flap，MCAF）切开。在龈乳头处，朝向退缩量大的3|3行倾斜切开。

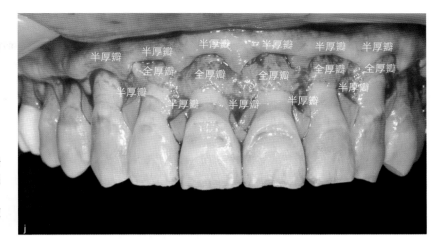

病例7-1j　翻全厚–半厚瓣，然后行根面平整术。虽然所有部位都是厚龈型，但由于两尖牙位于牙列转角处，容易受刷牙外伤，因此决定在此处使用结缔组织移植，确保厚度足够。

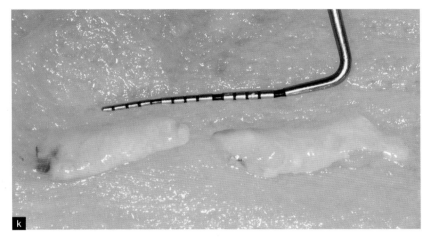

病例7-1k　从腭侧获取结缔组织。结缔组织移植应用于厚龈病例时，为了不破坏美学效果，应使用尺寸小的移植瓣[46]。

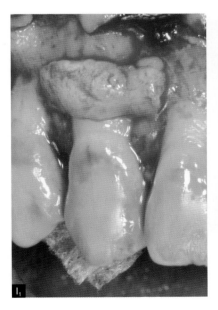

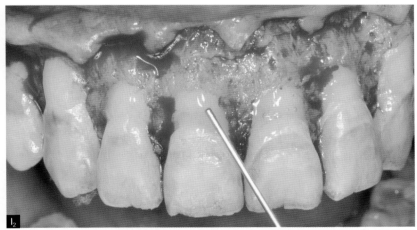

病例7-1l₁,₂　在 3|3 放置结缔组织移植物，其他部位涂布Emdogain®。结缔组织移植物放置在半厚瓣处，缝合固定在骨膜上。

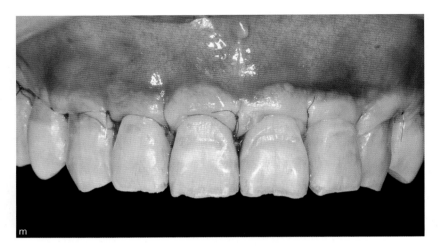

病例7-1m　术后即刻的状态。使用PROLENE 6-0缝线（Ethicon），行各牙悬吊缝合。术后2~3周拆线。

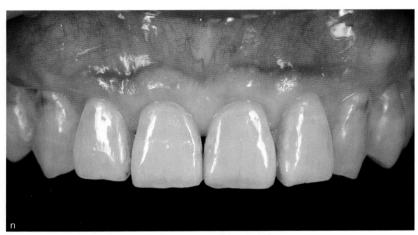

病例7-1n　术后6个月复查。牙切缘和唇侧的凹陷处行复合树脂充填。

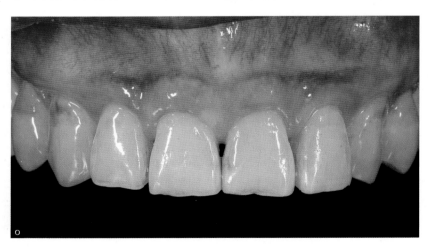

病例7-1o　术后3年6个月复查。边缘龈位置保持稳定。

根面覆盖的各种术式

牙龈退缩是局限于单牙，还是累及多牙，选择术式会有所不同。两种情形下，龈瓣的可移动性不同。

治疗单牙时，经常需要大幅推进龈瓣，所以需垂直切口。而治疗多牙时，随着分离范围的扩大，龈瓣的可活动性也增加，即使不依靠垂直切口，也能够充分移动。根据不同病例特征，提出不同的术式。开展临床研究时，也将分单牙和多牙两种情形。

单牙牙龈退缩的术式

无论哪种方法，单牙根面覆盖术都有良好的疗效报道。其中有文献证明，合并结缔组织移植的CAF，在完全覆盖率和角化龈增宽方面行之有效[4,6,47]（图7-13）。

单牙牙龈退缩的术式

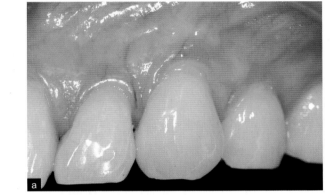

图7-13a ⎿3 诊断为Cairo RT 1牙龈退缩。

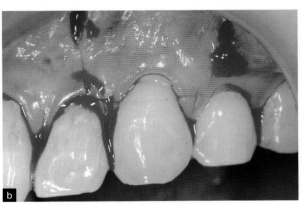

图7-13b　按梯形CAF切开。

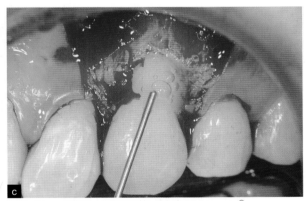

图7-13c　翻瓣，根面平整，涂布Emdogain®。

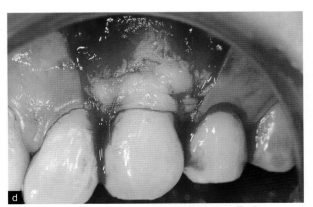

图7-13d　从腭侧取CTG，用可吸收线缝于骨膜。

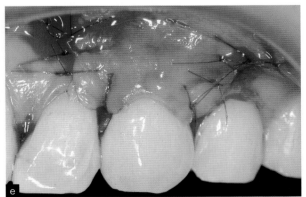

图7-13e　外瓣冠向推进至CEJ冠方2mm处，悬吊缝合固定。

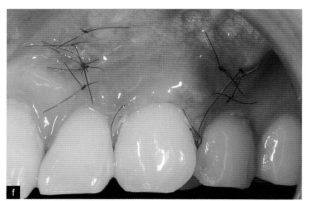

图7-13f 术后1周复查。

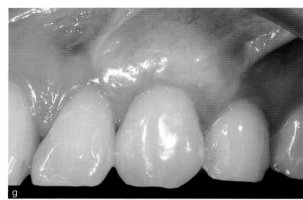

图7-13g 术后7个月复查。实现完全根面覆盖。角化龈宽度和厚度得以增大。

应对多牙牙龈退缩的术式

关于多牙根面覆盖疗效的系统回顾，比单牙根面覆盖的要少。术式推陈出新，却很难在同等条件下比较不同术式的疗效。但是，随着术式的发展，血供、美观、患者疼痛等越趋改善[48]。具代表性术式的特征如表7-1所示。手术除了覆盖裸露的根面外，还应兼顾美学和改善牙龈生物型等目的。明确手术目的，掌握各术式的预后特点，就能有策略地选择术式。总之，应考虑各术式的特点和手术的目的，选择术式。

①Langer术式，改良Langer术式

Langer术式[3]和没有垂直切口的改良Langer术式[36]，是技术难度低、容易实现的术式。但是，该术式不积极将外瓣向冠方移动，使得结缔组织移植物部分暴露，容易造成该处血供不足。因此，为了保证结缔组织移植物的血供，建议使用较大的结缔组织移植物（病例7-2）。

表7-1 根面覆盖各类术式的特征

	美观	难度	创伤	血供	角化龈维持或增量
游离龈移植术（FGG）	差	低	大	中等	很好
改良Langer术式（MLT）	中等	低	中	好	好~很好
单纯CAF	中等	低	小	好	中等
冠向复位瓣术（CAF）+结缔组织移植术（CTG）	中等	中	中	好~很好	好~很好
隧道术（TUN）+CTG	好	高	中	好	好~很好
改良冠向复位瓣术（MCAF）+CTG	很好	高	小~中	很好	好
改良冠向复位隧道瓣术（MCAT）+CTG	很好	高	中	很好	好
前庭切口骨膜下隧道术（VISTA）+CTG	很好	中	中	很好	好

FGG：free gingival graft
MLT：modified Langer technique
CAF：coronally advanced flap
TUN：tunnel technique
MCAF：modified coronally advanced flap
MCAT：modified coronally advanced tunnel
VISTA：vestibular incision subperiosteal tunnel access

病例7-2　改良Langer术式

患者　36岁女性，非吸烟者

初诊日期　2015年1月

主诉　右下后牙痛

术式　改良Langer术式（CTG+EMD）

病例概要　6̄5̄4̄诊断为Miller 1类、Miller 2类牙龈

退缩。由于角化龈不足，为薄龈生物型，由此判断有必要通过结缔组织移植术改善生物型。另外，为了增宽角化龈以维持口腔前庭的深度，选择结缔组织移植物部分外露的改良Langer术式。术后，实现完全覆盖，取得了良好的结果。

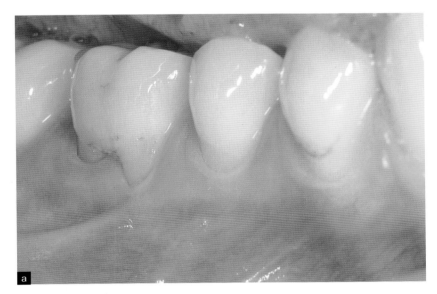

病例7-2a　6̄有严重的敏感症状。6̄5̄4̄为Miller 1类、Miller 2类牙龈退缩。

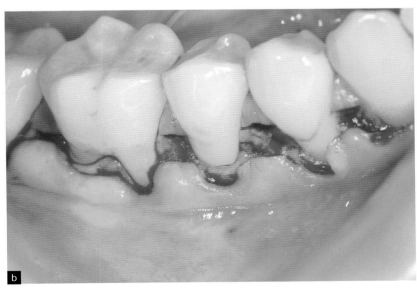

病例7-2b　口腔前庭较浅，角化龈不足，因此此术式应用了改良Langer术式（MLT）。在龈乳头处水平切开，形成半厚瓣。

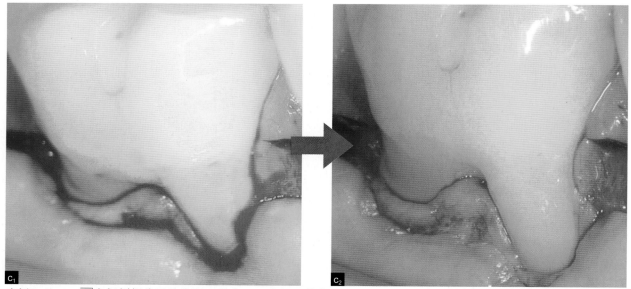

病例7-2c₁,₂ ⑥在颊侧根分叉处发现了釉突，近中根显著突出在牙槽骨之外。用金刚砂钻针修整根分叉和根面的形态，使表面平坦。

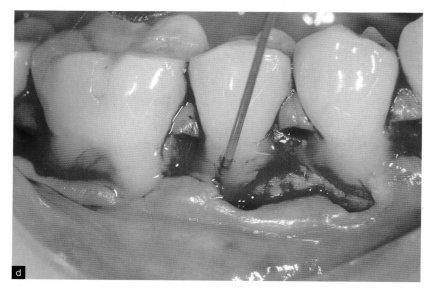

病例7-2d 根面平整后，冲洗、吹干，涂布Emdogain®。

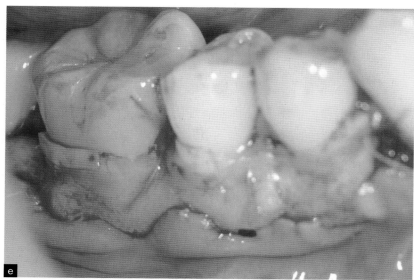

病例7-2e 从左右侧腭部取CTG，将CTG悬吊缝合。龈乳头和外瓣的创缘对接缝合。为了尽量减小术后质地的断层感，部分修整CTG的上皮。

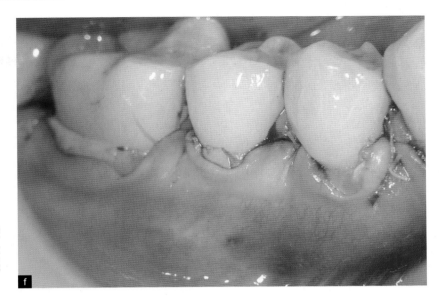

病例7-2f　外瓣同样行悬吊缝合。使用改良Langer术式，原暴露的根面上方结缔组织瓣部分外露，于是为确保血供，该结缔组织瓣需要大些。

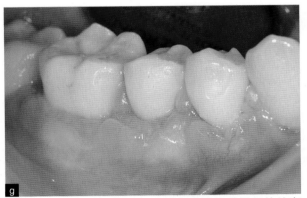

病例7-2g　术后2周复查。虽然龈乳头和外瓣相接处有台阶感，但结缔组织瓣存活良好。

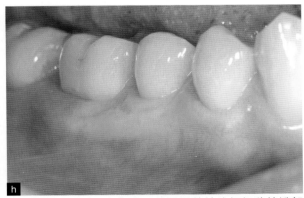

病例7-2h　术后3年复查。曾暴露的结缔组织移植瓣部分已成活，可以增宽角化龈。实现完全根面覆盖，牙龈厚度增加，角化龈增宽，牙敏感改善，患者非常满意。

②改良冠向复位瓣术（modified coronally advanced flap，MCAF）

近年出现了一项根面覆盖率成数高、美观性良好的术式，叫改良冠向复位瓣术（modified coronally advanced flap，MCAF）[49]（病例7-1，病例7-3）。该术式由Zucchelli等学者报告，为不使用垂直切口的CAF。龈乳头处根据牙龈退缩量，做斜形切口（前述病例7-1）。可仅在牙龈较薄的部位选择性地移植结缔组织（病例7-3u）。

③改良冠向复位隧道瓣术（modified coronally advanced tunnel，MCAT）

改良冠向复位隧道瓣术（MCAT）是在传统的隧道瓣术式中，增加隧道瓣冠向复位处理，结缔组织移植物不能外露，血供更有保障[50-51]（病例7-4，病例7-5）。

④VISTA技术

VISTA技术是2011年由Zadeh报道，在口腔前庭施加切口，分离骨膜下隧道，使用复合树脂将缝线粘接（suture bonding）到牙面，使龈瓣向冠方复位。与从龈沟入路的隧道技术相比，VISTA损伤边缘龈的风险变低[52]（病例7-6）。

病例7-3 改良冠向复位瓣术（MCAF）

患者 25岁男性，非吸烟者

初诊日期 2018年3月

主诉 牙龈退缩影响美观

术式 MCAF，MCAF+CTG

病例概要 3+3牙间乳头略退缩，诊断为Miller 3

类。各牙的Cairo分类，3 1|1 3为RT 1、2|2为RT 3。由此可知2|2无法完全覆盖。3 2|2 3是薄龈生物型，1|1是厚龈生物型，角化龈宽2mm以上。3 2|2 3处决定有选择地移植结缔组织。需有选择地移植时，切开龈乳头的MCAF是合适的。

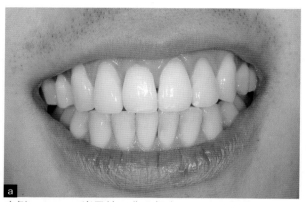

病例7-3a 25岁男性，非吸烟者。因牙龈退缩引起美观受损来院就诊。

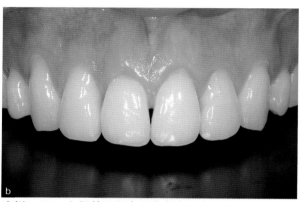

病例7-3b 上颌前牙所有牙位都有牙龈退缩，从正面照可见1|1牙间乳头退缩。

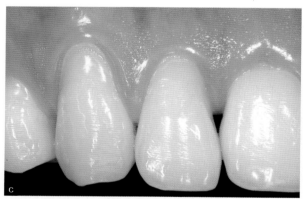

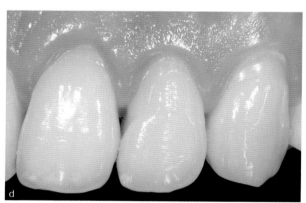

病例7-3c，d 3 2|2 3的牙间乳头也部分丧失，可以诊断为Miller 3类牙龈退缩。

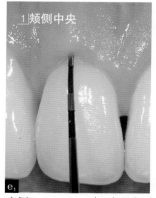

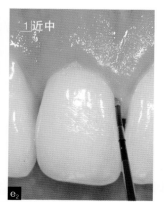

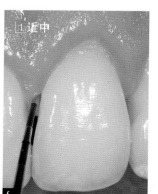

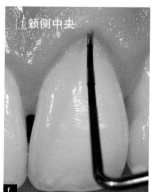

病例7-3e，f 1|1由于龈乳头缺损，在Miller的分类中，归为3类。但在Cairo的分类中，近远中轴角无CEJ暴露，被分类为Cairo RT 1。

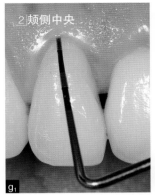 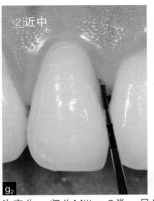 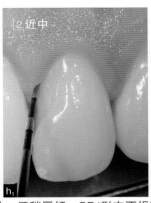 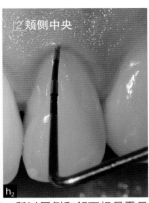

病例7-3g，h　2|2部分龈乳头丧失，归为Miller 3类。另外，牙稍唇倾，CEJ形态不规整，所以唇侧和邻面根暴露量较大。邻面附着丧失大于唇侧，属于Cairo RT 3。

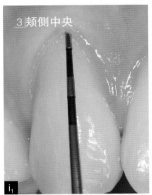 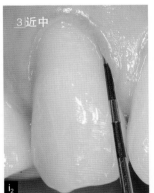 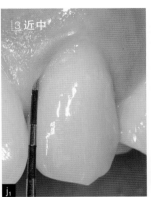 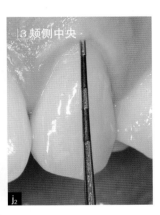

病例7-3i，j　双侧尖牙没有邻面附着丧失，近中CEJ无法辨识，于是可分类为Cairo RT 1。

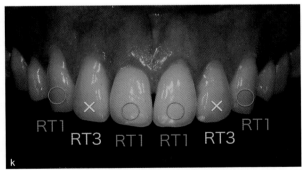

病例7-3k　本病例上颌前牙的Cairo的牙龈退缩分类如图所示。2|2诊断为Cairo RT 3，无法完全根面覆盖。

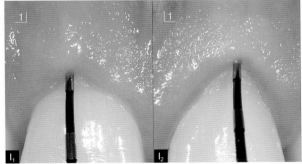

病例7-3l₁,₂　根据牙周探诊法[45]，1|1为厚龈生物型。角化龈宽度足，邻面无附着丧失，为Cairo RT 1。1|1处用"CAF+EMD"来处理。

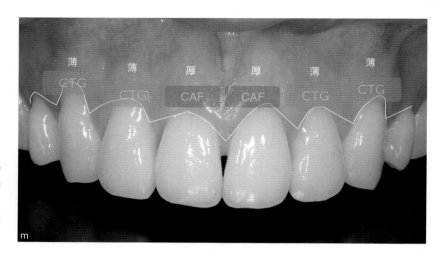

病例7-3m 3 2|2 3根据生物型特征，决定使用结缔组织移植。在这种策略下，MCAF是非常有效的术式。图中显示MCAF的切口设计和结缔组织移植（CTG）的部位。

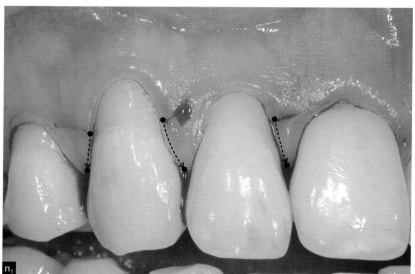

病例7-3n_1,2 切口与瓣移动轨迹的设计图。4 3退缩量的差异较大，将4边缘龈切除约1mm，防止被过度覆盖［即临时制造假性退缩（false recession technique）］。根据各牙龈退缩量设置切口。

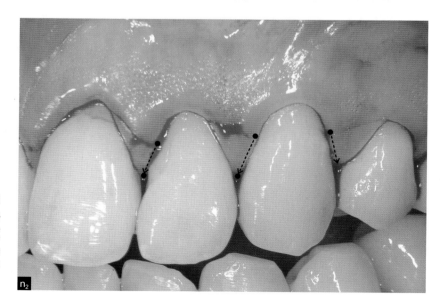

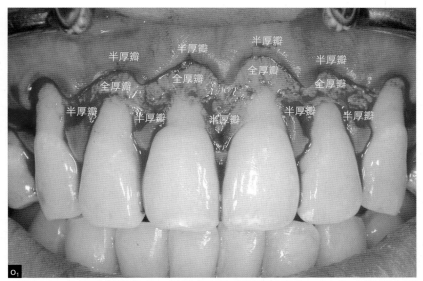

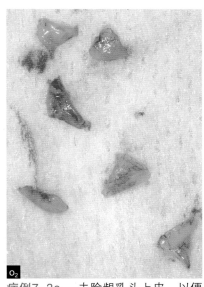

病例7-3o₁　翻瓣时的状态。唇侧中央骨嵴顶至根尖方，2～3mm分离全厚瓣，因而保持了边缘龈瓣的厚度。

病例7-3o₂　去除龈乳头上皮，以便后续外瓣冠向复位时，外瓣与龈乳头创面重叠。

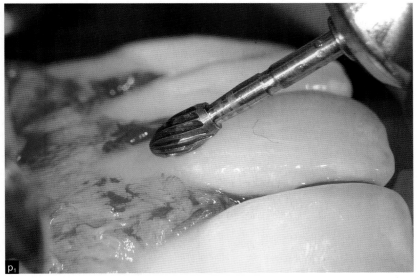

病例7-3p₁　原暴露的根面用钨钢车针平整。注意勿去除骨嵴顶附近根面上的附着。

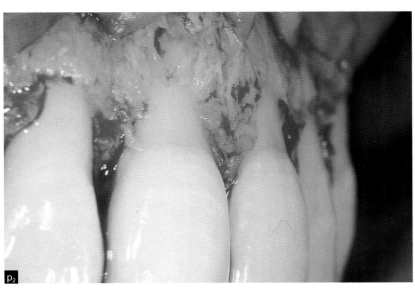

病例7-3p₂　翻瓣，去除龈乳头处的上皮，平整根面后的状态。

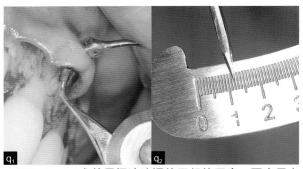

病例7-3q₁,₂　术前用探诊法评估牙龈的厚度，再次用直接法测量。1 为1.2mm，属厚龈生物型。

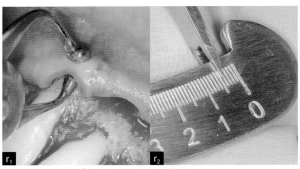

病例7-3r₁,₂　3 唇侧龈为当中最薄的，为0.4mm。

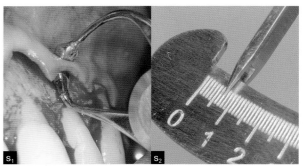

病例7-3s₁,₂　2 为0.7mm，可以诊断为薄龈生物型。

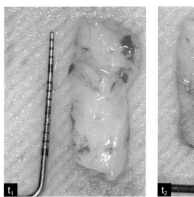
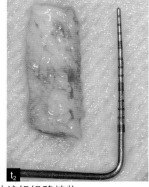

病例7-3t₁,₂　从双侧腭部取结缔组织移植物。

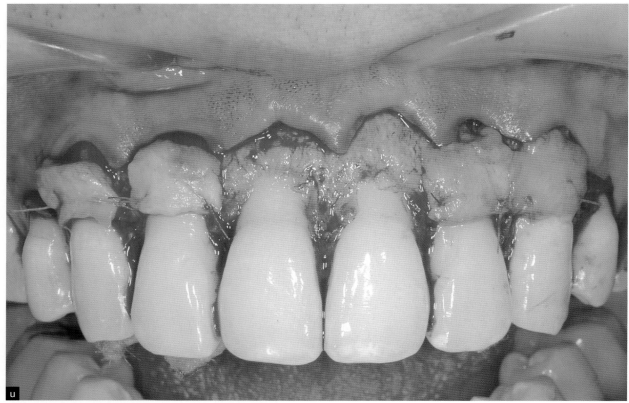

病例7-3u　获取结缔组织移植物，修剪，在 3 2 2 3 处缝合固定于骨膜。

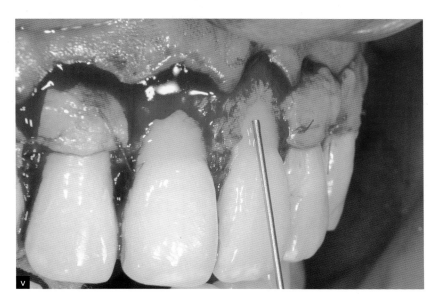

病例7-3v 1|1涂布Emdogain®。

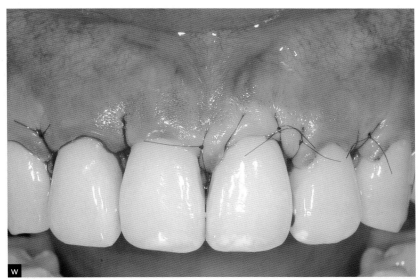

病例7-3w 使用尼龙线Softretch 6-0缝线（日本GC）做悬吊缝合，将外瓣冠向复位。

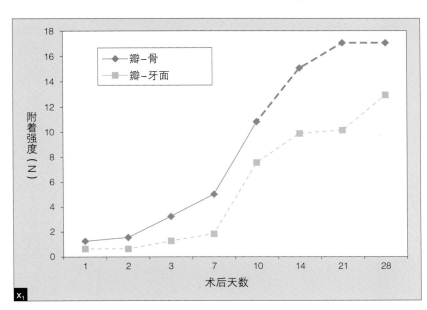

病例7-3x₁ 图示术后"瓣-骨"和"瓣-牙面"两种界面附着强度的研究[53]。由于根面覆盖术是使牙龈附着在根面上的手术，所以为了使术后龈瓣位置稳定，应保留缝线至2周后。

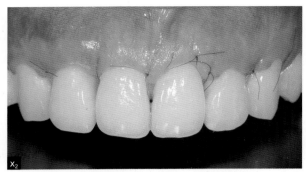

病例7-3x₂　术后1周复查。外瓣、移植瓣无坏死，愈合良好。嘱患者仍暂缓刷牙，只漱口。

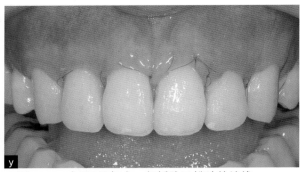

病例7-3y　术后2周复查。仅拆除已松弛的缝线。

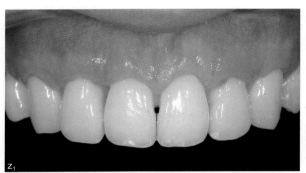

病例7-3z₁　术后3周。拆除所有缝线。嘱开始用软毛刷，并使用圆弧刷牙法。

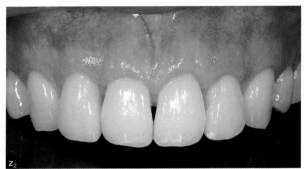

病例7-3z₂　术后4个月复查。术后效果与术前预测几乎相同。牙龈无瘢痕、色泽良好，一次手术即获得良好的美学效果。

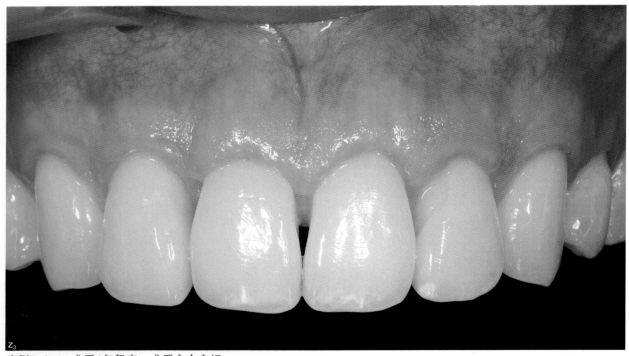

病例7-3z₃　术后1年复查，术后愈合良好。

病例7-4　改良冠向复位隧道瓣术——MCAT①

患者　40岁女性，非吸烟者

初诊日期　2018年3月

主诉　牙龈退缩影响美观

术式　MCAT+CTG

病例概要　3+3为Cairo RT 2，角化龈宽约为

2mm，除1|1外，均属薄龈型。所有牙位都属于伴邻面附着丧失的Cairo RT 2牙龈退缩，因此判断需要行结缔组织移植。考虑到术后美观和结缔组织移植物的血供，本病例计划采用"MCAT+CTG"的根面覆盖术。术后有实现完全覆盖的牙位，效果良好。

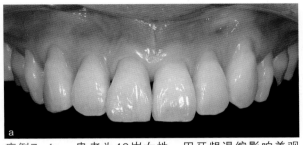

病例7-4a　患者为40岁女性。因牙龈退缩影响美观就诊。

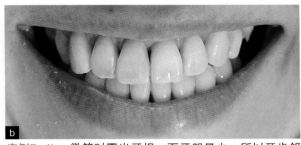

病例7-4b　微笑时露出牙根，而牙龈量少，所以牙齿邻间阴影很明显。

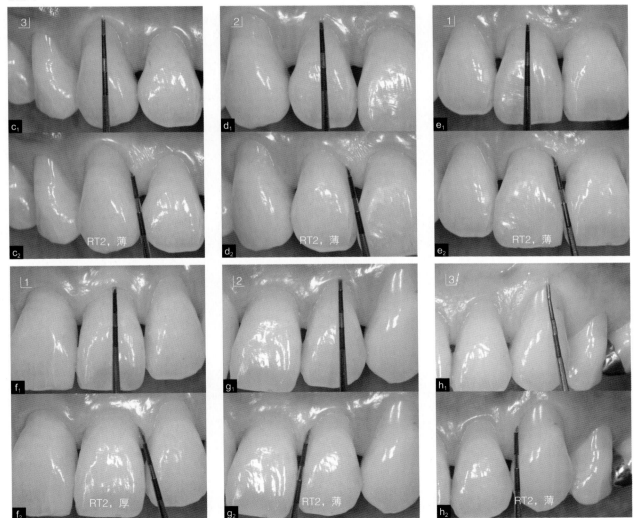

病例7-4c～h　上颌前牙龈乳头均有缺损。比较唇侧中央和邻面附着水平，可知在Cairo分类中都属RT 2。因此，虽然是Miller 3类，但是判断所有部位都可能实现完全根面覆盖。通过牙周探诊法评价生物型，只有1|1可诊断为厚龈型。

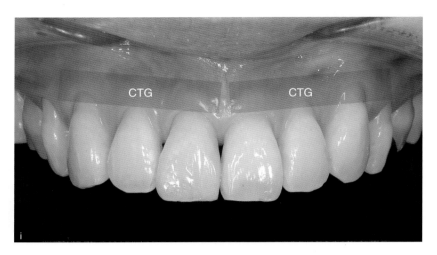

病例7-4i　由于术区所有牙都是Miller 3类，Cairo RT 2，判断所有牙位都应采用结缔组织移植。考虑到美观和结缔组织移植物的血供，计划采用"MCAT+CTG"的根面覆盖术。

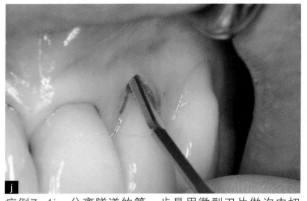

病例7-4j　分离隧道的第一步是用微型刀片做沟内切口。注意不损伤龈缘，小心推进至MGJ附近。

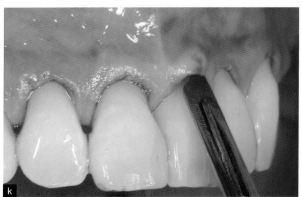

病例7-4k　接着用15c刀片伸入隧道瓣内，越过MGJ做减张切开，使外瓣充分松弛。

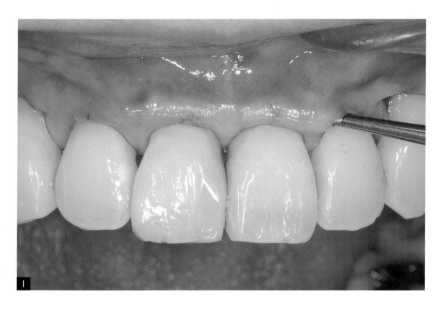

病例7-4l　使用探针等钝头器械确认减张是否充分。

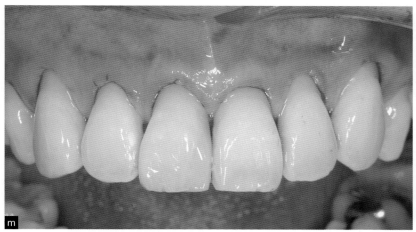

病例7-4m　隧道瓣制备完成时的状态。

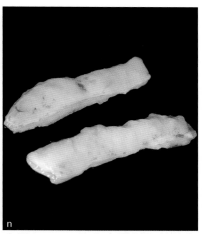

病例7-4n　从左右腭侧取结缔组织瓣。

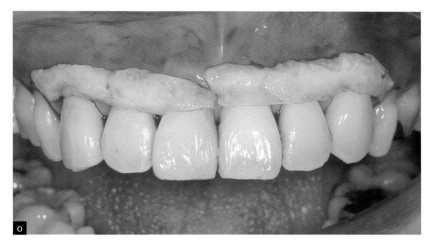

病例7-4o　检验获取的结缔组织瓣的大小是否充足。

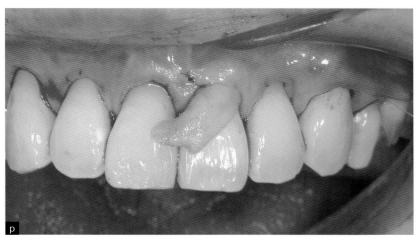

病例7-4p　缝针从 4|4 近中穿入隧道瓣内，从 1|1 处穿出隧道。在结缔组织移植物断端行褥式缝合，然后将缝针在距离 4|4 的进针点2~3mm处穿出。通过牵引缝线将结缔组织移植物引入隧道内。

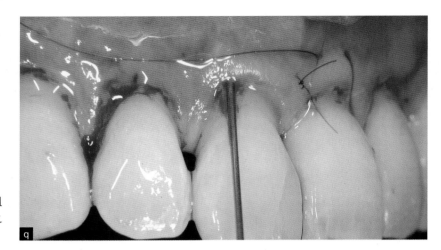

病例7-4q　为了获得更可靠的结缔组织附着，在根面和结缔组织移植物之间注入Emdogain®。

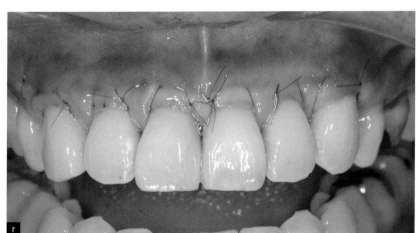

病例7-4r　使用Softretch 6-0缝线（日本GC），各牙位行悬吊缝合。

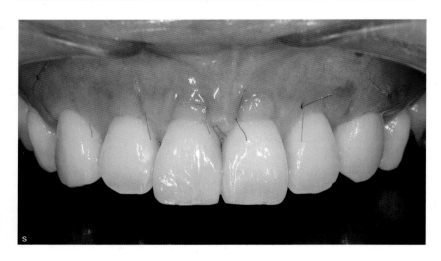

病例7-4s　术后1周复查。术后炎症少，愈合良好。

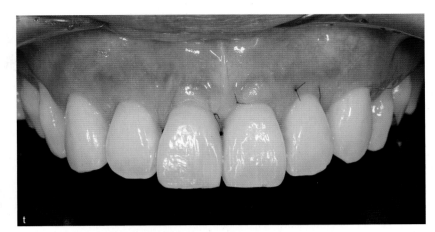

病例7-4t 术后3周复查。嘱使用软毛牙刷，开始圆弧法刷牙。直到第3周，悬吊缝线才拆除完毕。

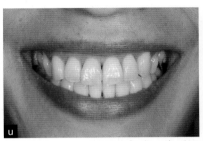

病例7-4u，v 术后3月复查。术后牙龈稳定。初诊时的微笑显得牙齿长，牙间阴影明显。对比之下，术后微笑时，牙龈和牙齿健康协调，患者非常满意。

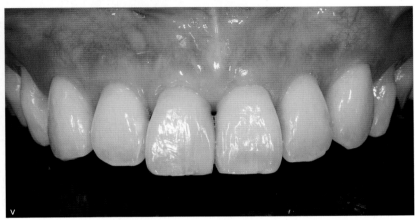

病例7-4w 术后8个月复查。没有瘢痕，美学效果令人满意。

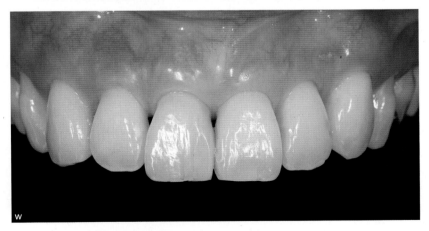

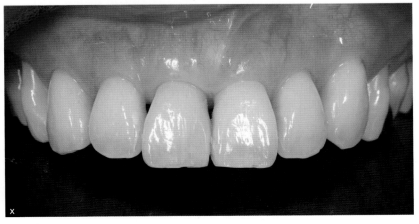

病例7-4x 术后2年复查。保持良好状态。

病例7-5 根面覆盖同期治疗邻面骨缺损的病例——MCAT②

患者 28岁女性

初诊日期 2017年2月

主诉 正畸医生转至笔者的医院，要求根面覆盖

术式 MCAT+CTG+EMD+植骨

病例概要 3有牙龈退缩，属Cairo RT 2。角化龈小于2mm，为薄龈型。为改善牙龈生物型，判断需要移植结缔组织。2远中探及6～8mm的深牙周袋，X线片可见该处垂直骨缺损。治疗计划是根面覆盖同期牙周再生术。为了进入骨缺损部位，计划3 2间、2 1间龈乳头处切开翻瓣。骨缺损处涂布Emdogain®和植骨，3涂布Emdogain®和结缔组织移植根面覆盖。术后效果良好。

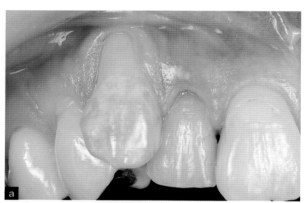
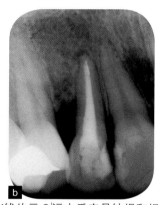

病例7-5a 3低位唇侧错位，4 3 2均有牙龈退缩。

病例7-5b X线片示2远中垂直骨缺损和根尖区透射影。

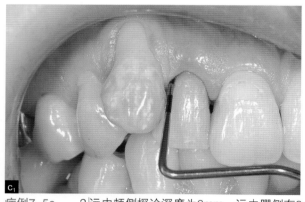
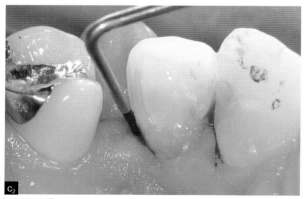

病例7-5c₁,₂ 2远中颊侧探诊深度为6mm，远中腭侧有8mm的深牙周袋。

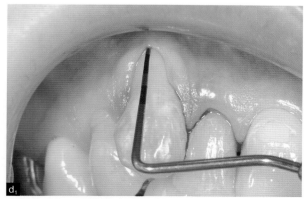
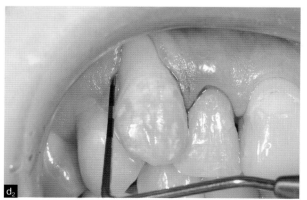

病例7-5d₁,₂ 唇侧中央的附着丧失大于邻面，故为Cairo RT 2。

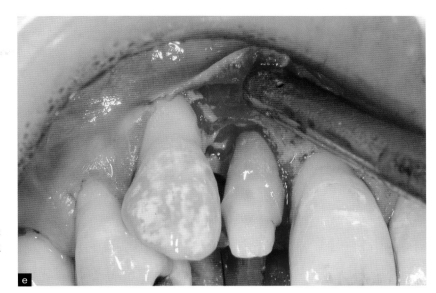

病例7-5e　 3 2 牙间乳头按简化保留龈乳头术式（simplified papilla preservation technique，SPPT）切开。

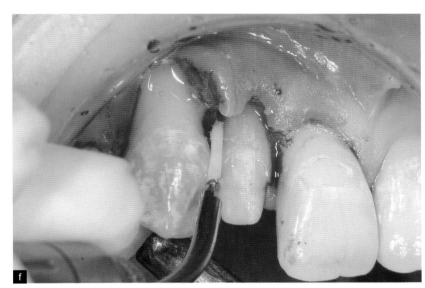

病例7-5f　为去除骨缺损最深处的肉芽组织和根面清创，使用Er：YAG激光。

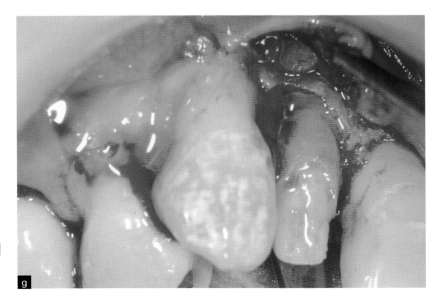

病例7-5g　 4 3 间龈乳头不切开，制备用于结缔组织移植的隧道瓣， 3 外露的根面处以及 2 骨缺损处涂布Emdogain®。

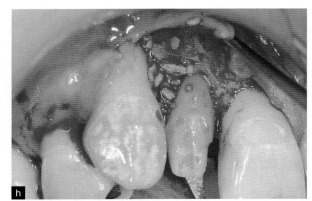

病例7-5h　在 3 2 1 的骨缺损处植入FDBA。

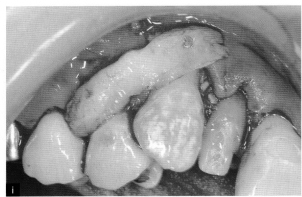

病例7-5i　确认结缔组织移植物的尺寸。

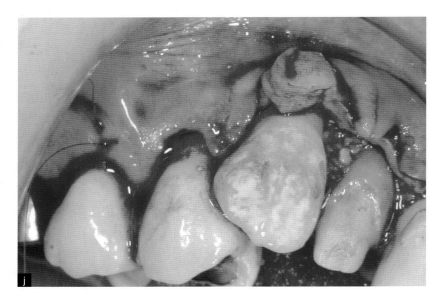

病例7-5j　于 5 4 间穿入缝线，将结缔组织移植物引入隧道内。

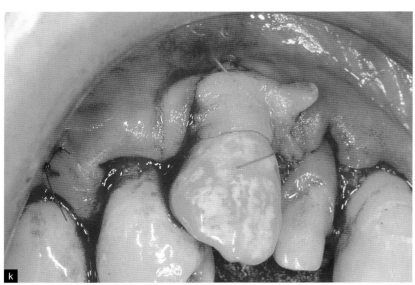

病例7-5k　 3 处用悬吊缝合固定结缔组织移植物。

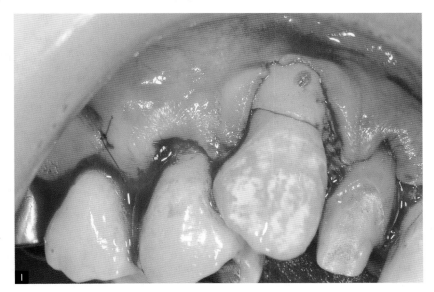

病例7-5l 于外瓣内侧面行减张切开，确保龈乳头处可以无张力缝合。

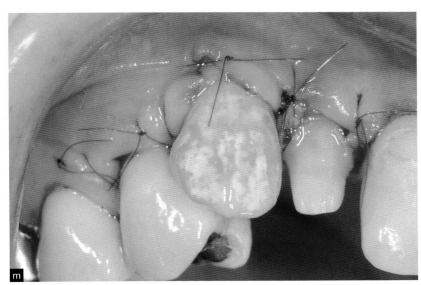

病例7-5m ⟨2⟩龈乳头处的SPPT切口使用单纯缝合，各牙追加悬吊缝合，外瓣整体冠向复位。⟨3⟩因退缩量大，用单纯缝合近远中向拉拢龈瓣，并向冠向推进。

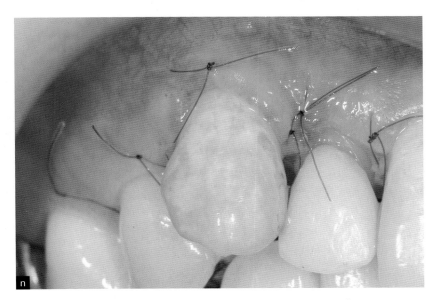

病例7-5n 术后1周复查。骨缺损上方的龈乳头实现一期愈合，结缔组织移植处也愈合良好。

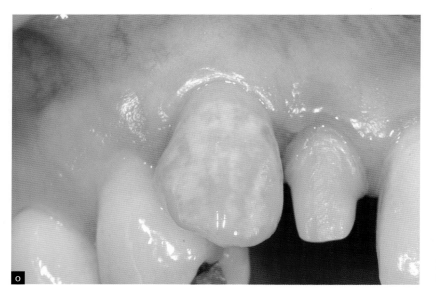

病例7-5o　术后2个月复查。状态
稳定。

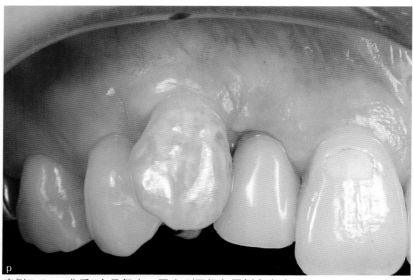

病例7-5p　术后7个月复查。因为 3| 牙根向唇侧突出（root prominence）明显，预期难以实现完全根面覆盖，但最终完全覆盖至CEJ。 2| 因正畸需要，戴临时冠。

病例7-5q　该次复诊拍X线片，可见 2| 远中垂直骨缺损处有新骨充填。

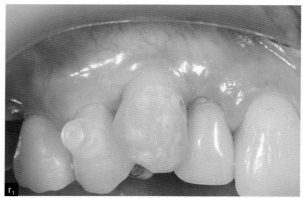

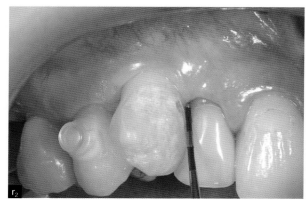

病例7-5r₁　术后1年复查。可见角化龈宽度和厚度增大。改变生物型，也能减小正畸期间牙龈退缩恶化的风险。

病例7-5r₂　 2| 牙周袋有改善。

病例7-6　VISTA技术

患者　39岁女性

初诊日期　2019年1月

主诉　3̲ 4̲发现牙龈退缩

术式　VISTA+CTG

病例概要　3̲ 4̲牙龈退缩，属Cairo RT 1。角化龈小于2mm，为薄龈生物型。为了改善牙龈生物型，计划行结缔组织移植的根面覆盖术。2̲ 3̲龈缘高度差大，若选择MCAF，2̲外瓣会过度重叠。所以优先选择兼顾美观，又容易制备龈瓣的VISTA技术。VISTA技术的原型[52]是需在颊侧牙面直接粘接缝线（suture bonding），但本病例采用悬吊缝合。

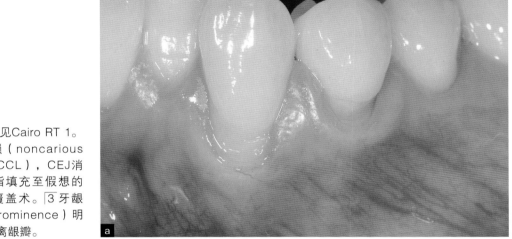

病例7-6a　3̲ 4̲处可见Cairo RT 1。4̲有非龋性颈部缺损（noncarious cervical lesion，NCCL），CEJ消失。故先用复合树脂填充至假想的CEJ处，再行根面覆盖术。3̲牙龈薄，根突起（root prominence）明显，所以必须谨慎分离龈瓣。

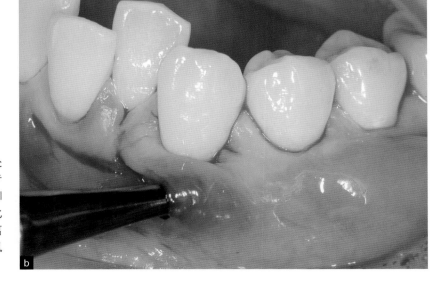

病例7-6b　在2̲ 3̲间的口腔前庭处行纵切口，由此作为入口，使用专门骨膜分离器"VISTA kit"（Dowell Dental），分离骨膜下隧道。处理此类病例，若采用牙龈沟作为入口分离隧道，技术敏感性高，牙龈穿孔风险大。

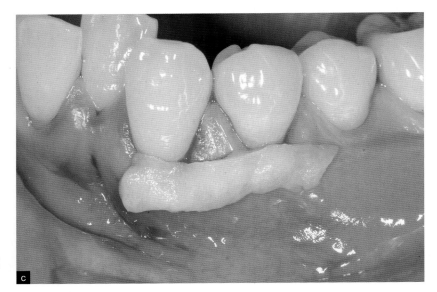

病例7-6c　从腭侧取结缔组织移植物，比量大小。

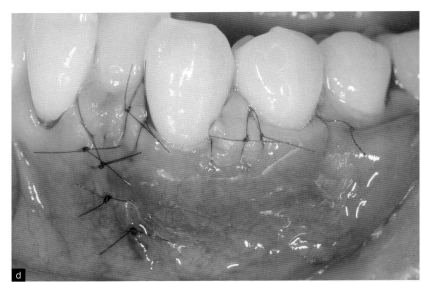

病例7-6d　VISTA技术的原型是需在颊侧牙面直接粘接缝线（suture bonding），但本病例采用悬吊缝合。

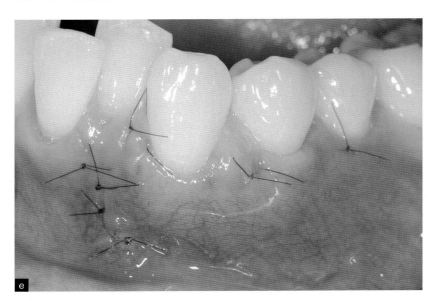

病例7-6e　术后1周复查。愈合良好。

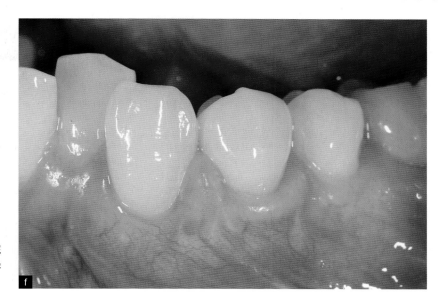

病例7-6f　术后6个月复查。实现完全根面覆盖。术后无瘢痕，符合美学愈合。

结语

　　本章分别从牙龈退缩的分类、预后的判断、根面覆盖的代表性术式展开解说。根面覆盖术是专门处理软组织的外科技术，由于愈合速度较快，术后即刻的状态与最终结果有很大关系。即术式选择和瓣设计，CTG的尺寸与定位，外瓣的位置、张力和缝合等步骤，若能把控得恰到好处，将能获得良好结果。使用Emdogain®有助于获得更好的疗效、更稳定的长期结果。

参考文献

[1] Albandar JM, Kingman A. Gingival recession, gingival bleeding, and dental calculus in adults 30 years of age and older in the United States, 1988 - 1994. J Periodontol 1999；70（1）：30 - 43.

[2] 埴岡隆，田中宗雄，小島美樹，片岡宏介，永田英樹，雫石聰. 歯肉退縮と歯頸部摩耗についての疫学的研究：年齢，ブラッシング習慣および喫煙習慣との関連について. 口腔衛生会誌 1994；44：202 - 210.

[3] Langer B, Langer L. Subepithelial connective tissue graft technique for root coverage. J Periodontol 1985；56（12）：715 - 720.

[4] Chambrone L, Tatakis DN. Periodontal soft tissue root coverage procedures：a systematic review from the AAP Regeneration Workshop. J Periodontol 2015；86（2 Suppl）：S8 - 51.

[5] Cueva MA, Boltchi FE, Hallmon WW, Nunn ME, Rivera-Hidalgo F, Rees T. A comparative study of coronally advanced flaps with and without the addition of enamel matrix derivative in the treatment of marginal tissue recession. J Periodontol 2004；75（7）：949 - 956.

[6] Cairo F, Nieri M, Pagliaro U. Efficacy of periodontal plastic surgery procedures in the treatment of localized gingival recessions. A systematic review. J Clin Periodontol 2014；41（Suppl. 15）：S44 - S62.

[7] Miron RJ, Sculean A, Cochran DL, Froum S, Zucchelli G, Nemcovsky C, Donos N, Lyngstadaas SP, Deschner J, Dard M, Stavropoulos A, Zhang Y, Trombelli L, Kasaj A, Shirakata Y, Cortellini P, Tonetti M, Rasperini G, Jepsen S, Bosshardt DD. Twenty years of enamel matrix derivative：the past, the present and the future. J Clin Periodontol 2016；43（8）：668 - 683.

[8] Mercado F, Hamlet S, Ivanovski S. A 3-year prospective clinical and patient-centered trial on subepithelial connective tissue graft with or without enamel matrix derivative in Class I-II Miller recessions. J Periodontal Res 2019 Dec 5. doi：10.1111/jre.12715.

[9] Mercado F, Hamlet S, Ivanovski S. Subepithelial connective tissue graft with or without enamel matrix derivative for the treatment of multiple Class Ⅲ - Ⅳ recessions in lower anterior teeth：A 3-year randomized clinical trial. J Periodontol 2019 Sep 27. doi：10.1002/JPER.19 - 0058.

[10] Rasperini G, Silvestri M, Schenk RK, Nevins ML. Clinical and histologic evaluation of human gingival recession treated with a subepithelial connective tissue graft and enamel matrix derivative（Emdogain）：a case report. Int J Periodontics Restorative Dent 2000；20（3）：269 - 275.

[11] Carnio J, Camargo PM, Kenney EB, Schenk RK. Histological evaluation of 4cases of root coverage following a connective tissue graft combined with an enamel matrix derivative preparation. J Periodontol 2002；73（12）：1534 - 1543.

[12] McGuire MK, Scheyer ET, Schupbach P. A Prospective, case-controlled study evaluating the use of enamel matrix derivative on human buccal recession defects：A human histologic examination. J Periodontol 2016；87（6）：645 - 653.

[13] 松井德雄，瀧野裕行，宮本泰和. Advanced technique for severe case：根面被覆術のテクニックを学ぶ [1] ~ [4]. the Quintessence 2007；26（9）-（12）.

[14] Zucchelli G・著，沼部幸博ら・訳. イラストで見る 天然歯のための審美形成外科. 東京：クインテッセンス出版，2014.

[15] Gorman WJ. Prevalence and etiology of gingival recession. J Periodontol 1967；38（4）：316 - 22.

[16] Sullivan HC, Atkins JH. Free autogenous gingival grafts. I. Principles of successful grafting. Periodontics 1968；6（3）：121 - 129.

[17] Mlinek A, Smukler H, Buchner A. The use of free gingival grafts for the coverage of denuded roots. J Periodontol 1973；44（4）：248 - 254.

[18] Miller PD Jr. A classification of marginal tissue recession. Int J Periodontics Restorative Dent 1985；5（2）：8 - 13.

[19] Bertl K, Ruckenbauer D, Müller-Kern M, Durstberger G, Lettner S, Bruckmann C, Ulm C. Inter- and intra-observer agreement on Miller's classification of gingival tissue recessions. Odontology 2015；103（3）：292 - 300.

[20] Aroca S, Keglevich T, Nikolidakis D, Gera I, Nagy K, Azzi R, Etienne D. Treatment of class III multiple gingival recessions : a randomized-clinical trial. J Clin Periodontol 2010；37（1）：88 - 97.

[21] Nart J, Valles C, Mareque S, Santos A, Sanz-Moliner J, Pascual A. Subepithelial connective tissue graft in combination with a coronally advanced flap for the treatment of Miller Class Ⅱ and III gingival recessions in mandibular incisors : a case series. Int J Periodontics Restorative Dent 2012；32（6）：647 - 654.

[22] Pini-Prato G. The Miller classification of gingival recession: limits and drawbacks. J Clin Periodontol 2011；38（3）：243 - 5.

[23] Mahajan A. Mahajan's modification of Miller's classification for gingival recession. Dent Hypotheses 2010；1：45 - 50.

[24] Cortellini P, Bissada NF. Mucogingival conditions in the natural dentition : Narrative review, case definitions, and diagnostic considerations. J Periodontol 2018；89 Suppl 1：S204 - S213.

[25] Cairo F, Nieri M, Cincinelli S, Mervelt J, Pagliaro U. The interproximal clinical attachment level to classify gingival recessions and predict root coverage outcomes : an explorative and reliability study. J Clin Periodontol 2011；38（7）：661 - 666.

[26] Ozcelik O, Seydaoglu G, Haytac MC. Prediction of root coverage for single recessions in anterior teeth : a 6-month study. J Clin Periodontol 2015；42（9）：860 - 867.

[27] Cairo F, Cortellini P, Tonetti M, Nieri M, Mervelt J, Pagavino G, Pini-Prato GP. Stability of root coverage outcomes at single maxillary gingival recession with loss of interdental attachment : 3-year extension results from a randomized, controlled, clinical trial. J Clin Periodontol 2015；42（6）：575 - 581.

[28] Zucchelli G, Testori T, De Sanctis M. Clinical and anatomical factors limiting treatment outcomes of gingival recession : a new method to predetermine the line of root coverage. J Periodontol 2006；77：714 - 721.

[29] Cairo F, Cortellini P, Tonetti M, Nieri M, Mervelt J, Cincinelli S, Pini-Prato G. Coronally advanced flap with and without connective tissue graft for the treatment of single maxillary gingival recession with loss of inter-dental attachment. A randomized controlled clinical trial. J Clin Periodontol 2012；39（8）：760 - 768.

[30] Cortellini P, Tonetti M, Baldi C, Francetti L, Rasperini G, Rotundo R, Nieri M, Franceschi D, Labriola A, Prato GP. Does placement of a connective tissue graft improve the outcomes of coronally advanced flap for coverage of single gingival recessions in upper anterior teeth? A multi-centre, randomized, double-blind, clinical trial. J Clin Periodontol 2009；36（1）：68 - 79.

[31] Pini-Prato GP, Cairo F, Nieri M, Franceschi D, Rotundo R, Cortellini P. Coronally advanced flap versus connective tissue graft in the treatment of multiple gingival recessions : a split-mouth study with a 5-year follow-up. J Clin Periodontol 2010；37（7）：644 - 650.

[32] Chambrone L, Tatakis DN. Long-term outcomes of untreated buccal gingival recessions : A systematic review and meta- analysis. J Periodontol 2016；87（7）：796 - 808.

[33] Stefanini M, Marzadori M, Aroca S, Felice P, Sangiorgi M, Zucchelli G. Decision making in root-coverage procedures for the esthetic outcome. Periodontol 2000 2018；77（1）：54 - 64.

[34] Harris RJ. The connective tissue and partial thickness double pedicle graft : a predictable method of obtaining root coverage. J Periodontol 1992；63（5）：477 - 486.

[35] Raetzke PB. Covering localized areas of root exposure employing the "envelope" technique. J Periodontol 1985；56（7）：397 - 402.

[36] Bruno JF. Connective tissue graft technique assuring wide root coverage. Int J Periodontics Restorative Dent 1994；14（2）：126 - 137.

[37] Allen AL. Use of the supraperiosteal envelope in soft tissue grafting for root coverage. I. Rationale and technique. Int J Periodontics Restorative Dent 1994；14（3）：216 - 227.

[38] Zabalegui I, Sicilia A, Cambra J, Gil J, Sanz M. Treatment of multiple adjacent gingival recessions with the tunnel subepithelial connective tissue graft : a clinical report. Int J Periodontics Restorative Dent 1999；19（2）：199 - 206.

[39] Nelson SW. The subpedicle connective tissue graft. A bilaminar reconstructive procedure for the coverage of denuded root surfaces. J Periodontol 1987；58（2）：95 - 102.

[40] Zucchelli G, Amore C, Sforza NM, Montebugnoli L, De Sanctis M. Bilaminar techniques for the treatment of recession-type defects. A comparative clinical study. J Clin Periodontol 2003；30：862 - 870.

[41] Cairo F, Cortellini P, Pilloni A, Nieri M, Cincinelli S, Amunni F, Pagavino G, Tonetti MS. Clinical efficacy of coronally advanced flap with or without connective tissue graft for the treatment of multiple adjacent gingival recessions in the aesthetic area : a randomized controlled clinical trial. J Clin Periodontol 2016；43：849 - 856.

[42] Bouchard P, Etienne D, Ouhayoun JP, Nilvéus R. Subepithelial connective tissue grafts in the treatment of gingival recessions. A comparative study of 2 procedures. J Periodontol 1994；65（10）：929 - 936.

[43] Baldi C, Pini-Prato G, Pagliaro U, Nieri M, Saletta D, Muzzi L, Cortellini P. Coronally advanced flap procedure for root coverage. Is flap thickness a relevant predictor to achieve root coverage? A 19-case series. J Periodontol 1999；70（9）：1077 - 1084.

[44] Berlucchi I, Francetti L, Del Fabbro M, Basso M, Weinstein RL. The influence of anatomical features on the outcome of gingival recessions treated with coronally advanced flap and enamel matrix derivative : a 1-year prospective study. J Periodontol 2005；76（6）：899 - 907.

[45] Kan JY, Morimoto T, Rungcharassaeng K, Roe P, Smith DH. Gingival biotype as-sessment in the esthetic zone: visual versus direct measurement. Int J Periodontics Restorative Dent 2010；30（3）：237 - 243.

[46] Zucchelli G, Mounssif I, Mazzotti C, Montebugnoli L, Sangiorgi M, Mele M, Stefanini M. Does the dimension of the graft influence patient morbidity and root coverage outcomes? A randomized controlled clinical trial. J Clin Periodontol 2014；41（7）：708 - 716.

[47] Buti J, Baccini M, Nieri M, La Marca M, Pini-Prato GP. Bayesian network meta-analysis of root coverage procedures : Ranking efficacy and identification of best treatment. J Clin Periodontol 2013；40：372 - 386.

[48] Chambrone L, Pini Prato GP. Clinical insights about the evolution of root coverage procedures : The flap, the graft, and the surgery. J Periodontol 2019；90（1）：9 - 15.

[49] Zucchelli G, De Sanctis M. Treatment of multiple recessiontype defects in patients with esthetic demands. J Periodontol 2000；71（9）：1506 - 1514.

[50] Azzi R, Etienne D. Recouvrement radiculaire et reconstruction papillaire par grefon conjonctif enfoui sous un lambeau vestibulaire tunnelise et tracte coronairement. J Parodontol Implantol Orale 1998；17：71 - 77.

[51] Zuhr O, Fickl S, Wachtel H, Bolz W, Hürzeler MB. Covering of gingival recessions with a modified microsurgical tunnel technique : case report. Int J Periodontics Restorative Dent 2007；27（5）：457 - 463.

[52] Zadeh HH. Minimally invasive treatment of maxillary anterior gingival recession defects by vestibular incision subperiosteal tunnel access and platelet-derived growth factor BB. Int J Periodontics Restorative Dent 2011；31（6）：653 - 660.

[53] Werfully S, Areibi G, Toner M, Bergquist J, Walker J, Renvert S, Claffey N. Tensile strength, histological and immunohistochemical observations of periodontal wound healing in the dog. J Periodontal Res 2002；37（5）：366 - 374.

第8章

种植体周围与牙周再生术

口腔种植是一项预测性较高的修复方法，已成为口腔医疗中的一个分支专业。但是，随着种植技术的普及，种植体周围炎等新生问题相伴而生。据报告，种植体周围炎多发于牙周病患者（表8-1）[1-4]，故牙周病患者在种植修复中需要特殊照顾，这一点凿凿有据。

首先，对于即将接受种植修复的患者，医生需要详细检查余留牙的牙周状态。如果有牙周病，需行彻底的治疗。为了今后种植体与天然牙能长期协调共存，余留牙的牙周治疗是必不可少的。

若为重度牙周炎，牙槽骨吸收加重导致拔牙，往往牙槽骨已严重塌陷，骨吸收波及邻牙。这种情况下，种植修复也无法保证良好的预后[1]。改善缺牙区牙槽嵴和余留牙的牙周状态后，再安排种植方为良策。

牙周病患者种植修复的风险因素

牙周致病菌的影响

多项研究证明，牙周致病菌与罹患种植体周围炎有关[5-6]。牙周病患者在种植修复前，应当首先对余留牙做彻底的牙周基础治疗，即努力让患者维持较低的菌斑分数，完善刮治与根面平整（SRP）。检查再评估时，发现残余深牙周袋时，需要考虑牙周手术等治疗措施。根据实际情况，也可辅助细菌检测和抗菌治疗，减少口腔内总体细菌量。

另外有报告称，种植修复后的维护过程中，余留牙的牙周袋再形成时，容易引发种植体周围炎[7-9]。因此，有牙周病病史的患者，需持续严密的牙周维护计划。提高患者依从性也很重要。

缺牙区的牙槽嵴重度骨吸收

因牙周病拔牙后，牙槽嵴往往发生严重骨吸收。在吸收的牙槽嵴处植入种植体，种植体和余留牙之间将产生骨高度差。这种高度差导致种植体周围有深的沟隙，容易引发种植体周围炎。需要注意的是，即使是相邻两颗种植体，也要安置在平坦等高的牙槽骨上，不要形成骨的台阶（参阅病例8-5a₁₋₆、8-5b）。当牙槽嵴严重吸收时，口腔前庭变浅，种植体周围自洁性变差。所以，有牙周病史的患者，应该考虑牙槽嵴扩增术，营造有利于自我清洁的口腔环境。

角化黏膜不足

牙槽嵴发生吸收后，角化黏膜常常会变少。种植体周围是否需要角化黏膜？如同在天然牙周的讨论一样，至今仍未达成一致意见。但近年来，有不少文章肯定了种植体周围角化黏膜的必要性[10-15]。有报告称，若种植体周围角化黏膜不足，菌斑容易滞留，维护时容易产生牙龈退缩等问题。

一旦角化黏膜减少，行牙槽嵴扩增术并不会增加角化黏膜量。获得种植体周围角化黏膜的方法，一般来说包括游离牙龈移植术、根向复位瓣术（APF）等。为了提高种植体周围的清洁便利性，有必要采取一些措施。

种植二期时，一般采用根向复位瓣术（APF）、游离龈移植术（FGG）等，增加角化黏膜。

表8-1　既往牙周病史与种植修复的长期预后（10年回顾）[1]

患者群	种植体数	10年观察种植体生存率与丧失率			10年观察种植体生物学并发症的发生率		
		失败数	生存率（%）	丧失率（%）	出现并发症的种植体数	出现并发症的种植体比例（%）	并发症的发生率（%）
牙周病组	21	2	90.5	9.5	8	71.4	28.6
非牙周病组	91	3	96.6	3.5	5	94.2	5.8

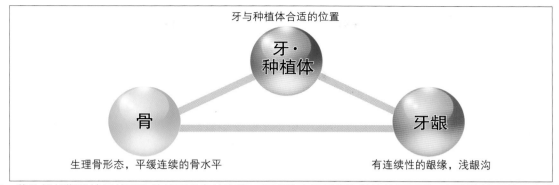

图8-1　营造能长期维持天然牙和种植牙共存的环境。为了防止牙周炎和种植体周围炎，长期维持天然牙和种植牙的良好状态，创造牙槽骨和软组织的生理协调环境非常重要。如果天然牙邻间近远中骨嵴高度有落差，则容易形成牙周袋。如果种植牙之间、天然牙与种植牙之间也出现骨高度落差，骨嵴低的一侧容易形成较深的龈沟，这是引起牙周炎和种植体周围炎的原因。为了消除牙槽骨的这种落差，形成较浅的龈沟，牙周再生术、牙槽骨扩增术和骨切除术等，会是非常有效的治疗手段。

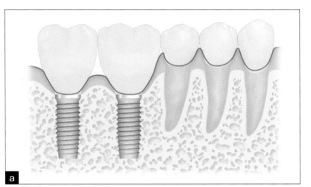 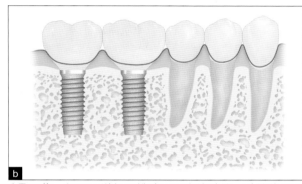

图8-2a，b　一般来说，因牙周病而拔牙处，牙槽嵴将发生严重骨吸收，如果不增加牙槽嵴量而直接种植，种植体周围往往会形成很深的沟隙，容易导致种植体周围炎（a）。在这些位置，种植前应行GBR，消除天然牙与种植牙之间的牙槽骨的落差，确保形成浅的龈沟至关重要（b）。

天然牙和种植牙的骨嵴顶落差

　　天然牙-种植牙之间，或者种植牙-种植牙之间如果残留骨台阶，骨水平低的部分容易形成牙周袋（或较深的龈沟）。为了避免这种情况，采用GBR或骨修整术，使邻间牙槽嵴顶的近远中骨高度相当，尤为重要（图8-1，图8-2）。

余留牙的松动度和种植体超负荷

　　在需要种植修复的牙周病患者口内，余留牙也多因牙周病而骨支持减少，多牙松动。有松动牙残留时，咬合力集中在没有松动的种植牙上，往往会导致超负荷，会造成种植体周围骨吸收，骨结合

受到破坏和种植牙的折断等[16-17]。为了尽量使种植修复体和天然牙的松动度差降到最低，根据实际需要，不少病例需要天然牙夹板固定（病例8-1～病例8-6）。另外，疑有紧咬牙习惯或磨牙症患者，还应考虑戴护牙垫等。

吸烟、糖尿病等

　　吸烟是引发牙周炎的危险因素，同样对种植体周围组织也有不良影响[3,18-19]。有报告指出[20]，与非糖尿病患者相比，糖尿病患者种植体周围炎的发病风险高50%，所以建议控制血糖后，再种植修复。

| 病例8-1 | 上颌第一前磨牙拔除后，种植的同时行牙槽嵴扩增术（即同期手术，simultaneous approach）及余留牙的牙周再生术 |

患者　39岁女性，非吸烟者

主诉　上颌右侧前磨牙松动无法咀嚼

初诊日期　2001年10月

病例概要　4为Ⅲ度松动，探诊深度为12mm，判断无法保存。邻牙65间、76间有垂直骨缺损。

4拔牙后，在软组织愈合的早期进行种植[21-22]。由于颊侧的牙槽骨吸收，种植同期行GBR，并在65间、76间弹坑状骨缺损处涂布Emdogain®，并植骨。

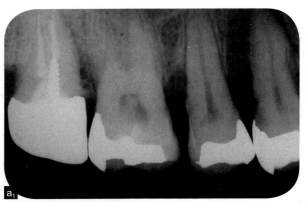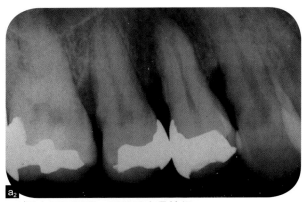

病例8-1a₁,₂　初诊时的X线片。4骨吸收达根尖部。65间、76间有牙石沉积，可见垂直骨缺损。

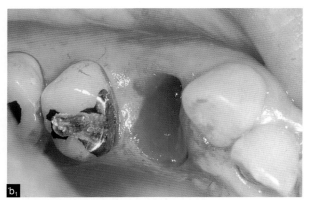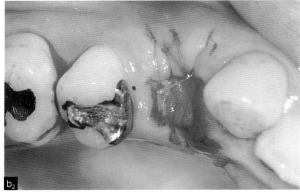

病例8-1b₁,₂　4拔除，计划待软组织愈合后行早期种植。为了促进软组织的愈合，放置胶原蛋白海绵，缝合固定。

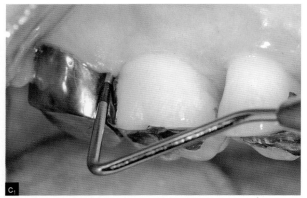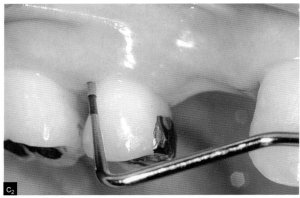

病例8-1c₁,₂　拔牙后2个月，种植同期行GBR。5远中、7近中探诊深度为7mm。

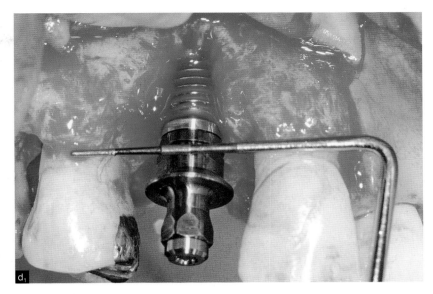

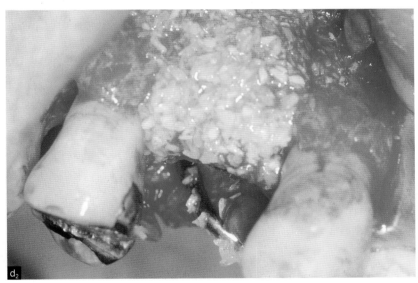

病例8-1d_{1,2} 植入种植体后，植骨（同种异体冻干骨移植物，FDBA）。

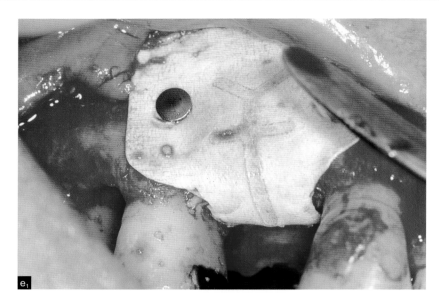

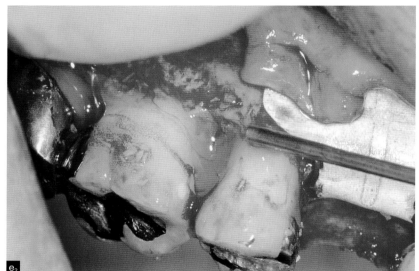

病例8-1e$_{1,2}$　采用钛增强型e-PTFE
膜行GBR。用膜钉（Bone-Tac）
固定该膜。7 6|间、6 5|间骨缺损
彻底清创，涂布Emdogain®并植入
DFDBA，完成牙周再生术。

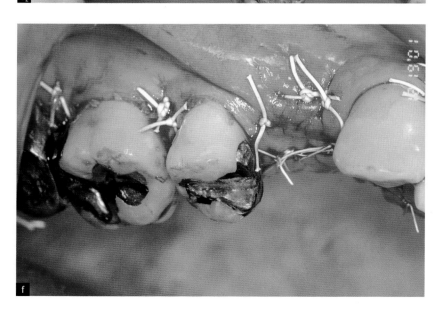

病例8-1f　缝合结束时的状态。采用
Gore-Tex Cv-5、Cv-6缝线在牙周
再生术的部位行垂直褥式缝合和单纯
缝合，在GBR的部位行水平褥式缝合
和单纯缝合。

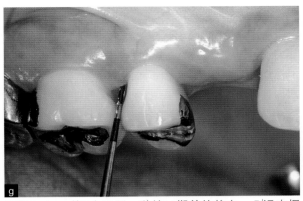

病例8-1g　约6个月后，种植二期前的状态。5|远中探诊深度改善至3mm。

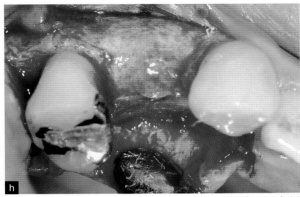

病例8-1h　去除屏障膜时的状态。可见种植体周围有新生骨。

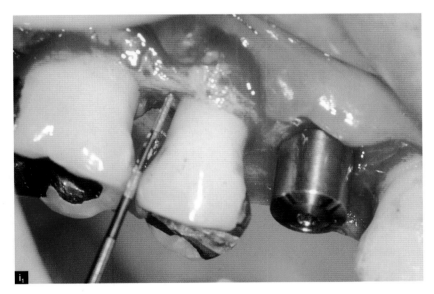

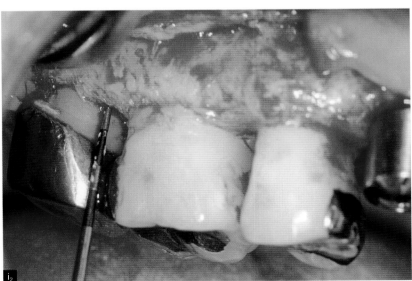

病例8-1i_{1,2}　5|远中、|7近中骨缺损已消失，可见新骨形成。

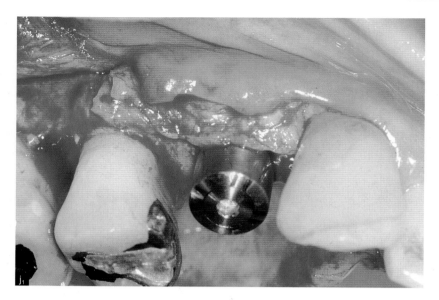

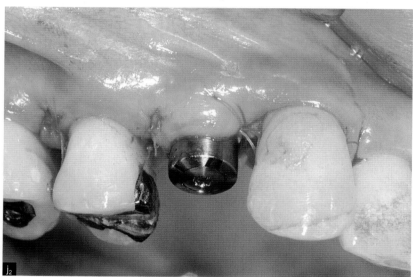

病例8-1j~1,2~ 在种植体颊侧移植结缔
组织，调整黏膜轮廓。

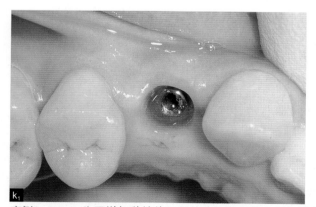 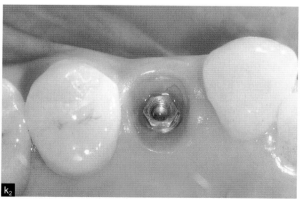

病例8-1k~1,2~ 为了增加种植体周围的清洁便利性，制作并安装仿牙根形态的个性化愈合基台，整塑黏膜形态。

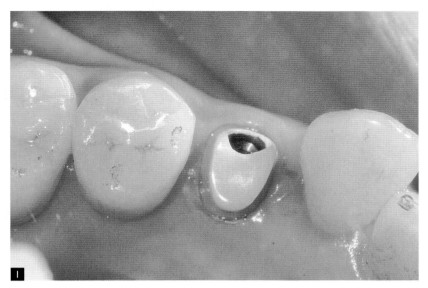

病例8-1l 安装瓷基台后的状态。再现了前磨牙的牙根形态。

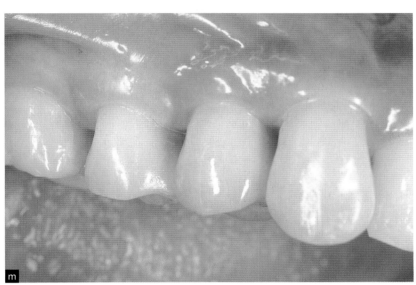

病例8-1m 安装终冠时的状态。在符合美观和可清洁性的原则下，制作修复体。

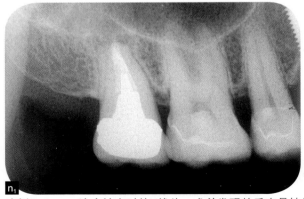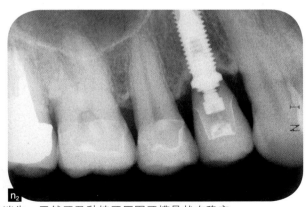

病例8-1n₁,₂ 治疗结束时的X线片。术前发现的垂直骨缺损已消失，天然牙及种植牙周围牙槽骨状态稳定。

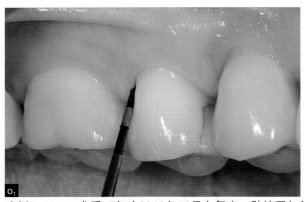 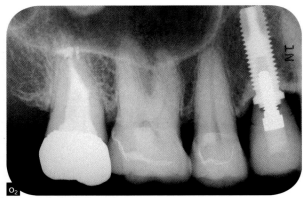

病例8-1o₁,₂　术后17年（2019年12月）复查。种植牙与邻牙保持了良好的状态。

病例讨论　患者因重度牙周炎，有的牙无望保留（hopeless），余留牙多有骨缺损。缺牙区的GBR和余留牙的牙周再生术，该采取何种策略，这将影响治疗的成败。

在本病例，4|松动度较大，伴有疼痛，在初诊当天拔除。这种情况下，通常应在拔牙后软组织愈合2个月左右，才行牙槽嵴扩增术和种植一期手术。种植同期GBR（即种植同期技术，simultaneous approach），还是先行GBR再做种植一期手术（即种植分期技术，staged approach）呢？判断的依据为剩余骨量是否充足，能否保证种植体放置在理想的位置。另外，GBR有技术敏感性，经验不足的术者，采用分期手术更为安全。本病例采用同期手术，种植一期的同时GBR，并完成余留牙的牙周再生术。种植二期时对牙周再生术的部位再翻瓣查验（re-entry），确认有新生骨。种植二期后，为了提高种植牙周围的可清洁性，模仿前磨牙的牙根形态，制作了个性化基台（参见**第5章**，参考病例5-B）。术后17年，没有牙周炎复发，也没有出现种植体周围炎等问题，愈合良好，笔者认为这归功于牙周病学的观念。

<table>
<tr><td>

病例8-2

</td><td>

上颌前牙行牙槽嵴扩增术同期邻牙行牙周再生术，种植分期技术（staged approach）

</td></tr>
</table>

患者　55岁男性，不吸烟者

主诉　上颌前牙松动，形成牙缝

初诊日期　2002年6月

病情概要　上颌前牙牙周炎加重，1│1扇形移位。1│松动度大，判断无法保留。患者希望1│种植修

复。由于邻牙也患牙周炎，并出现垂直骨缺损，因此计划对余留牙行牙周再生术。1│是死髓牙，可见冠折。计划在1│种植体上部牙冠制作时，1│行全瓷冠修复。

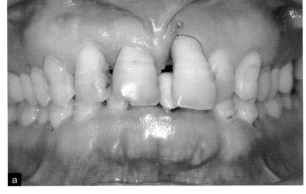

病例8-2a　初诊时的口内照。1│严重扇形移位，1│冠切端折断。原因可能是下前牙过长，前伸殆时上颌前牙受力过大。

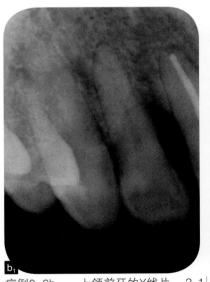 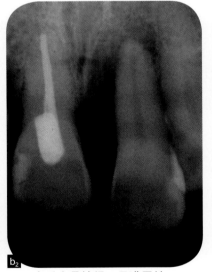 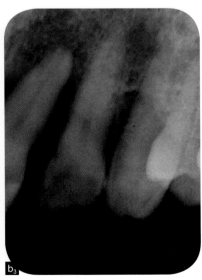

病例8-2b₁₋₃　上颌前牙的X线片。2 1│1 2 3有垂直骨缺损，呈进展性。

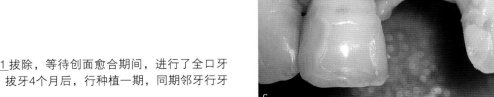

病例8-2c　1│拔除，等待创面愈合期间，进行了全口牙周基础治疗。拔牙4个月后，行种植一期，同期邻牙行牙周再生术。

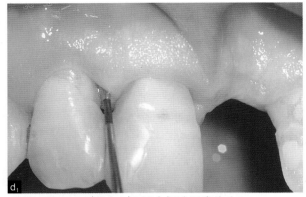

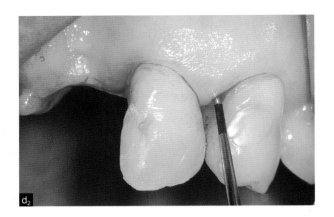

病例8-2d$_{1,2}$　$\underline{2}$近中、$\underline{3}$近中探诊深度均为7mm。

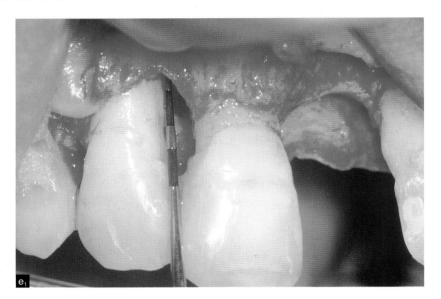

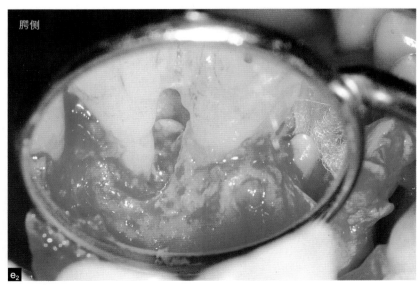

腭侧

病例8-2e$_{1,2}$　$\underline{2}$近中垂直骨缺损累及腭侧。

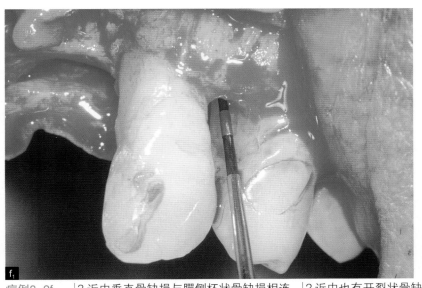

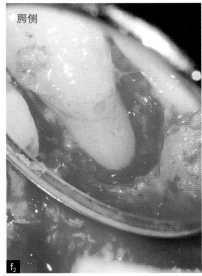

腭侧

病例8-2f₁,₂ ⎿3近中垂直骨缺损与腭侧杯状骨缺损相连。⎿2近中也有开裂状骨缺损。

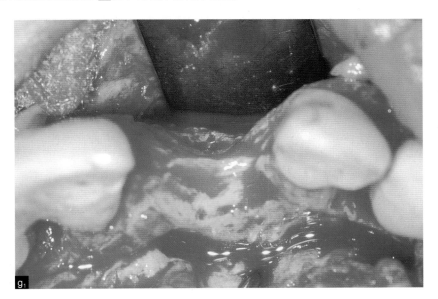

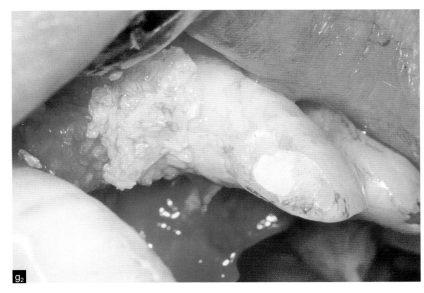

病例8-2g₁,₂ ⎿1骨缺损状态。唇侧骨吸收严重，需行GBR。选择在牙槽骨扩增术后，再分期行种植一期。首先在⎿2近中涂布Emdogain®，再植入同种异体脱矿冻干骨（DFDBA）。

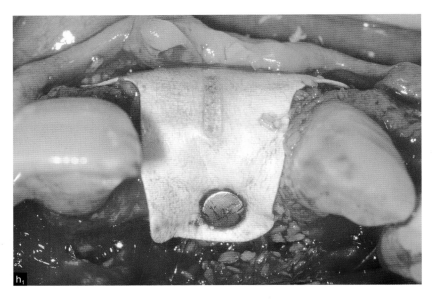

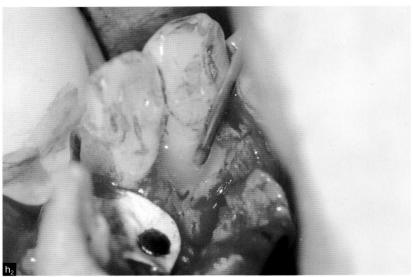

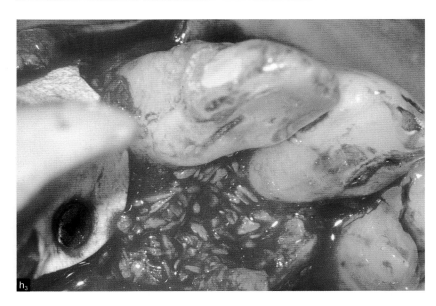

病例8-2h₁₋₃ 采用钛加强型e-PTFE
膜（Gore-Tex）和FDBA完成GBR。
GBR膜与邻牙离开1mm，采用膜钉
（Bone-Tac，ACC Surgical公司）
固定。这是为了防止术后邻间牙龈坏
死。接着，在3｜垂直骨缺损部位涂布
Emdogain®，植入DFDBA，完成牙
周再生术。

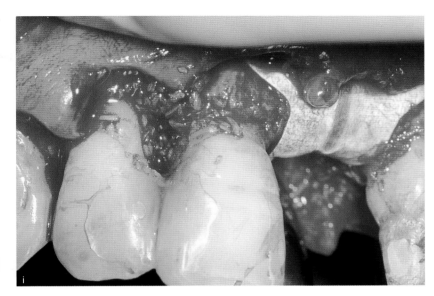

病例8-2i　 2 1 间垂直骨缺损处采用 "Emdogain®+DFDBA" 的再生术。

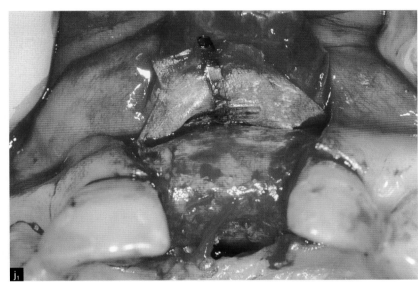

病例8-2j₁　术后6个月，去除 1 处的屏障膜。

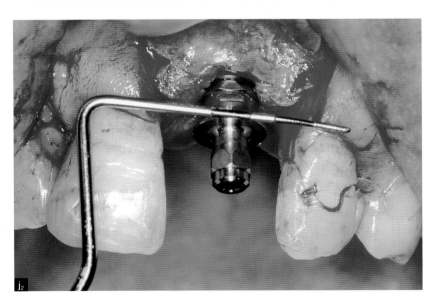

病例8-2j₂　可见足够硬度的新生骨。此时植入种植体。

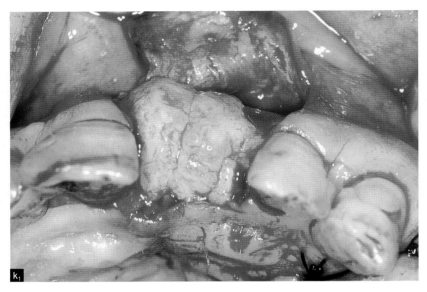

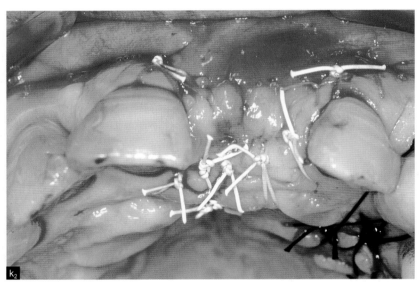

病例8-2k_{1,2} 从腭侧取上皮下结缔组织，移植至种植体周围，增加软组织量。

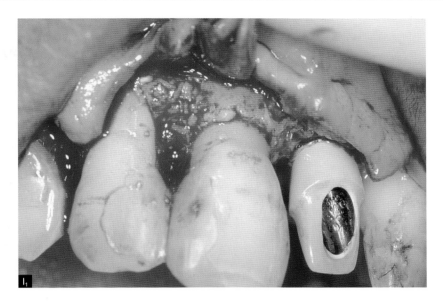

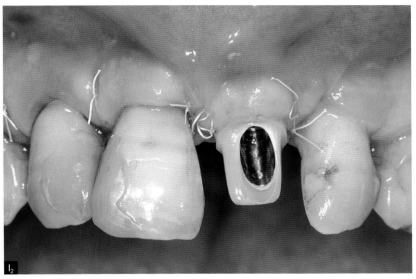

病例8-2l₁,₂　约3个月后，种植二期
手术时安装个性化愈合基台。再次翻
瓣查验（re-entry） 2̲再生术后效果
（l₁），可见原垂直骨缺损处有新生
骨形成（与病例8-2e̲₁比较）。

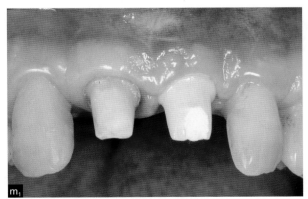

病例8-2m₁　种植体上部安装氧化锆基台。

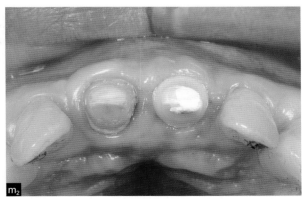

病例8-2m₂　1̲打纤维桩堆树脂核，构造全瓷冠基牙预
备体。

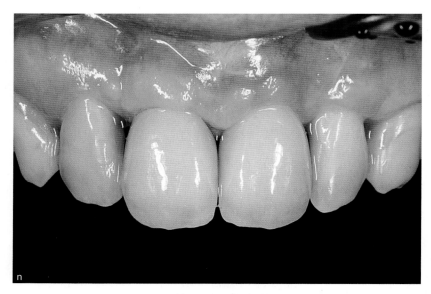

病例8-2n　安装最终修复体时的状态。患者对美观效果表示满意。

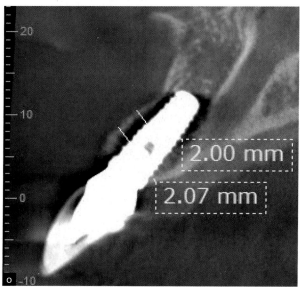

2.00 mm

2.07 mm

病例8-2o　治疗结束时的CT影像，显示种植体周围获得了足够厚度的唇侧骨[24]。

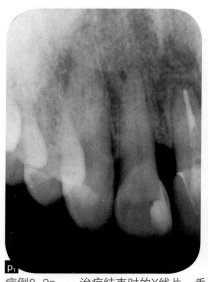

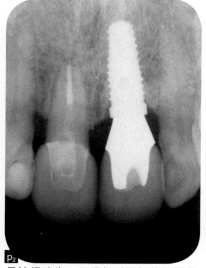

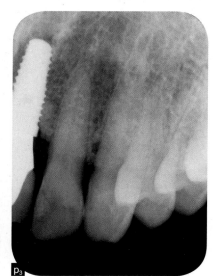

病例8-2p₁₋₃　治疗结束时的X线片。垂直骨缺损消失，呈现相对平坦的牙槽骨。

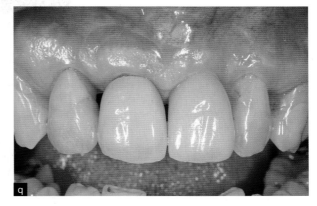

病例8-2q　治疗结束后15年，牙周再生术后17年复查。上部修复体安装6年后，⌐1切端崩瓷，重做全瓷冠。1⌐少量牙龈退缩，但总体牙周组织维持稳定。

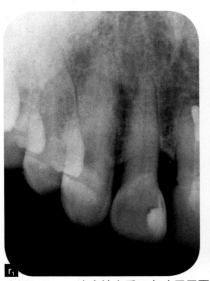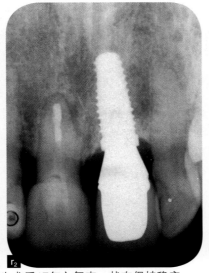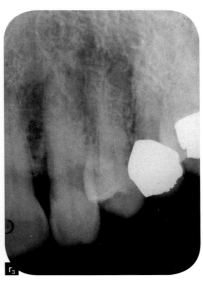

病例8-2r₁₋₃　治疗结束后15年（牙周再生术后17年）复查。状态保持稳定。

病例讨论　回看本病例，在邻近缺牙区和远离缺牙区的余留牙均发现垂直骨缺损。邻近即将种植的牙槽嵴处的根面上，若要行牙周组织再生，需要花费不少工夫。由于本病例涉及前牙美学区，为安全起见，采用分期策略，即拔牙后先行GBR。

由于2⌐近中有弹坑状垂直骨缺损，在该处涂布Emdogain®并植入DFDBA后，在缺牙区牙槽嵴行GBR（即植入FDBA，覆盖e-PTFE膜），通过膜钉固定GBR膜，则2⌐骨缺损的再生空间可以维持。此时，让膜在离开根面1～2mm处放置。这样做可以防止GBR膜阻断黏膜血供，防止膜外露。

采用分期种植策略的理由是，邻面骨水平（interproximal height of bone，IHB）决定了种

植牙邻间乳头的位置，而种植体植入位置需要根据牙周再生术新生骨位置而定[23]。牙周再生术后17年即种植修复15年复查时，虽然1⌐有牙龈退缩，但1⌐边缘龈位置仍维持稳定。本病例的治疗结果再次印证了笔者团队的临床研究结论，即"若唇侧有2mm以上的牙槽骨厚度，种植牙边缘龈位置将很稳定"[24]。

在2005年之前，天然牙周再生术应采用DFDBA，种植体周围骨增量应采用FDBA。但Yukna[25]、Lallier[26]、Rosen[27]等学者的研究表明，FDBA在再生术方面的效果更好，因此逐渐转向使用"EMD+FDBA"。

病例8-3 上颌磨牙拔除及牙槽嵴保存术（ridge preservation），同期邻牙弹坑状骨缺损处行牙周再生术

患者 41岁女性，非吸烟者

主诉 左上磨牙牙龈反复肿胀

初诊日期 2009年7月

病例概要 |6可见Ⅲ度根分叉病变，判断无法保存。患者希望种植修复。而|7近中探诊深度为

6mm，X线片显示有垂直骨缺损。计划在拔除|6时行牙槽嵴保存术，同期在|7近中位点行Emdogain®牙周再生术，最后择期行种植一期和上颌窦提升术。

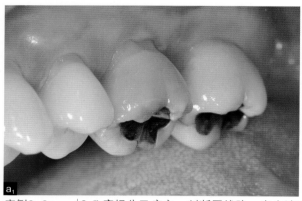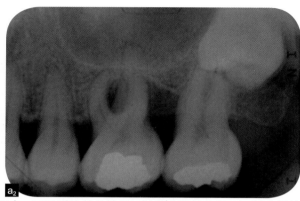

病例8-3a₁,₂ |6Ⅲ度根分叉病变，判断需拔除。炎症波及|7近中，可见弹坑状骨缺损。计划|6种植修复，|7近中骨缺损处行牙周再生术。

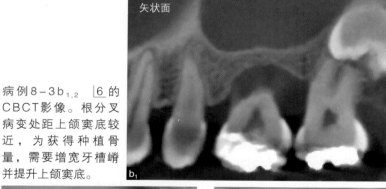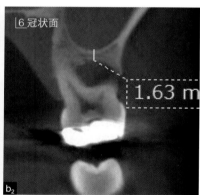

病例8-3b₁,₂ |6的CBCT影像。根分叉病变处距上颌窦底较近，为获得种植骨量，需要增宽牙槽嵴并提升上颌窦底。

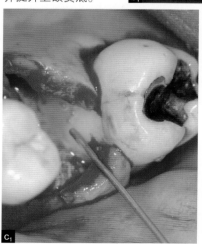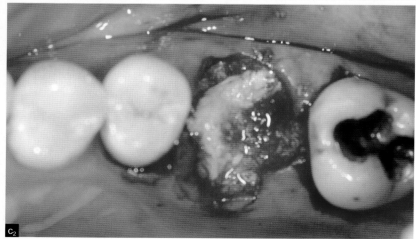

病例8-3c₁,₂ 拔除|6时，行牙槽嵴保存术（移植FDBA，覆盖Cytoplast）。同期在|7近中行再生术（涂布Emdogain®，移植FDBA）。|6拔牙窝彻底搔刮，在|7近中清创后，涂布Emdogain®（c₁），将FDBA移植至|6拔牙窝及|7近中骨缺损处（c₂）。

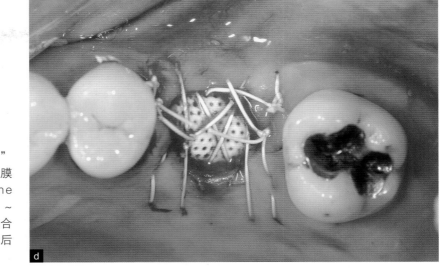

病例8-3d　选用"Cytoplast"（Osteogenics）及开放屏障膜技术（open barrier membrane technique）。膜放置在距离根面1～2mm处，龈乳头处采用垂直褥式缝合和单纯缝合，期望能一期愈合。术后4周去除"Cytoplast"膜。

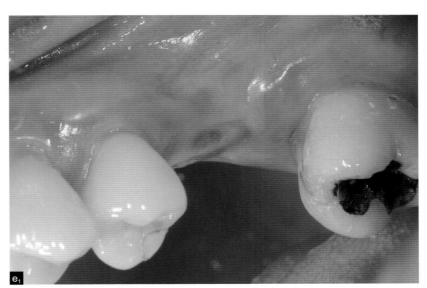

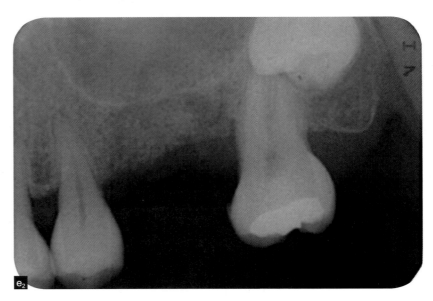

病例8-3e$_{1,2}$　术后5个月复查。X线片示，$\underline{6}$的牙槽骨增宽、$\underline{7}$近中牙槽骨愈合。

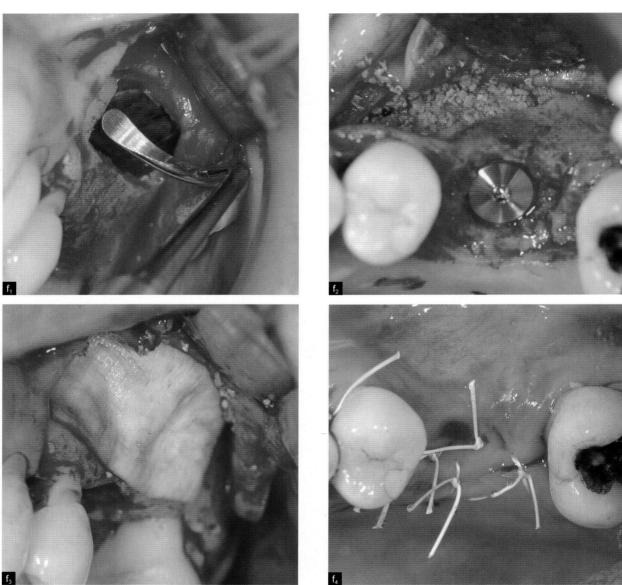

病例8-3f₁~₄ ⌐6处行上颌窦提升术，植入长13mm的种植体。植骨材料采用"Bio-Oss®"，颊侧开窗部位覆盖"Bio-Gide"膜（Geistlich）封闭。⌐7近中可见新生骨形成（f₃）。

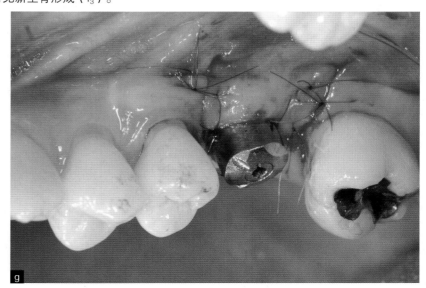

病例8-3g 术后约8个月后，行种植二期手术。通过根向复位瓣（apically positioned flap）增宽种植体周围的角化组织。

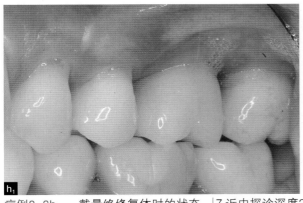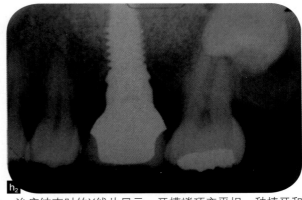

病例8-3h_{1,2}　戴最终修复体时的状态。[7 近中探诊深度2mm。治疗结束时的X线片显示，牙槽嵴顶变平坦，种植牙和天然牙完美协调。

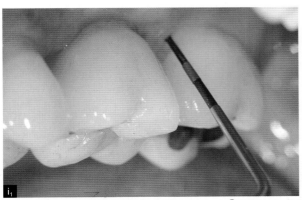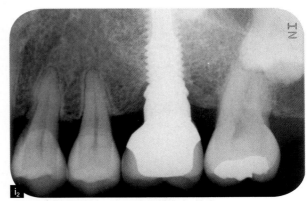

病例8-3i_{1,2}　治疗结束后8年，即Emdogain®牙周再生术后10年复查。种植牙和天然牙均保持良好状态。

病例讨论　本病例[6 因 III 度根分叉病变拔除。拔除后行牙槽嵴保存术（ridge preservation），同期在[7 近中根面处行牙周再生术。

当时选用d-PTFE膜（Cytoplast）与开放屏障膜技术（open barrier membrane technique），拔牙同期行牙槽嵴保存术（ridge preservation），

术中采用Emdogain®在邻牙根面行牙周再生术。

与病例8-2一样，将膜放置在离牙根面1~2mm的地方，尝试保留[7 近中龈乳头组织。[7 近中原垂直骨缺损处，骨成功再生。即使是术后8年复查，种植体与天然牙之间的骨水平仍是平坦的，牙周组织维持稳定。

病例8-4 上下前牙因重度牙周炎拔牙后恢复牙槽嵴高度，改善美观的病例

患者 36岁女性，非吸烟者

主诉 前牙排列不齐，牙齿松动

初诊日期 2009年10月

病例概要 因牙齿排列不齐，寻求正畸科治疗。正畸医生发现患者有牙周病，遂转诊笔者的医院。上

下中切牙、侧切牙Ⅱ度~Ⅲ度松动，有进展性骨吸收，判断无法保留。根据患者的要求，行种植修复。种植同期GBR。由于3|3近中有垂直骨吸收，种植体周围GBR同时使用"Emdogain®+FDBA"行牙周再生术。

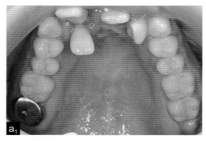

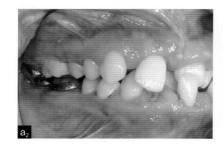 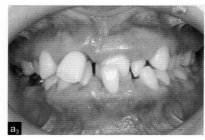 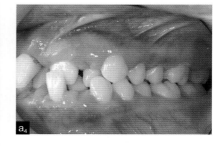

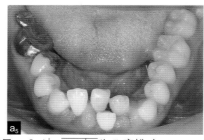

病例8-4a₁₋₅ 初诊时见上下前牙拥挤明显。2 1|、2 1|1 为Ⅲ度松动。

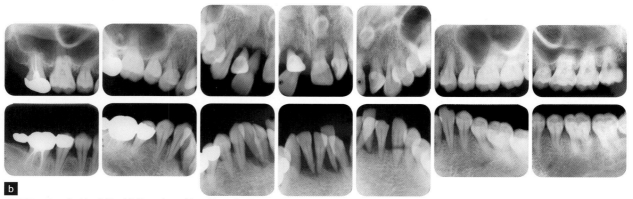

病例8-4b 初诊时的X线片。上下前牙骨吸收明显。

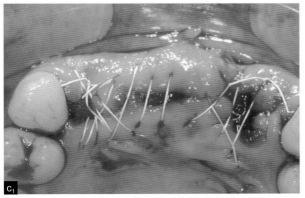

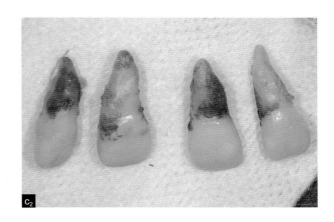

病例8-4c₁,₂　上颌4颗前牙拔除。可见明显的牙石。

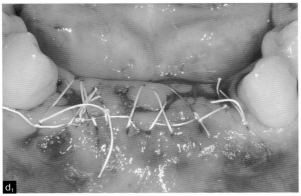

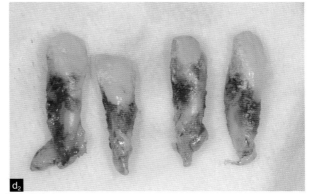

病例8-4d₁,₂　下颌4颗前牙拔除。可见明显的牙石。根尖下方有肉芽组织。

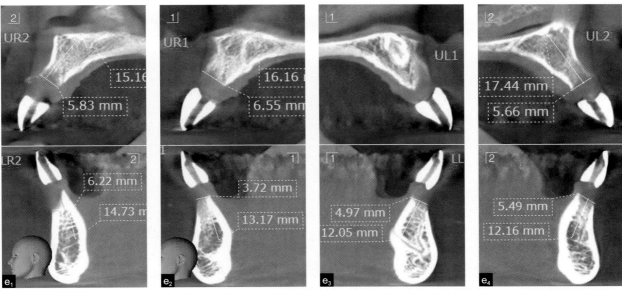

病例8-4e₁₋₄　拔牙2个月复查，戴安装了含钡人工牙的外科导板，拍摄CBCT。为了美学修复，上下前牙都需要GBR。

下前牙GBR和牙周再生术

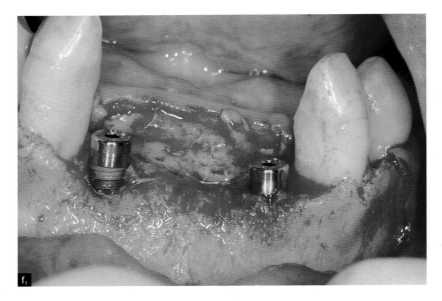

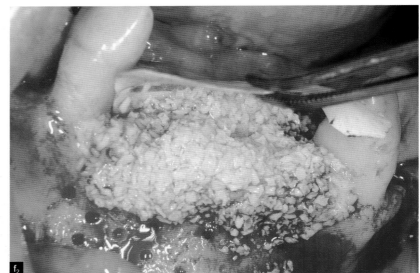

病例8-4f₁,₂　戴外科导板定位，植入种植体。$\overline{3|}$近中可见骨吸收，涂布Emdogain®。FDBA和"Bio-Oss®"骨粉混合植入，覆盖钛加强型e-PTFE膜（Gore-Tex），完成GBR。

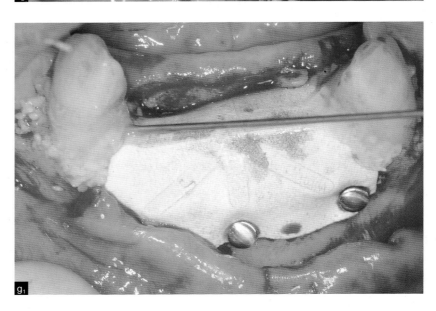

病例8-4g₁　GBR膜由膜钉（Bone-Tac，ACE Surgical公司）固定，$\overline{3|3}$处再次涂布Emdogain®，GBR膜放置在距离根面1mm处。

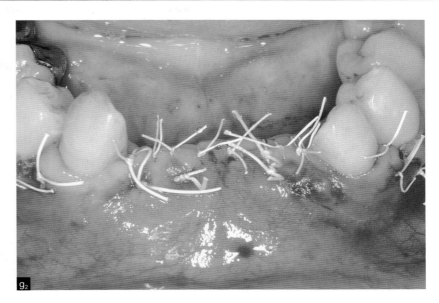

病例8-4g₂　龈瓣内侧采用减张切口，冠向复位缝合，期待一期愈合。

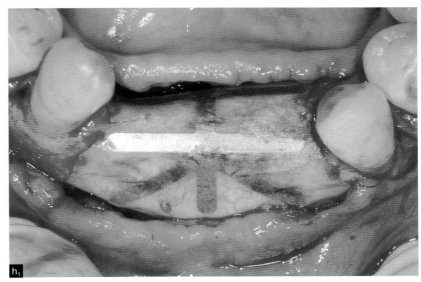

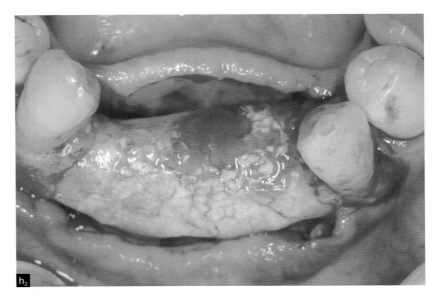

病例8-4h₁,₂　约6个月后，去除GBR膜。可见有足够宽度和高度的牙槽骨生成。

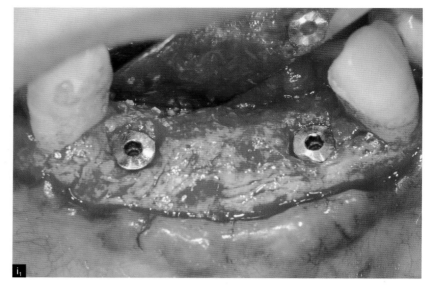

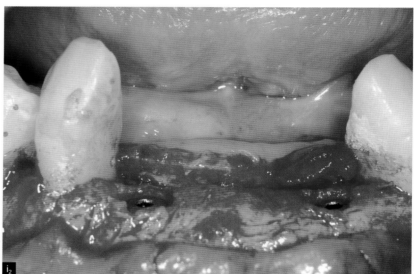

病例8-4i$_{1,2}$　去除种植牙上方骨组织，暴露覆盖螺丝。在种植牙周围及 $\overline{3|3}$ 近中已实现预期中的骨增量。

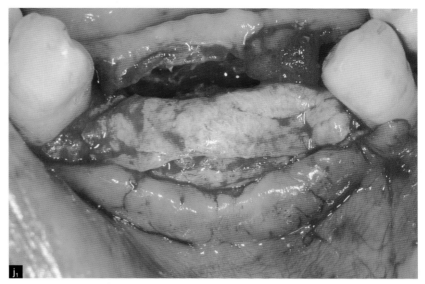

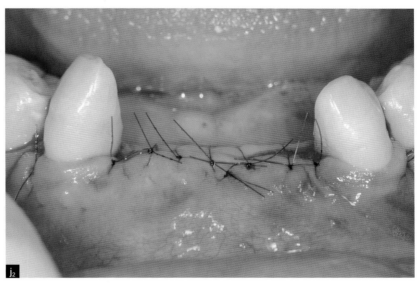

病例8-4j₁,₂ 为了塑造与种植体周围适合的龈乳头和龈缘形态，行结缔组织移植。

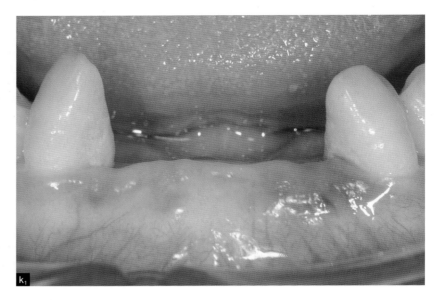

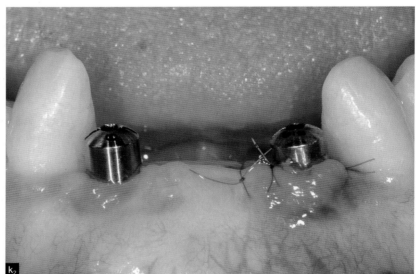

病例8-4k~1,2~　结缔组织移植后2个月复查。行种植二期，安装愈合基台。

上颌前牙GBR

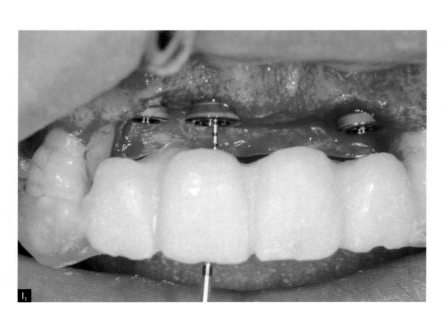

病例8-4l~1~　在 2 1|2 处，戴外科导板定位，在理想位置植入种植体。

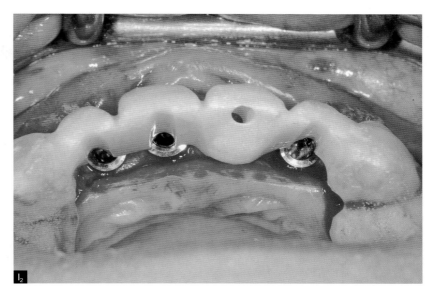

病例8-4l₂　|1有埋伏牙，故此处设计为桥体。

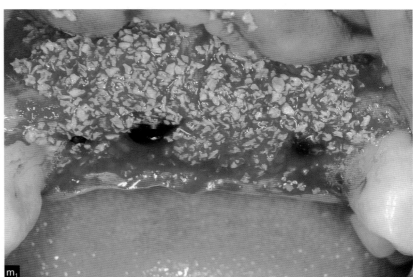

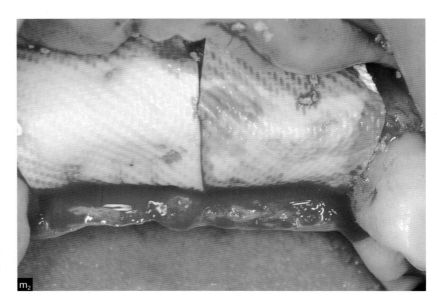

病例8-4m₁,₂　行GBR，植入Bio-Oss®，覆盖交联型可吸收膜"Ossix Plus"（Ora Pharma）。

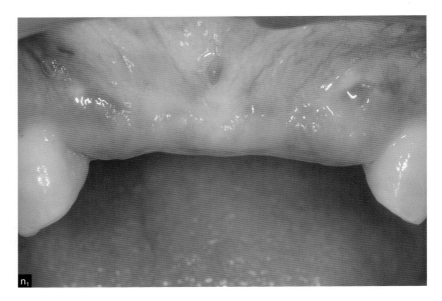

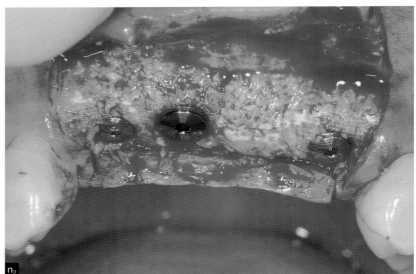

病例8-4n$_{1,2}$　约6个月后复查。牙槽嵴处有足量的新骨形成。

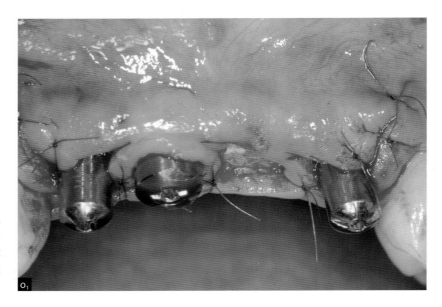

病例8-4o$_1$　种植二期采用Palacci技术，即在种植体舌侧边缘对应处行水平切口，将唇侧瓣根向复位，在瓣缘制造小带蒂瓣并转动固定[28]，以此重建牙间乳头。

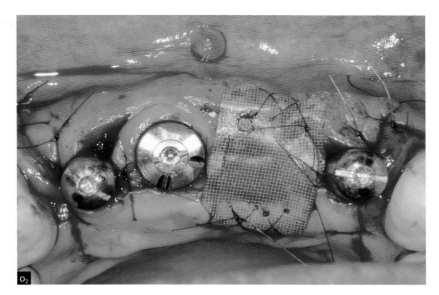

病例8-4o₂ |1开放创面上放置人工皮肤胶原塞"Teruplug"（Olympus Terumo Biomaterials），以保护创面并促进愈合。

临时冠修复

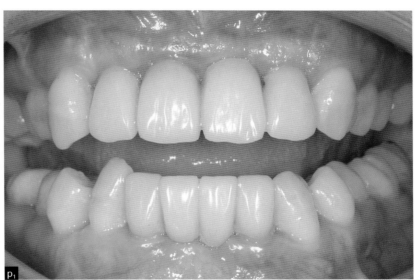

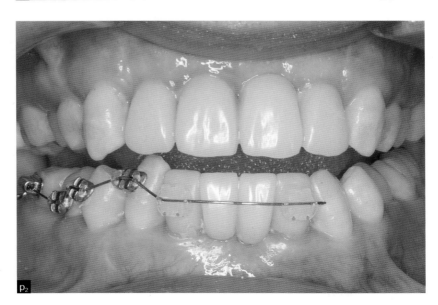

病例8-4p₁,₂ 戴临冠，等待软组织愈合期间，正畸压低3|。

安装最终修复体

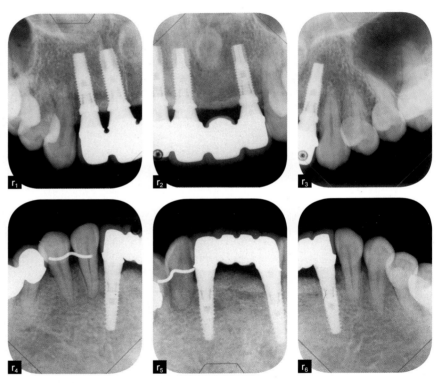

病例8-4q 安装最终修复体时的状态。修复体与种植体周围组织协调，呈现美观效果。患者对美学治疗效果非常满意。

病例8-4r1~6 治疗结束时的X线片。可见牙槽骨稳定。

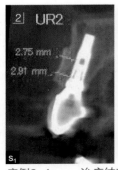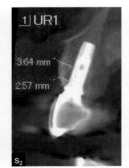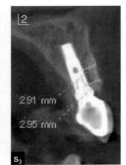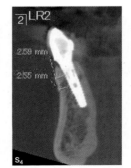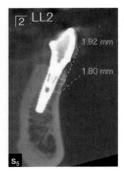

病例8-4s1~5 治疗结束时，上下颌共5颗种植体CBCT的矢状图。可见唇侧形成足够厚的牙槽骨。

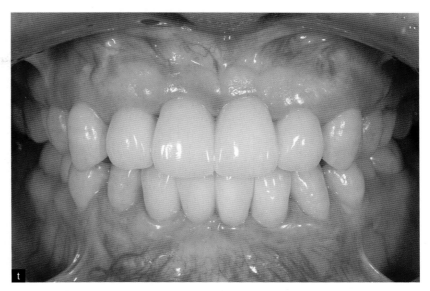

病例8-4t 治疗后9年复查。

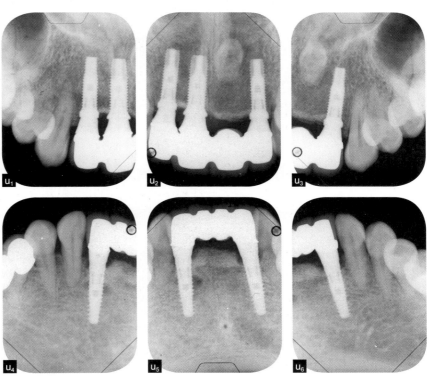

病例8-4u₁₋₆ 治疗后9年的X线片。

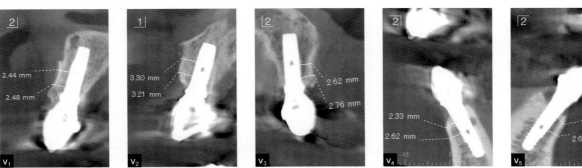

病例8-4v₁₋₅ 治疗后9年的CBCT矢状图影像。组织状态维持稳定。

病例讨论 本病例的关键是：①上下颌前牙的牙槽嵴骨增量时机；②③近中骨吸收；③种植体周围软组织美学重建。以下将对这3项逐一说明。

①上下颌前牙的牙槽嵴骨增量时机

上下颌前牙拔除后，出于美观需求，安装可摘义齿。约2个月的时间内，等待软组织愈合，根据最终修复体形态制作诊断蜡型，并以此为基础制作拍CT时戴的导板（使用含钡人工牙）。从CT影像上确定牙槽嵴扩增量，调整外科导板。由于牙槽嵴骨需要增加的量不大，因此判断可以种植同期GBR。

虽然上颌前牙牙槽嵴垂直增量只有1~2mm，为了确保种植体唇侧也有2mm以上的厚度，采用吸收缓慢的骨移植材料（Bio-Oss®）和可吸收膜，行GBR，取得了良好的结果。

②③近中骨吸收

下颌前牙行GBR时，计划同期行③近中骨缺损的再生术。该部位无垂直骨缺损，无法维持再生所需的空间。

因此将②种植体在理想的位置植入，在③远中和种植体肩台连一条假想线，形成与垂直骨缺损相同的空间，通过"Emdogain®+植骨+GBR膜"实现再生（病例8-4f$_{1,2}$, g$_1$）。不过，这也许是风险较高的策略。更可靠的方法是，考虑用分期手术，用帐篷钉代替种植体，先行牙槽嵴增量术。选择哪种术式，要根据术者的经验来判断。

安装临时修复体后，通过正畸方法来压低已伸长的③，术后3年期间，用舌侧丝固定。

③种植体周围软组织美学重建

利用牙槽嵴骨增量术后的研究模型，判断牙龈扩增的需求量。下前牙在结缔组织移植术后，通过环切术完成二期手术。上颌前牙牙槽嵴增量充足，但若使用环切术，种植体唇侧角化黏膜不足，因此需要增宽角化黏膜，另外，采用Palacci技术[28]，重建种植体之间、种植体-天然牙之间的邻间乳头，即在种植体舌侧缘水平切开，将唇侧瓣向根尖侧推进，在瓣缘制造小带蒂瓣，并转动固定重建邻间乳头。

病例8-5	因重度牙周炎牙槽嵴严重吸收，垂直增高牙槽嵴，协调余留牙和种植体骨水平的案例

患者 36岁男性，非吸烟者

主诉 虽然无疼痛，但认为牙龈与牙齿有问题

初诊日期 2011年11月

病例概要 多年来，患者接受牙周病治疗，但始终无改善，仍有失牙。近期在就近的医院接受每月2次的简单牙齿清洁，听说不久后就要改总义齿修复了。萌生新念，想要种植修复。咨询了5家医院，

医患无法达成一致。自行到书店购书阅读，再加上其他医院牙科医生推荐，决定到笔者的医院就诊。

根据初诊时口内状态，诊断为侵袭性牙周炎。牙槽骨明显吸收，计划行牙槽嵴骨增量术和种植修复。另计划为余留牙行牙周再生术。下颌最佳的选择是种植体支持的桥义齿修复，而由于经济原因，上颌计划行种植覆盖义齿修复。

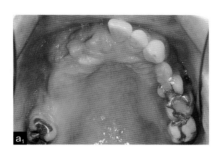

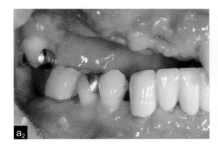
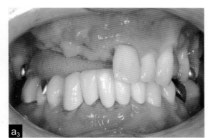
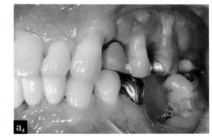

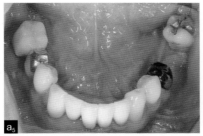
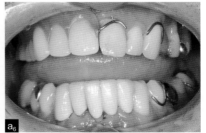

病例8-5a$_{1-6}$ 初诊时的口内照。患者因进展性牙周病逐渐失牙。对于多牙陆续松动拔除，不断修复失牙的治疗现状，患者深感不安，于是下定决心接受种植修复。

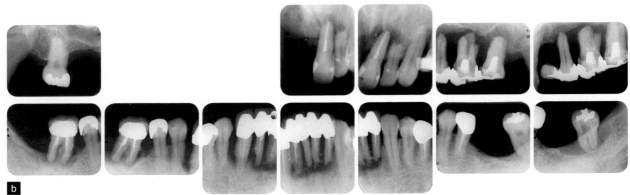

病例8-5b　全口重度牙周炎，大多牙位骨吸收超过根尖部。为了实现种植修复计划，需大幅骨增量。

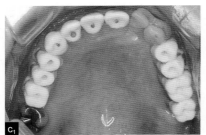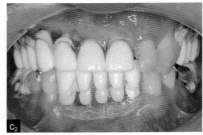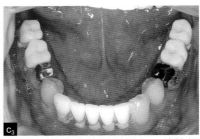

病例8-5c₁₋₃　拔除无望保留的牙齿，安装临时义齿。等待软组织愈合，将含钡树脂牙安装在外科导板上，并拍摄CBCT。含钡的树脂人工牙阻射显影，在影像图片上根据人工牙边缘设定未来牙槽嵴顶的位置。

下颌左侧磨牙区GBR

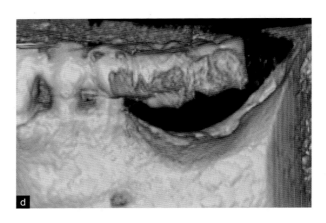

病例8-5d　下颌左侧磨牙CBCT三维图像。牙槽骨垂直吸收严重。

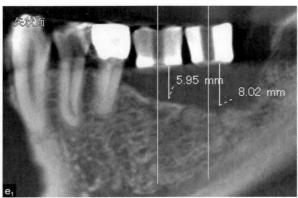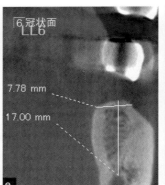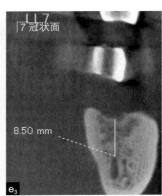

病例8-5e₁₋₃　下颌左侧磨牙CBCT影像，为了种植体与余留牙形成协调的关系，需要一定的垂直骨增量，⌐6处需5mm、⌐7处需7mm。

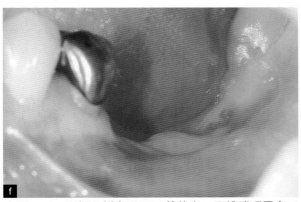

病例8-5f　下颌左侧磨牙GBR前状态。牙槽嵴顶平齐口腔前庭沟底。

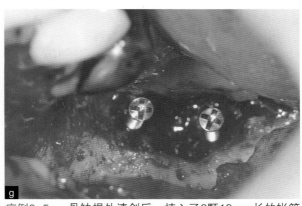

病例8-5g　骨缺损处清创后，植入了2颗10mm长的帐篷钉（Proceed）。

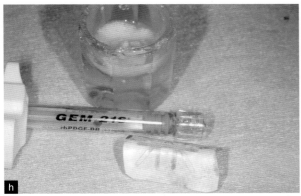

病例8-5h　用于GBR的材料，包括钛加强型e-PTFE膜（Gore-Tex）、骨移植材料（Bio-Oss® + FDBA）、生长因子PDGF（GEM 21S®：Lynch Biologics）。

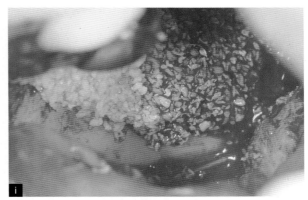

病例8-5i　骨移植至掩埋帐篷钉。

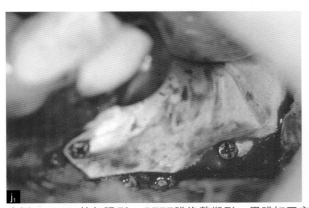

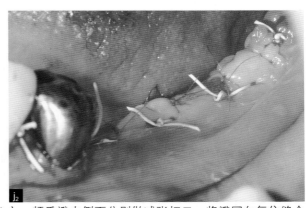

病例8-5j₁,₂　钛加强型e-PTFE膜修整塑形，用膜钉固定（j₁）。颊舌瓣内侧面分别做减张切口，将瓣冠向复位缝合（j₂）。

下颌右侧磨牙区的GBR

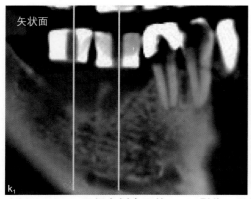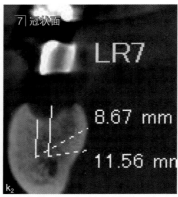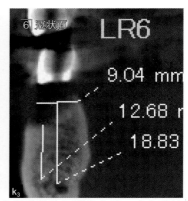

病例8-5k$_{1-3}$　下颌右侧磨牙的CBCT影像。虽然骨吸收较重，但判断骨量足够，能获得种植体初期稳定性，决定种植一期行GBR。

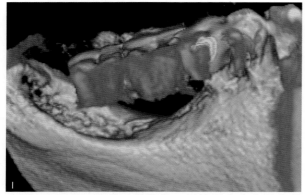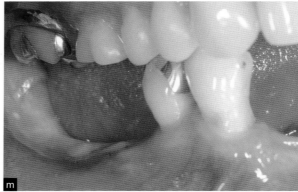

病例8-5l　CBCT的三维影像。牙槽骨中央有很大的凹陷。

病例8-5m　术前黏膜的状态。下颌右侧磨牙区的口腔前庭较浅，角化黏膜较少。

病例8-5n$_{1,2}$　牙槽嵴中央有较大的凹陷（n$_1$），但足够为种植体提供初期稳定性，植入同期行GBR（n$_2$）。

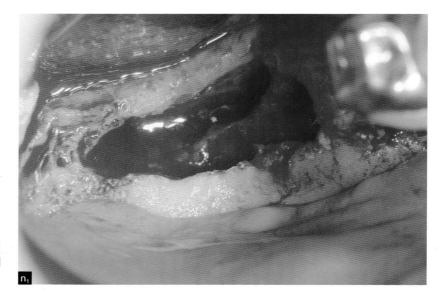

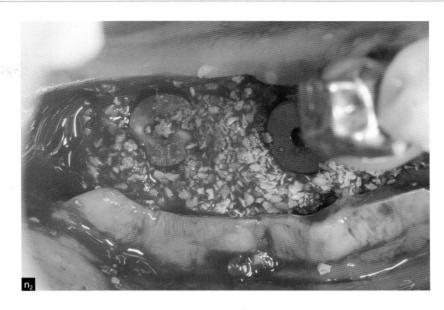

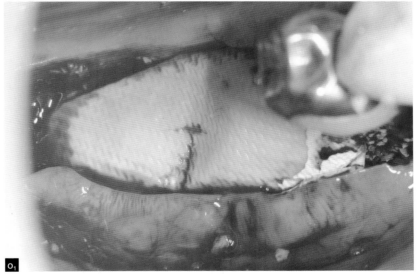

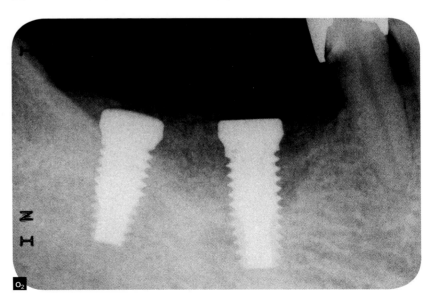

病例8-5o1,2　用可吸收膜（Ossix Plus）和骨移植材料（Bio-Oss®+ FDBA）行GBR。

下颌前牙区GBR

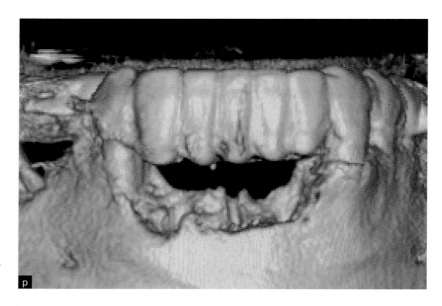

病例8-5p 下颌前牙区有严重垂直骨吸收。

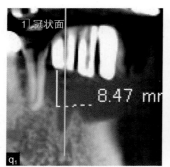
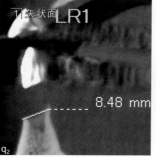
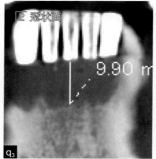
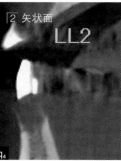

病例8-5q₁₋₄ 需要8～10mm的垂直骨增量（含钡的树脂牙的边缘，即是将来牙槽嵴顶的位置）。

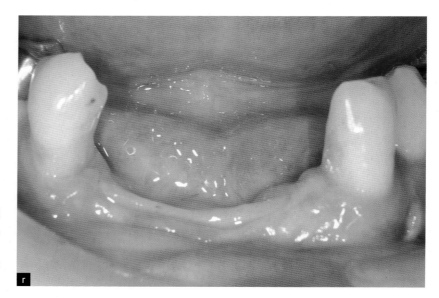

病例8-5r 口腔前庭浅，角化黏膜少。即使将缺牙区黏膜冠向推进，也无法实现GBR后完全覆盖屏障膜，因此决定采用开放屏障膜技术（open barrier membrane technique）。

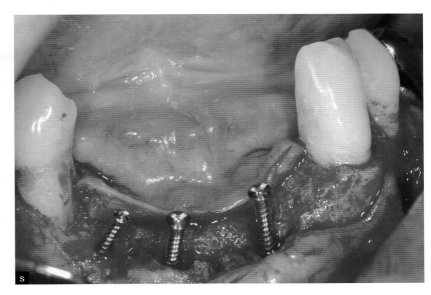

病例8-5s 翻瓣，牙槽骨清创，植入3枚长10mm的帐篷钉。

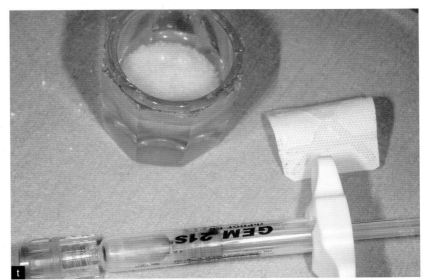

病例8-5t GBR使用到的材料，包括钛加强膜（Cytoplast）、骨移植材料（Bio-Oss®+FDBA）、生长因子PDGF（GEM 21s®）。

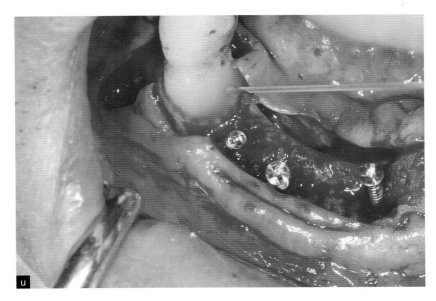

病例8-5u ⌐4⌐近中裂开状的垂直骨缺损，涂布Emdogain®。

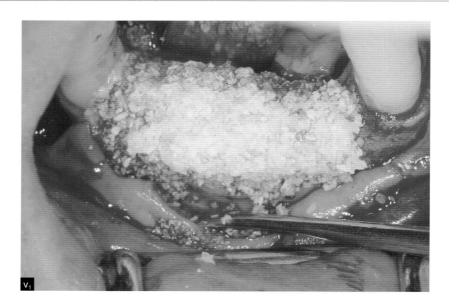

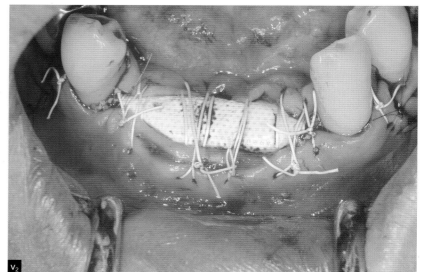

病例8-5v_{1,2}　植骨恢复牙槽嵴形态。4|近中也植了骨。随后盖"Cytoplast"膜，用膜钉固定。龈瓣一定程度牵拉复位缝合，让膜部分暴露。

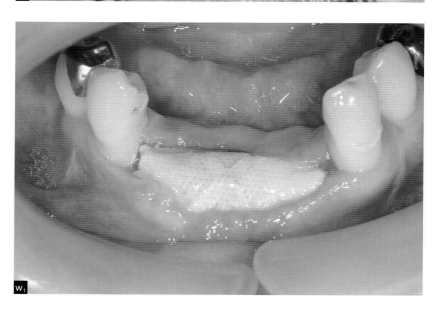

病例8-5w₁　术后4周复查，膜暴露逐渐增大，附着性菌斑也增多。笔者判断已到除去膜的时机了。

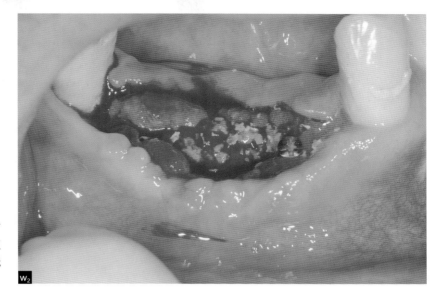

病例8-5w₂　除膜后的状态。帐篷钉植骨区从表面至下方2mm处，骨移植物变成具备弹性的组织，但顶部仍残留移植骨颗粒。情况尚不稳定。

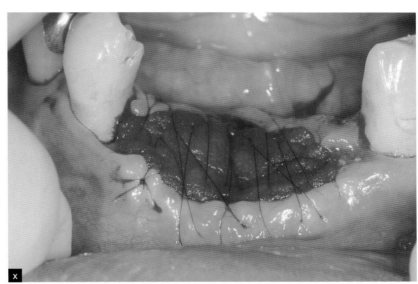

病例8-5x　放置胶原膜Colla Tape，缝合并覆盖暴露的骨移植物。

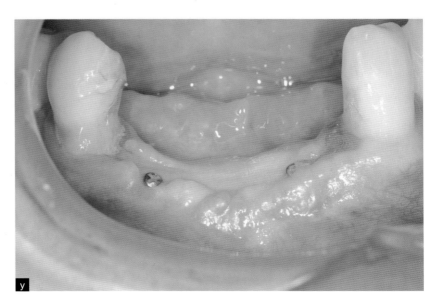

病例8-5y　2周后复查。帐篷钉的头部露出。

下颌左侧磨牙区植入种植体和种植二期手术

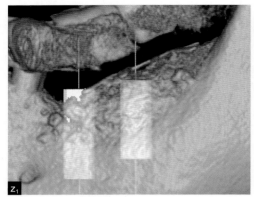 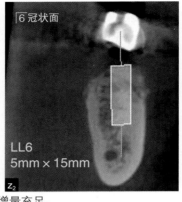 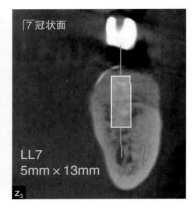

病例8-5z$_{1-3}$　$\overline{6\ 7}$ GBR后6个月复查。牙槽嵴骨增量充足。

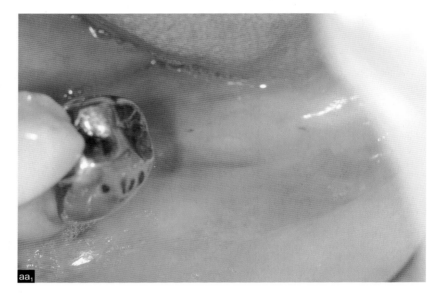

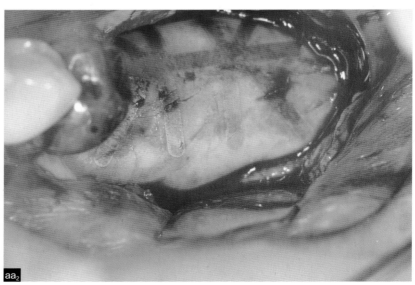

病例8-5aa$_{1,2}$　种植前的状态。翻瓣后，钛加强e-PTFE膜与植骨区紧密贴合，质地很硬。

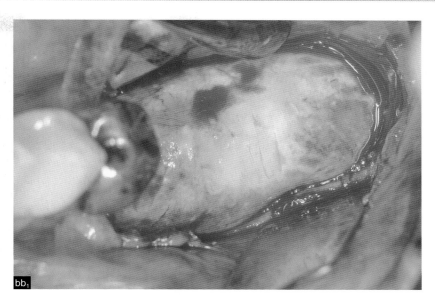

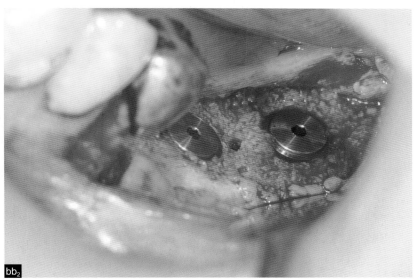

病例8-5bb~1,2~ 除膜时的状态。判断成骨较硬，可承受种植备洞，即在合适的位置植入种植体。

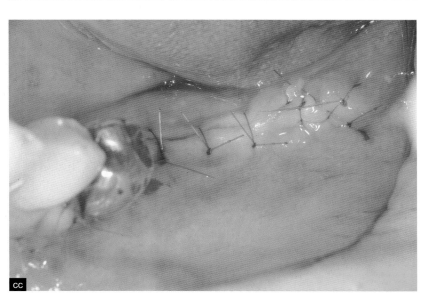

病例8-5cc 缝合后的状态。

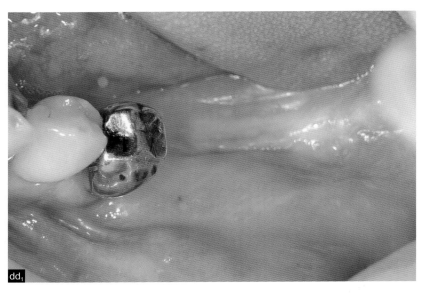

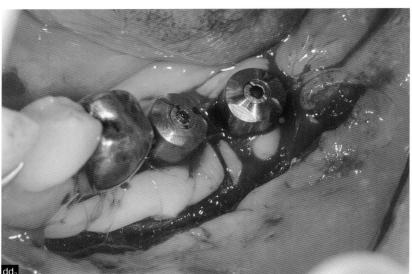

病例8-5dd$_{1,2}$　种植体植入3个月后，行种植二期。由于颊侧角化黏膜较少，行游离龈移植术。

下颌右侧磨牙区种植二期手术

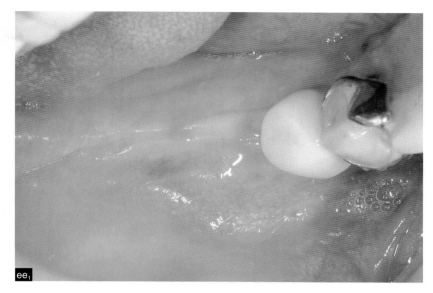

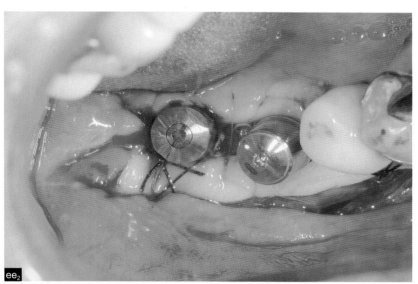

病例8-5ee$_{1,2}$　下颌右侧磨牙与左侧相同，行游离龈移植术。

下颌前牙区种植二期手术

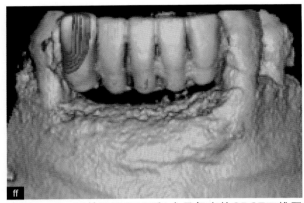

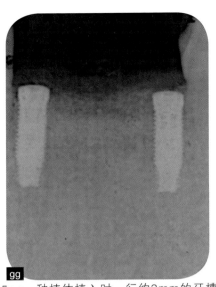

病例8-5ff　下前牙区GBR后6个月复查的CBCT三维图像。与术前（病例8-5p）情况相比，骨增量显著，后续还需增高2~3mm的骨量。

病例8-5gg　种植体植入时，行约3mm的牙槽嵴骨增量术。

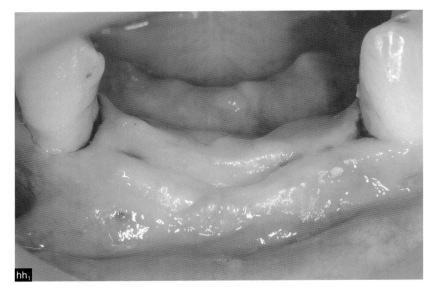

病例8-5hh₁　种植二期前的状态。牙槽嵴中央有轻微凹陷。

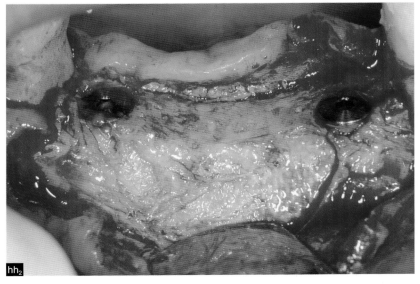

病例8-5hh₂　翻瓣所见。牙槽骨形态已趋理想。4̄近中实现骨再生，嵴顶位置增高。

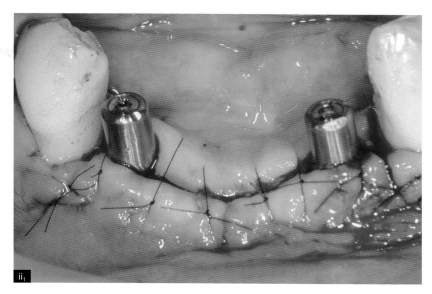

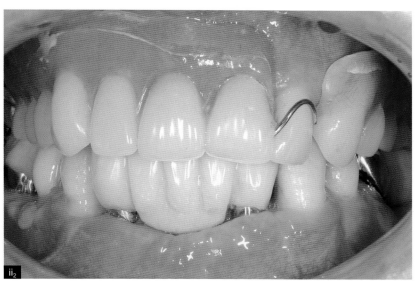

病例8-5ii_{1,2} 种植二期结束时的状态
（ii₁）和4周后调整临时冠桥的状态
（ii₂）。桥体部位仍有凹陷。

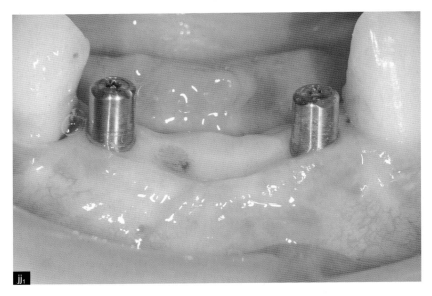

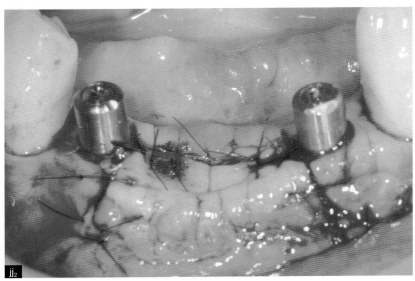

病例8-5jj₁,₂　桥体处行结缔组织移植，扩增牙槽嵴。

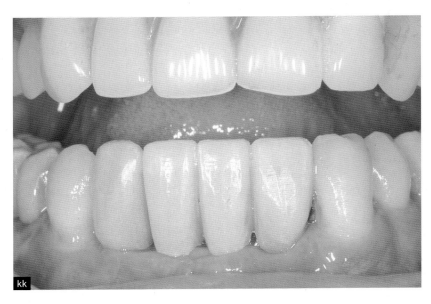

病例8-5kk　调整临时冠桥外形，恢复了适当形态的牙槽嵴。

安装最终修复体时和术后复查

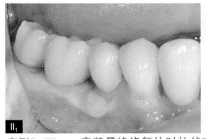 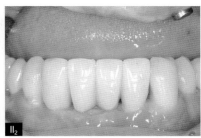 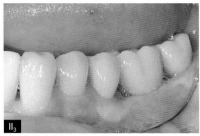

病例8-5II~1~3~　安装最终修复体时的状态。通过牙槽嵴扩增术，消除天然牙与种植体周围骨嵴高度差，制作出易于清洁的修复体。

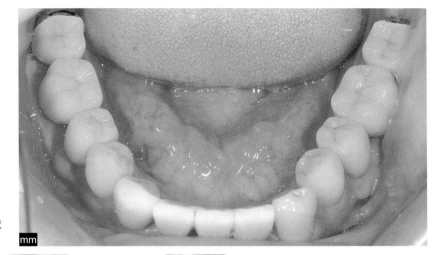

病例8-5mm　下颌治疗结束时的咬合面观。

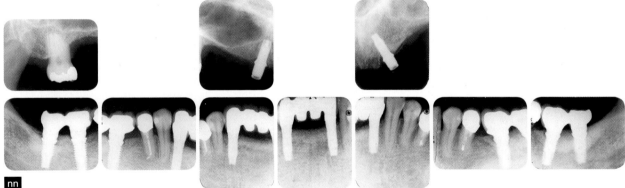

病例8-5nn　治疗结束时的X线片。可见牙槽嵴顶变平坦。种植体之间、种植体与天然牙之间、天然牙与天然牙之间的骨嵴顶高度一致。这关系到种植体周围组织和牙周组织的长期稳定。

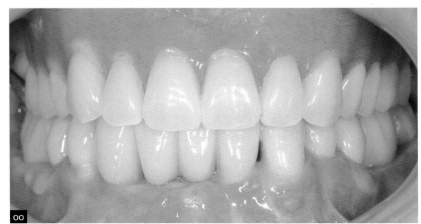

病例8-5oo　患者出于经济原因，上颌安装了种植覆盖义齿。 7|牙周炎进展较轻，因而保留下来。

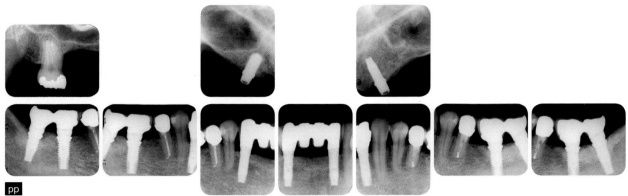

病例8-5pp　术后5年复查。种植体和天然牙均保持稳定状态。

病例讨论　本病例的关键在于，恢复重度萎缩的牙槽嵴骨量，使余留牙和种植体的牙槽骨水平相协调。下颌左侧磨牙拔除后，牙槽嵴需要5～7mm垂直骨增量。

考虑到如果GBR时膜暴露等风险较大，则需采取植骨与种植分期技术（staged approach）。而下颌右侧磨牙骨吸收量比左侧少，所以右下区种植同期行GBR，即种植同期技术（simultaneous approach）。

下颌前牙区的手术难度最高。牙槽嵴需要增高8～10mm，而且4近中骨吸收明显，还需恢复近中约5mm的骨附着。因为牙槽嵴吸收已经平齐前庭沟底，所以行GBR时无法用软组织覆盖屏障膜，需采用开放屏障膜技术（open barrier membrane technique）。GBR的同时，4近中涂布Emdogain®恢复附着。

术后4周去除"Cytoplast"膜，但牙槽嵴仅达到目标水平的70%。在种植同期再次植骨，覆盖可吸收膜（Ossix Plus）增高牙槽嵴2～3mm，同时在4的近中涂布Emdogain®。

结果发现，经两次牙槽嵴扩增术后，牙槽骨已恢复到目标的90%左右，由于牙槽嵴残留凹陷部位，拟行结缔组织移植。4近中有2～3mm的根面暴露，但是天然牙与种植体的骨嵴高度落差减小，能维持可清洁性。

对于有牙周病病史的患者来说，消除天然牙与种植体之间、种植牙之间的骨高度差是很重要的，营造良好的环境才可预防种植体周围炎和牙周炎，达到"持久的治疗效果"。

病例8-6 针对种植牙周围炎，采用"Emdogain®+骨移植+可吸收膜"扩增牙槽骨的案例

患者 54岁男性，非吸烟者（吸烟到52岁，戒烟约2年）

初诊日期 2011年11月

主诉 右下种植牙周围软组织溢脓

病例概要 2003年，在法国种植修复 7 6 。最近该种植体周围软组织经常肿胀、溢脓。大约5年前，冠局部崩瓷，但并未特别在意。以往的医生常做种

植体周围冲洗，但没有改善，所以到本院就诊。

7 6 种植体周围探诊深度为6mm，BOP（+），有溢脓。6 角化黏膜较少，口腔前庭沟浅。

种植上部修复体为粘接固位。根据患者的要求，在不拆除修复体的前提下，行种植体周围再生术。

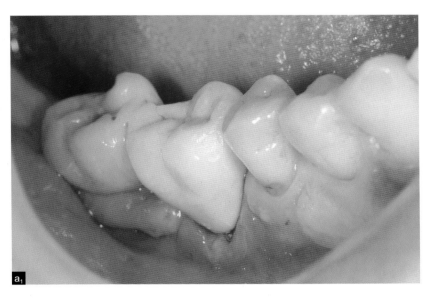

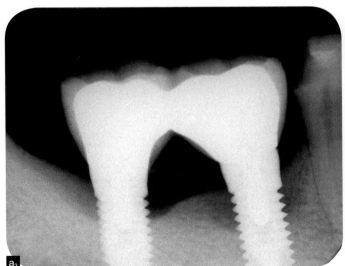

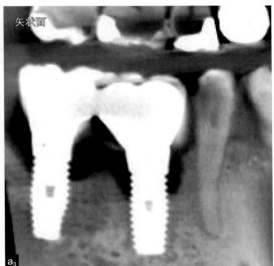

病例8-6a₁₋₃ 初诊发现种植体周围炎。探诊深度为6mm，BOP（+），有溢脓。X线片和CT影像显示种植体周围有垂直骨缺损。

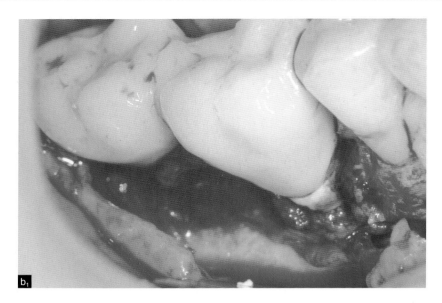

病例8-6b₁,₂ 翻瓣后发现种植体周围有牙石沉积，骨缺损处有大量不良肉芽组织。

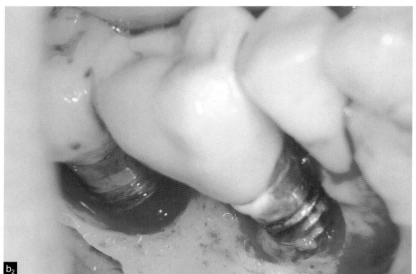

病例8-6c₁ 去除不良肉芽组织，超声工作尖去除牙石，种植体表面均匀照射Er∶YAG激光，完成种植体去污清创。

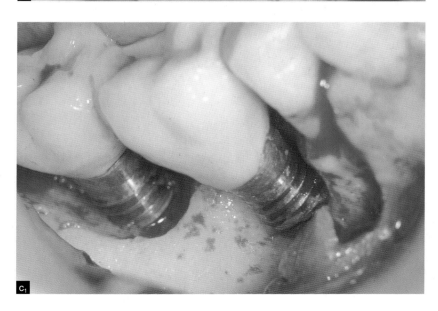

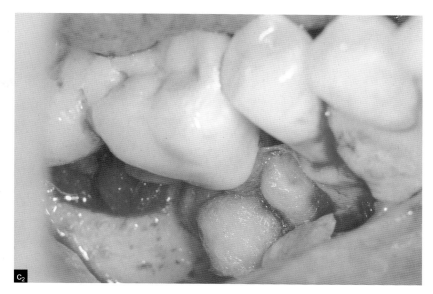

病例8-6c₂ 　之后，种植体表面抗菌处理，四环素水溶液浸泡3分钟。

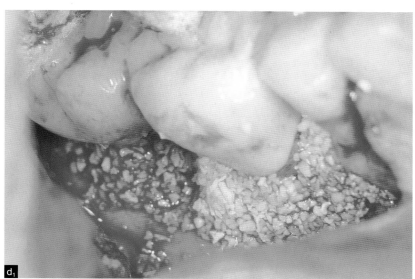

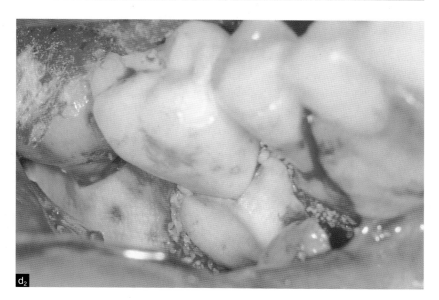

病例8-6d₁,₂ 　混合Emdogain®和"Bio-Oss®"，植入到骨缺损处，然后在颊侧和舌侧分别放置可吸收膜"Bio-Gide"。

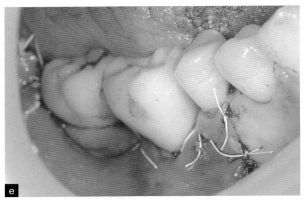

病例8-6e　缝合后的状态。

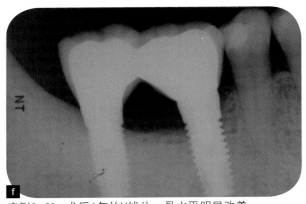

病例8-6f　术后1年的X线片。骨水平明显改善。

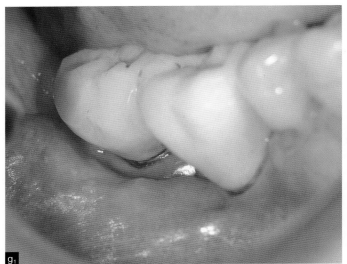

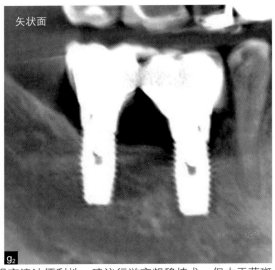

矢状面

病例8-6g₁,₂　术后6年复查。角化黏膜较少，口腔前庭较浅，为了提高清洁便利性，建议行游离龈移植术。但由于菌斑控制良好，X线片显示牙槽骨状态稳定，未得到患者的同意，遂放弃移植。

病例讨论　患者来求诊时，已接受种植修复8年，X线片显示，骨吸收达种植体第5个螺纹，植体上部修复体为粘接固位，患者要求在不取下牙冠的前提下，行再生手术。

由于种植体表面为粗糙面，清创去污需要下功夫。清创的过程，包括用器械（超声工作尖）去除肉眼可见的牙石等附着物，使用Er：YAG激光去除肉眼不可见的污染物。虽然已尽量全面地用激光照射种植体表面，但也有残留污染物的可能，所以用化学去污（四环素水溶液）作补充。然后，混合"Emdogain®+骨移植材（Bio-Oss®）"植入到骨缺损处[29-30]。

为了维持骨移植轮廓，阻止上皮组织长入植骨区深处，覆盖可吸收膜（Bio-Gide），将龈瓣复位。

术后，由于瓣坏死，角化黏膜变少，清洁性变差。但患者刷牙仔细，每3个月牙周维护一次，仍能维持良好状态。

曾建议追加游离龈移植术以增宽角化黏膜，但由于菌斑控制良好，X线片显示牙槽骨状态稳定，未成功劝服患者。

参考文献

[1] Karoussis IK, Salvi GE, Heitz-Mayfield LJ, Brägger U, Hämmerle CH, Lang NP. Long-term implant prognosis in patients with and without a history of chronic periodontitis : a 10-year prospective cohort study of the ITI Dental Implant System.Clinical Oral implant Research 2003 ; 14 : 329 - 339.

[2] Heitz-Mayfield LJ. Peri-implant diseases : diagnosis and risk indicators. J Clin Periodontol 2008 ; 35 : 292-304.

[3] Mombelli A, Müller N, Cionca N. The epidemiology of peri-implantitis. Clin Oral Implants Res 2012 ; 23 : 67 - 76.

[4] 宮本泰和，二階堂雅彦（監著），木村英隆，清水宏康（編著）. 歯周病患者におけるインプラント治療のガイドライン. 東京：クインテッセンス出版，2013.

[5] Mombelli A, OostenMAC, Schürch E, Lang NP. The microbiota associated with successful or failing osseointegrated titanium implants. Oral Microbiology and Immunology 1987 ; 2（4），145 - 151.

[6] Eke PI, Braswell LD, Fritz ME. Microbiota associated with experimental peri-implantitis and periodontitis in adult Macaca mulatta monkeys. J Periodontol 1998 ; 69（2）: 190 - 194.

[7] Pjetursson BE, Helbling C, Weber HP, Matuliene G, Salvi GE, Brägger U, Schmidlin K, Zwahlen M, Lang NP. Peri-implantitis susceptibility as it relates to periodontal therapy and supportive care. Clin Oral Implants Res 2012 ; 23（7）: 888 - 894.

[8] Roccuzzo M, De Angelis N, Bonino L, Aglietta M. Ten-year results of a three-arm prospective cohort study on implants in periodontally compromised patients. Part 1 : implant loss and radiographic bone loss. Clin Oral Implants Res 2010 ; 21（5）: 490 - 496.

[9] Roccuzzo M, Bonino F, Aglietta M, Dalmasso P. Ten-year results of a three arms prospective cohort study on implants in periodontally compromised patients. Part 2 : clinical results. Clin Oral Implants Res 2012 ; 23（4）: 389 - 395.

[10] Wada M, Mameno T, Onodera Y, Matsuda H, Daimon K, Ikebe K. Prevalence of peri - implant disease and risk indicators in a Japanese population with at least 3 years in function—Amulticentre retrospective study. Clin Oral Implants Res 2019 ; 30（2）. 111 - 120.

[11] Schrott AR, Jimenez M, Hwang JW, Fiorellini J, Weber HP. Five-year evaluation of the influence of keratinized mucosa on peri-implant soft-tissue health and stability around implants supporting full-arch mandibular fixed prostheses. Clin Oral Implants Res 2009 ; 20（10）: 1170 - 1177.

[12] Souza AB, Tormena M, Matarazzo F, Araújo MG. The influence of peri-implant keratinized mucosa on brushing discomfort and peri-implant tissue health. Clin Oral Implants Res 2016 ; 27 : 650 - 655.

[13] Greenstein G, Cavallaro J. The clinical significance of keratinized gingiva around dental implants. Compend Contin Educ Dent 2011 ; 32 : 24 - 31

[14] Thoma DS, Naenni N, Figuero E, Hämmerle CHF, Schwarz F, Jung RE, Sanz-Sánchez I. Effects of soft tissue augmentation procedures on peri-implant health or disease : A systematic review and meta-analysis. Clin Oral Implants Res 2018 ; 29（15）: 32 - 49.

[15] Zigdon H, Machtei EE. The dimensions of keratinized mucosa around implants affect clinical and immunological parameters. Clin Oral Implants Res 2008 ; 19（4）: 387 - 392.

[16] Kozlovsky A, Tal H, Laufer BZ, Leshem R, Rohrer MD, Weinreb M, Artzi Z. Impact of implant overloading on the peri-implant bone in inflamed and non-inflamed peri-implant mucosa. Clin Oral Implants Res 2007 ; 18 : 601 - 610.

[17] Naert I, Duyck J, Vandamme K. Occlusal overload and bone/implant loss. Clin Oral Implants Res 2012 ; 23 : 95 - 107.

[18] Strietzel, FP, Reichart PA, Kale A, Kulk-arni M, Wegner B, Kuchler I. Smoking interferes with the prognosis of dental implant treatment : a systematic review and meta-analysis. Journal of Clinical Periodontology 2007 ; 34 : 523 - 544.

[19] Heitz-Mayfield LJ, Huynh-Ba G. History of treated periodontitis and smoking as risks for implant therapy. Int J Oral Maxillofac Implants 2009 ; 24 : 39 - 68.

[20] Monje A, Catena A, Borgnakke WS. Association between diabetes mellitus/hyperglycaemia and peri-implant diseases : Systematic review and meta-analysis J Clin Periodontol 2017 ; 44（6）: 636 - 648.

[21] Buser D, Chen ST, Weber HP, Belser UC. Early implant placement following single-tooth extraction in the esthetic zone : biologic rationale and surgical procedures. Int J Periodontics Restorative Dent 2008 ; 28（5）: 441 - 451.

[22] Chen ST, Wilson TG Jr, Hämmerle CH. Immediate or early placement of implants following tooth extraction : review of biologic basis, clinical procedures, and outcomes. Int J Oral Maxillofac Implants 2004 ; 19 : 12 - 25.

[23] Salama H, Salama MA, Garber D, Adar P. The interproximal height of bone : A guide- post to predictable aesthetic strategies and soft tissue contours in anterior tooth replacement. Pract Periodontics Aesthet Dent 1998 ; 10 : 1131 - 1141.

[24] Miyamoto Y, Obama, T. Dental Cone Beam Computed Tomography Analyses of Postoperative Labial Bone Thickness in Maxillary Anterior Implants: Comparing Immediate and Delayed Implant Placement. The International journal of periodontics & restorative dentistry 2011;31(3): 215 - 25.

[25] Yukna RA, Vastardis S. Comparative evaluation of decalcified and non-decalcified freeze-dried bone allografts in rhesus monkeys. 1.Histologic findings. J Periodontol 2005 ; 76（1）. 57 - 65.

[26] Lallier TE, Yukna R, St Marie S, Moses R. The putative collagen binding peptide hastens periodontal ligament cell attachment to bone replacement graft materials. J Periodontol 2001 ; 72（8）: 990 - 997.

[27] Rosen PS, Reynolds MA. A retrospective case series comparing the use of demineralized freeze-dried bone allograft and freeze-dried bone allograft combined with enamel matrix derivative for the treatment of advanced osseous lesions. J Periodontol 2002 ; 73（8）: 942 - 949.

[28] Palacci P, Nowzari H. Soft tissue enhancement around dental implants. Periodontology 2000 2008 ; 47 : 113 - 132.

[29] Froum SJ, Froum SH, Rosen PS. Successful management of peri-implantitis with a regenerative approach : A consecutive series of 51 treated implants with 3 to 7.5 year follow-up. Int J Periodontics Restorative Dent 2012 ; 32 : 11 - 20.

[30] Froum SJ, Froum SH, Rosen PS. A regenerative approach to the successful treatment of peri- implantitis : A consecutive series of 170 implants in 100 patients with 2- to 10-year follow-up. Int J Periodontics Restorative Dent 2015 ; 35 : 857 - 863.

第9章

术后并发症及牙周袋再形成

并非所有的牙周再生术，都能取得良好的疗效。治疗后可能会出现的问题如下：

①术后并发症（龈乳头坏死、凹陷等）。

②牙周袋残留。

③维护期间牙周袋再形成。

本章将聚焦术后并发症和牙周袋再形成，分析其原因，提出应对方法。

术后并发症

术后并发症有龈乳头坏死、凹陷，植骨材料的流失，牙本质敏感，脓肿形成等。使用GTR法时，由于膜阻断血供，龈坏死或脓肿形成等术后并发症较多[1-2]。术后并发症使临床附着获得减少，牙周袋残留或角化龈减少。

与GTR相比，采用Emdogain®的再生术时术后并发症发生率更低，能增加附着获得，牙周再生术的成功率也会大大提高[3]。术后并发症的发生率虽有减少，但不为零。有时也会因骨缺损的位置和形状、龈乳头的宽度和厚度、术者在切开、缝合等技术方面的因素，出现并发症[3]。

众多术后并发症中，最常见的是龈乳头坏死、凹陷。牙周再生术的重点是维持骨面、牙根面和龈瓣三者围绕的空间（再生空间）。为了防止瓣坏死和塌陷，切开和缝合技术将是关键。特别是位于骨缺损上方的龈乳头组织，由于没有骨膜的血供，达成一期愈合较困难。

Emdogain®本身是黏性液体，没有支撑龈瓣或供给血液的作用，龈乳头和牙龈瓣容易发生凹陷。如果同时使用"Emdogain®+植骨"，植骨材料可以防止龈乳头塌陷，浸润在植骨材料颗粒间的血液可以为龈乳头和龈瓣提供血液，但不如骨膜供血那么充足。如果采用"Emdogain®+植骨+盖膜"，膜上方的龈乳头和牙龈组织的血供被切断，容易坏死和塌陷。

掌握了这些再生材料组合的特征之后，还有必要了解患者骨缺损的形态和位置、龈乳头的宽度和厚度等，从各个角度分析如何减少术后并发症，提高牙周再生术的成功率。

术后并发症的对策（病例9-1～病例9-5）

龈乳头坏死、凹陷

这是术后并发症中最频发的。由于龈乳头和龈瓣的血供下降而引起的。如果合并使用屏障膜，其频率会变高，所以需要注意[3]。术中应保持龈瓣和龈乳头湿润状态，适当调整拉拢缝合的张力，关闭缝合要严密，这些点很重要。手术时长，也会有影响疗效。

完整保留龈乳头术（entire papilla preservation technique）和微创外科技术（MIST）等术式，能让龈乳头的坏死大大减少。但是对于大范围骨缺损和涉及多牙骨缺损，该项技术较难应用。另外，对比起具备视觉盲区的清创术式，龈乳头处切开翻瓣，能减少牙石残留的可能。

这些技术，应由技能熟练的术者严格挑选适应证后再施行，方得良好疗效。

植骨材料的流失

如果采用"Emdogain®+植骨"的合并方法，由于龈乳头坏死或凹陷而造成伤口裂开，植骨材料可能会泄露。所以注意不要过多地填充植骨材料。

牙本质敏感

根面清创时，过度的机械刺激，会增加牙本质敏感的发生率。在根分叉处或有根面凹槽处，常需要通过钻针去除部分牙体组织，容易引起牙本质敏感。需在术前为患者说明。

脓肿形成

像GTR那样长期留置屏障膜时，往往会形成脓肿。但由于Emdogain®具有抗菌作用[4]，可让脓肿发生概率变得非常小。如果清创不充分，留下牙石或不良肉芽组织，几个月后可能会发生脓肿或再次形成牙周袋。另外，由于过度清创，牙髓坏死，也有可能因根管感染引发脓肿，所以也应该检查牙髓活力。

病例9-1　龈乳头坏死（轻度）①

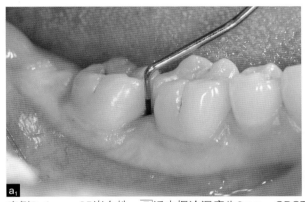
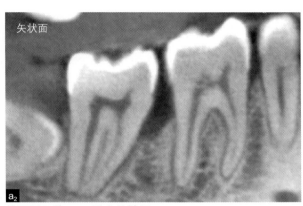

病例9-1a₁,₂　35岁女性。7̄近中探诊深度为8mm。CBCT的矢状面显示约3mm垂直骨缺损。

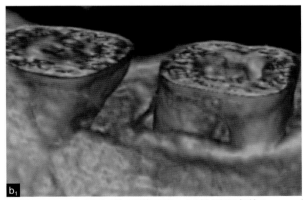
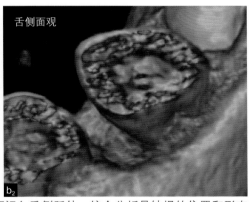

病例9-1b₁,₂　CBCT的三维图像。牙根间距离约3mm。骨缺损从邻间向舌侧延伸，综合分析骨缺损的位置和形态，认为适用颊侧切口的保留龈乳头术（papilla preservation technique-buccal approach，PPT-B）。

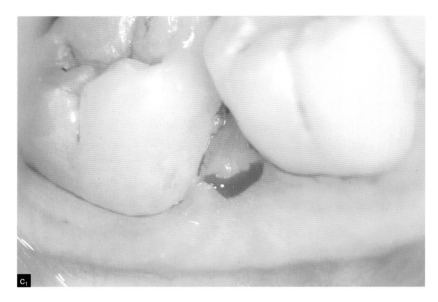

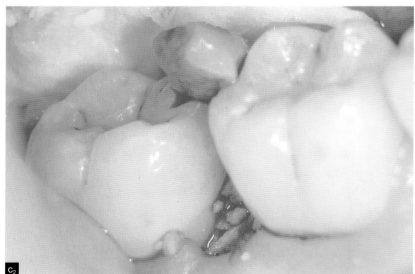

病例9-1c$_{1,2}$　在龈乳头的颊侧切开，翻瓣，清创，涂布Emdogain®和植入同种异体冻干骨（FDBA）。

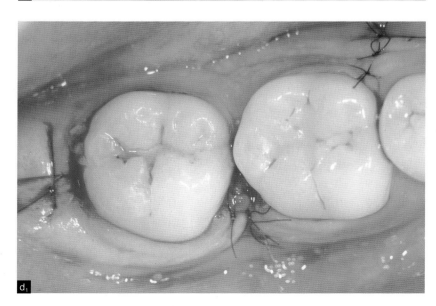

病例9-1d$_1$　用拉拢缝合和关闭创口的缝合，使龈乳头复位，以求一期愈合。

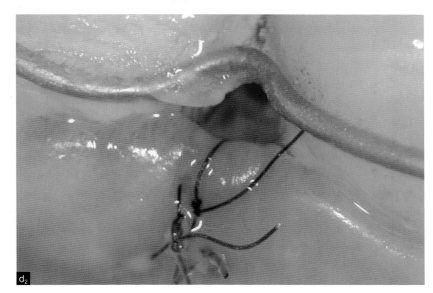

病例9-1d₂ 术后1周复查。龈乳头塌陷，有牙龈组织坏死和植骨材料暴露。拆线后，要求患者使用漱口水和软刷清洁术区。

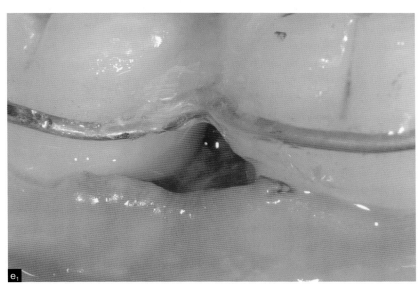

病例9-1e₁ 术后3周复查，邻间暴露植骨材料处有少量的新生牙龈。

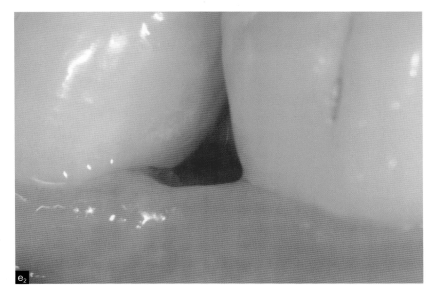

病例9-1e₂ 术后8周复查。虽然还残留轻微凹陷，但可见龈乳头组织持续上皮化。从此时开始，建议恢复使用牙间刷。

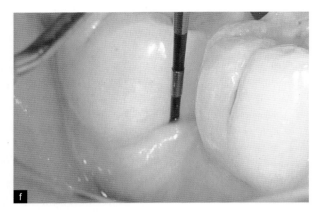

病例9-1f　约1年后复查。龈乳头已恢复正常，探诊深度降至3mm。若如同本病例那样，出现轻度龈乳头坏死，需注意术后护理，很有可能会逐步恢复到日常维护的状态。

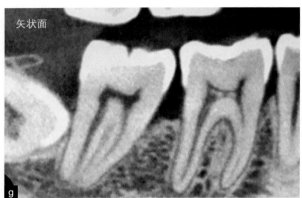

矢状面

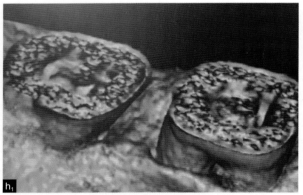

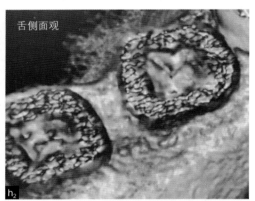

舌侧面观

病例9-1g，h　CBCT的矢状图和三维图。与术前相比，显著改善。

病例9-2　龈乳头坏死（轻度）②

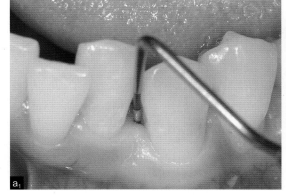
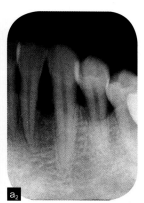

病例9-2a₁,₂　29岁女性，非吸烟者。初诊时，发现⎣3近中有弹坑状垂直骨缺损。牙周基础治疗后，行Emdogian®的牙周再生术。

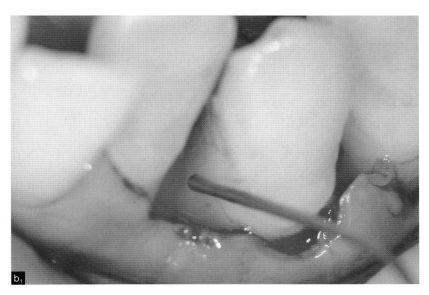

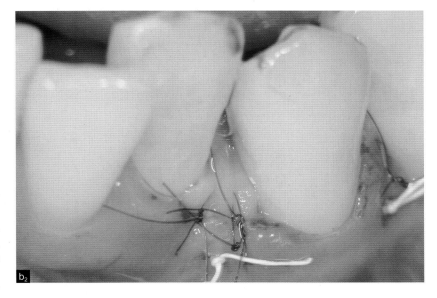

病例9-2b₁,₂　骨缺损部位清创后，采用了"Emdogain®和植骨（FDBA）"的牙周再生术。手术遵循颊侧入路的保留龈乳头术（pappila preservation technique-buccal approach, PPT-B），拉拢缝合使用Gore-Tex Cv-6缝线（日本Gore），关闭创面使用Softretch 6-0（日本GC）缝合。

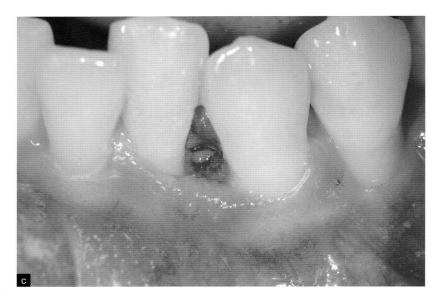

病例9-2c 术后2周拆线时的状态。
龈乳头向舌侧翻起。

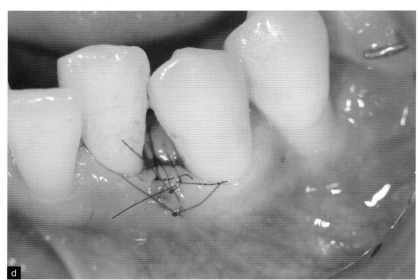

病例9-2d 局部浸润麻醉下，用显微
刀片小心去除龈乳头内侧上皮，再次
缝合。

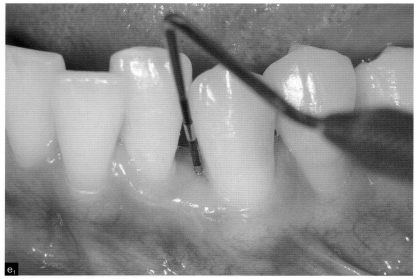

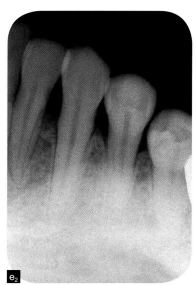

病例9-2e₁,₂ 术后1年复查。虽然龈乳头仍有轻微的退缩，但探诊深度已改善至2mm。X线片示邻间牙槽骨已恢复。

病例9-3　龈乳头坏死（重度）

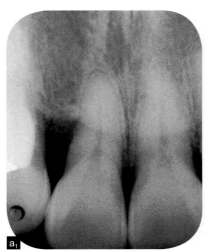

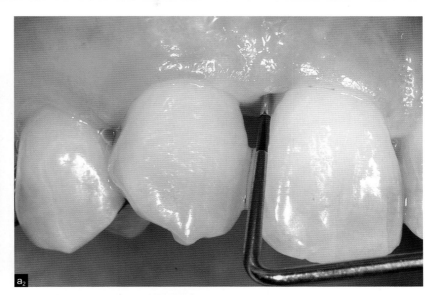

病例9-3a$_{1,2}$　术前状态。探诊深度为7mm。X线片示略有水平骨吸收。

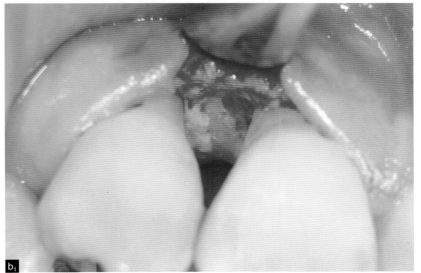

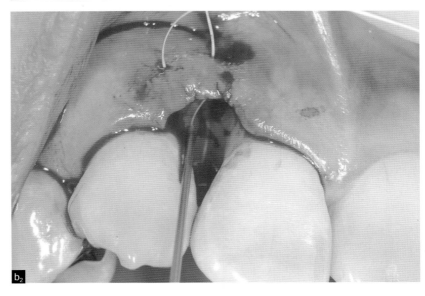

病例9-3b$_{1,2}$　按颊侧入路的保留龈乳头术（pappila preservation technique-buccal approach，PPT-B）翻瓣，见浅弹坑状骨缺损，清创后，先穿好拉拢的缝线，然后涂布Emdogain$^{®}$。

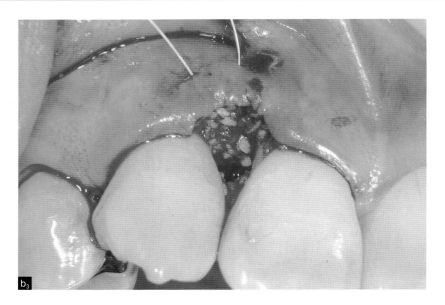

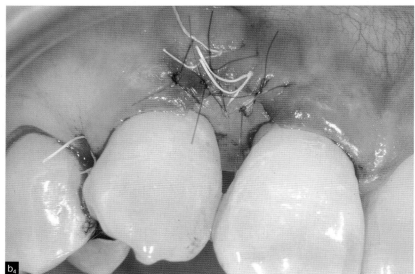

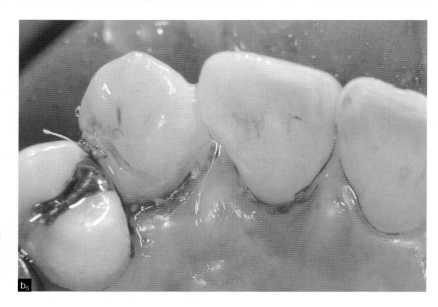

病例9-3b₃₋₅　植骨，先打紧拉拢缝线，再缝合关闭创口。b₅为术后即刻腭侧面观。龈沟处可见植骨材料，有可能是过度植骨了。

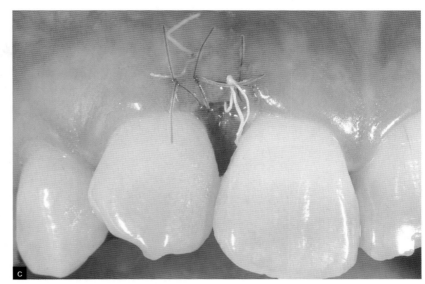

病例9-3c　术后1周复查的唇侧面观。龈乳头处愈合良好。按常规只拆除关闭创口的缝线。

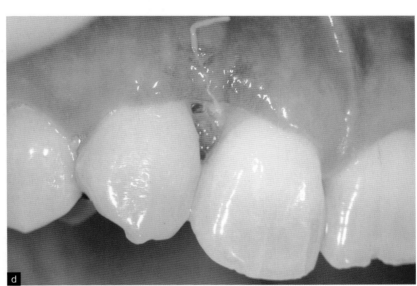

病例9-3d　术后2周复查，发现唇侧创口裂开。

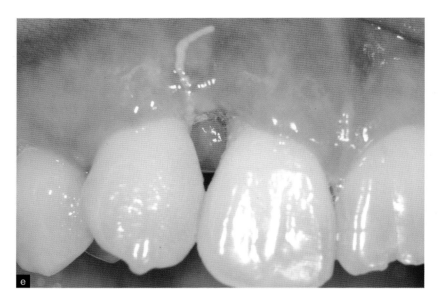

病例9-3e　术后3周复查。龈乳头处的凹陷变大。

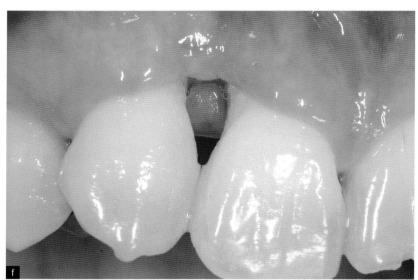

病例9-3f　术后4周复查，拆除拉拢缝线后的状态。龈乳头处出现弹坑状牙龈塌陷。

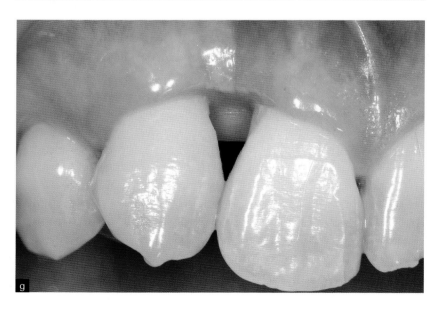

病例9-3g　术后4个月复查，龈乳头凹陷部分渐有新生牙龈爬行，但仍存在美观缺陷。

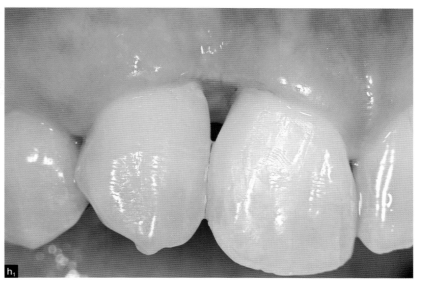

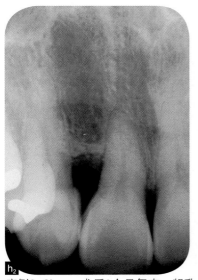

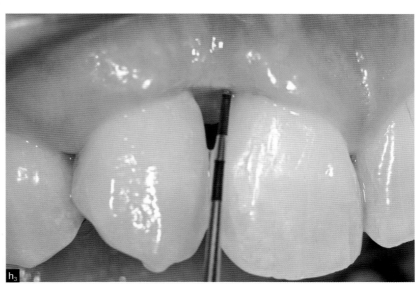

病例9-3h_{1~3}　术后8个月复查，龈乳头恢复低平状态。X线片显示牙槽骨状况略有改善。为了改善美观问题，采用复合树脂减小了牙间鼓形间隙（即龈颊舌向外展隙），探诊深度减小到3mm以下，附着获得约2mm。复盘本病例出现龈乳头凹陷，可能浅弹坑状的骨缺损病例不适用该术式，也有可能是因为过量植骨等造成。

残留牙周袋

如果术后因并发症或某种原因未能达到预期效果，导致骨缺损及牙周袋残留，则应采取：①牙周袋切除术（根向复位瓣，龈切术）；②再次牙周再生术；③正畸治疗等。

牙周袋切除术（根向复位瓣，龈切术）

发现残留骨缺损和牙周袋时，如果比较浅，可通过骨成形术及根向复位瓣术（APF），再现生理性骨形态，使龈沟变浅。

如果骨缺损已经恢复到良好形态，但仍残留牙周袋，只要存在角化龈，龈切术较容易达到改善目的。如果角化龈较少，则应行APF。

再次牙周再生术

如果残留的骨缺损严重，超过了前面提到的切除牙周袋手术的适应证，在充分考虑其失败的原因后，也有可能再次行牙周再生术。这种情况下，有必要对患者详尽说明，取得理解。

正畸治疗

在无法使用牙周袋切除术的情况下，即使再次使用再生术也无法改善的情况下，可以选择使用正畸牵引的方法来消除骨缺损。需要得到患者充分的理解与知情。

病例9-4 | **残留牙周袋**

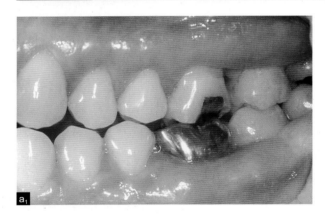

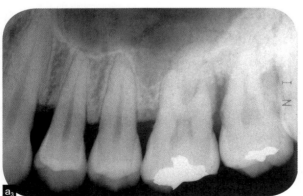

1		1		1		2		2	
5	3	4	5	3	6	6	6	10	9	10	7	11	10	9
6	3	4	4	3	4	6	3	7	8	4	8	9	6	7
	4			5			6			7			8	

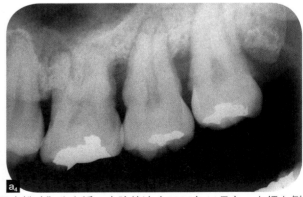

病例9-4a₁₋₄　患者为31岁女性，非吸烟者。以"牙龈出血、牙齿松动"为主诉，来院就诊（2003年11月）。上颌左侧磨牙有深牙周袋。Ⅰ度~Ⅱ度松动，伴探诊出血（BOP）。⌊6远中根分叉病变为Ⅰ度，⌊6 7根间距较窄，预计很难做到完全的牙周清创（当时还没引入CBCT，根分叉病变的诊断只能依靠牙周探针触诊）。虽然曾向患者提出切除性手术（牙半切除术），但由于患者强烈希望再生术，所以决定尝试。

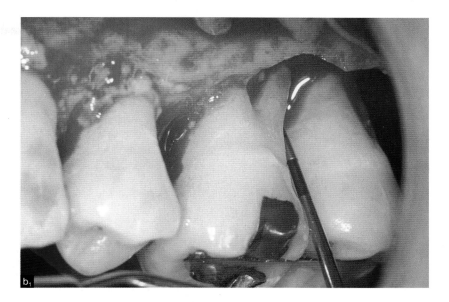

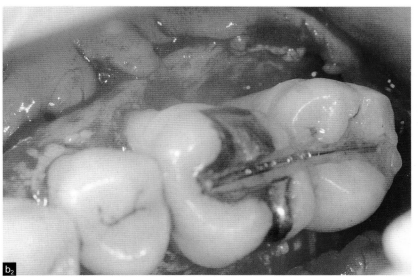

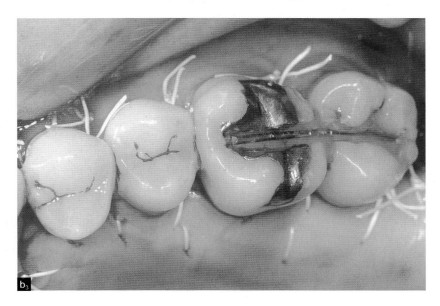

病例9-4b₁~₃　牙周基础治疗后，上颌左侧磨牙区行牙周再生术。从|6远中颊侧到|7远中，见较深的垂直骨缺损。|6远中根分叉处尽可能清创，但即使拿口镜反射，在明视野下也无法确认是否还有残余牙石，造成不确定的状态。如果|6行全冠预备，也许就能更有把握地清创了。涂布Emdogain®后，植入同种异体脱矿冻干骨（DFDBA）。

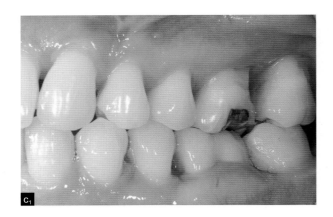

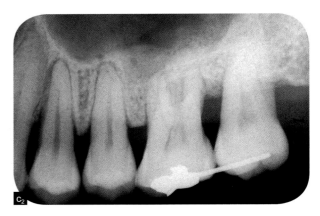

1			0			0			0		
2	2	2	3	2	2	2	3	5	4	2	2
2	2	2	3	2	2	3	3	5	4	3	4
4			5			6			7		

病例9-4c_{1-3}　治疗结束时的状态。虽然磨牙区的牙周组织状况有所改善，但⌊6 7间仍残留探诊深度5mm牙周袋。指导患者更加注重使用牙间刷控制菌斑，带着遗留问题进入牙周维护期。

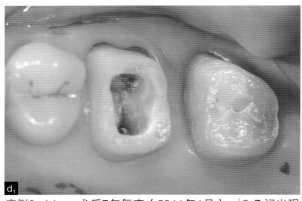

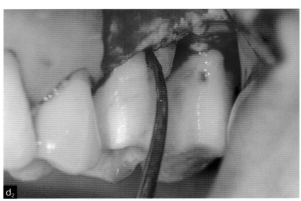

病例9-4d_{1,2}　术后7年复查（2011年1月），⌊6 7间出现牙周脓肿就诊，⌊6的根分叉病变从颊侧延伸到远中根分叉处，计划拔去远中颊根，用联冠固定⌊6 7。在半切术前，⌊6行根管治疗，d_2是⌊6半切术前的状态。颊侧根分叉处探针可探入。

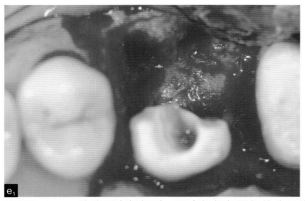

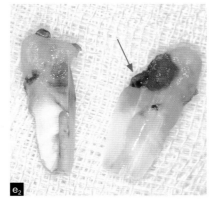

病例9-4e_{1,2}　拔除远中颊根时，近中颊根与腭根的分叉处也有贯通，因此近中颊根也要拔除。被拔除的牙根分叉处有牙石残留（箭头所示）。

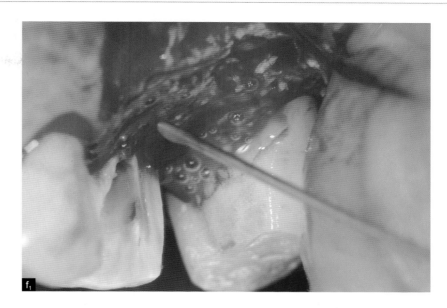

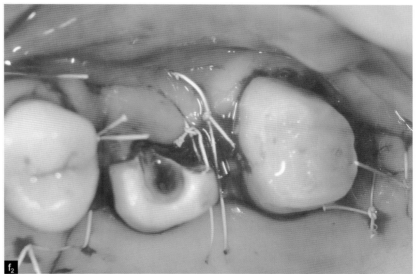

病例9-4f$_{1,2}$　拔牙后，在拔牙窝内和$\underline{6\ 7}$间植入"Emdogain®+FDBA"，期待牙周组织能早期愈合。

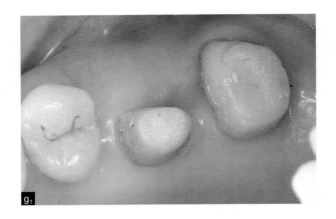

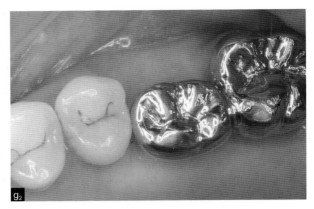

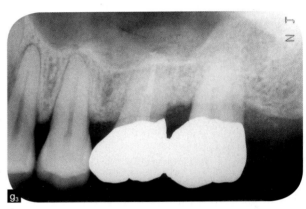

病例9-4g₁₋₃　术后6个月复查。牙周袋已降至3mm以下。 6 7 已安装联冠。X线片可见牙槽骨变平坦。如同本病例那样，上颌磨牙间有根分叉病变时，由于难以充分清创治疗，可能不在牙周再生术的适应证之列（这是尚未使用CBCT时期的病例，如果有CBCT的三维影像学检查，能做出更准确的判断）。

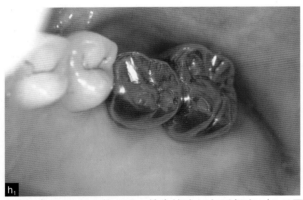

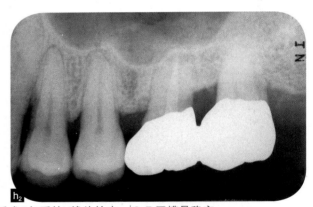

病例9-4h₁,₂　2019年4月，首次就诊16年后复查， 6 7 再次手术8年后的X线片检查。 6 7 牙槽骨稳定。

病例9-5 残留骨缺损经正畸牵引而改善的病例

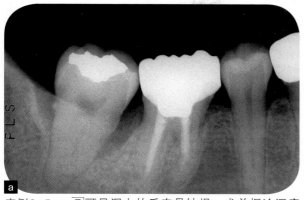

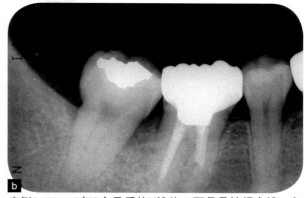

病例9-5a $\overline{7}$可见深大的垂直骨缺损。术前探诊深度为近中9mm、远中8mm。施行涂布Emdogain®和植入DFDBA的牙周再生术。

病例9-5b 1年6个月后的X线片，可见骨缺损变浅，但仍残存3mm左右的骨缺损。残留骨缺损的原因包括磨牙区龈乳头组织难以保存、术后牙松动度控制不充分。

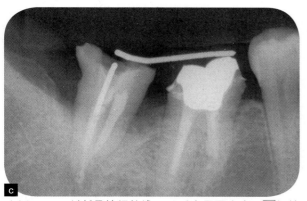

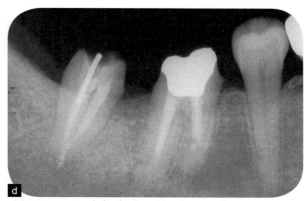

病例9-5c 判断骨缺损较浅，不适合用再生术。$\overline{7}$根管治疗后，行正畸牵引，促使骨位移。

病例9-5d 正畸牵引3个月后，行骨修整术，使牙槽骨平坦化，以消除牙周袋。

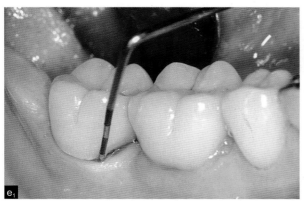

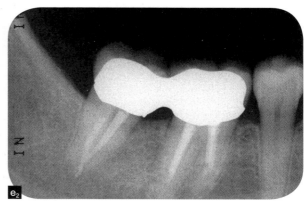

病例9-5e$_{1,2}$ 牙周袋切除术后6个月时，安装了最终修复体。为了防止正畸后牙复位，以及控制牙松动度，采用联冠修复。探诊深度为2mm。X线片示牙槽骨状态稳定。

牙周袋再次形成（病例9-6，病例9-7）

即使牙周再生术本身是成功的，也取得了良好疗效，有时在牙周维护期间，还会再次形成牙周袋。究其复发原因，包括牙周再生术的技术因素，或是再生牙周组织无法比拟正常的组织，或是患者的菌斑控制不良，或是细菌种类等影响引起牙周炎复发（表9-1）。应该分析原因，但实际上很难确定其原因。因此，有必要探讨应如何应对牙周袋再次形成的情况。

表9-1　再生术后的牙周袋再次形成的主要原因

①菌斑控制不良
②全身性疾病（尤其是糖尿病）的影响
③牙周再生术中牙石未去净
④术后愈合阶段，上皮向深部增殖
⑤咬合创伤的影响
⑥难治性牙周炎

病例9-6 | **GTR术后约5年再形成牙周袋的病例**

患者　36岁男性，非吸烟者

初诊日期　1996年8月

主诉　牙齿松动，牙龈肿胀。要求尽量不要拔牙。

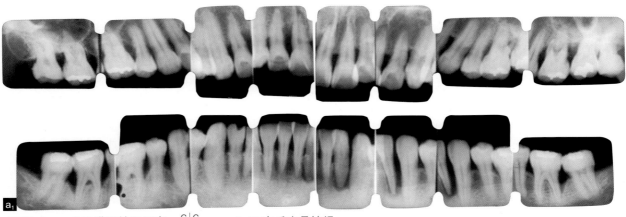

病例9-6a₁　全口进展性牙周病，6|6 6|6、2 1|、|2 有垂直骨缺损。

下颌左侧磨牙的再生术

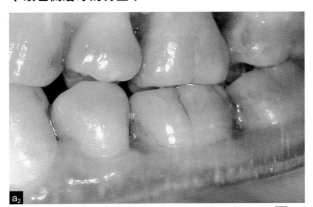
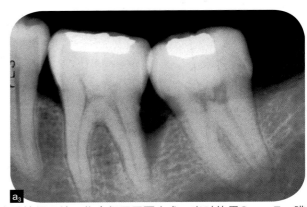

病例9-6a₂,₃　牙周基础治疗结束后，制订计划，从6远中垂直骨缺损开始，依次行牙周再生术。当时使用Gore-Tex膜的GTR是主流，植骨盖膜完成了再生术（1996年11月）。

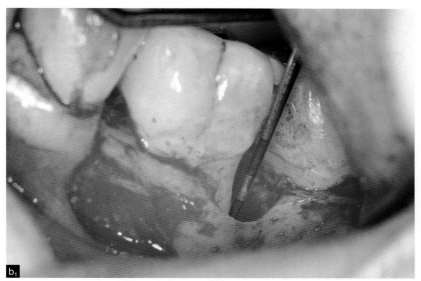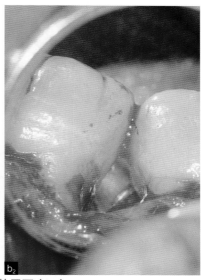

病例9-6b₁,₂　翻瓣，骨缺损处清创。在6̲釉牙骨质界（CEJ）下方根面可见黑色的牙石（b₂）。

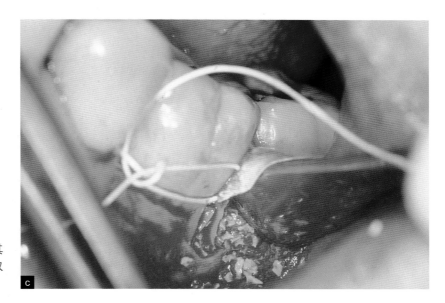

病例9-6c　放置Gore-Tex膜，在其下方植骨。植骨材料为下颌升支获取的自体骨与Bio-Oss®混合物。

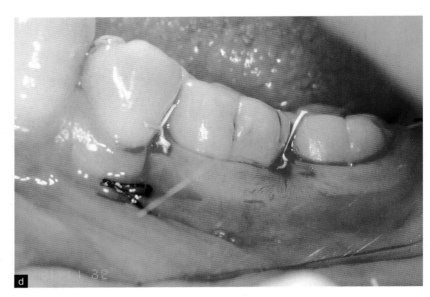

病例9-6d　缝合结束时的状态。

病例9-6e　术后1年复查的X线片。探诊深度为4mm，虽略深，但没有探诊出血（BOP）。菌斑控制良好。因此决定维持这种状态，进入牙周维护期（1997年11月）。

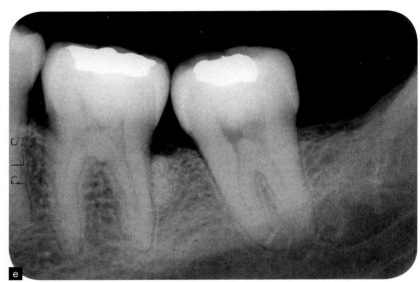

下颌右侧磨牙区再生术

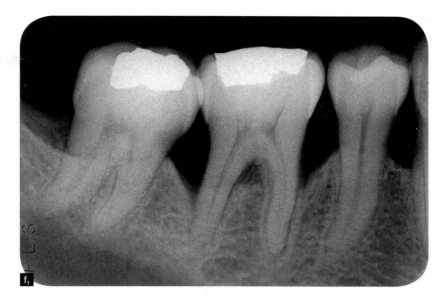

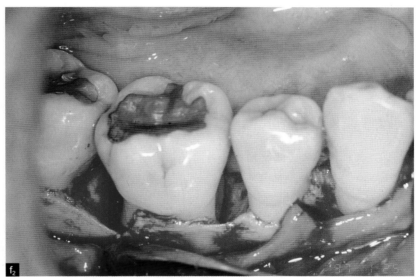

病例9-6f₁,₂　接着行 6̄ 牙周再生术。初诊时的X线片显示，近远中有较深的骨缺损，舌侧根分叉病变为I度。翻瓣，骨缺损处清创（1997年1月）。

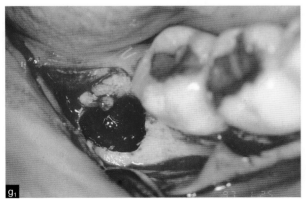

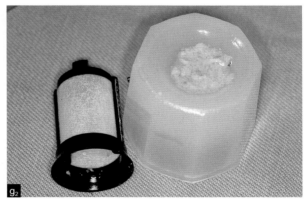

病例9-6g₁,₂　下颌升支处用"osseous coagulum trap"（现今已无法购得。类似产品有Quality Aspirator公司的Osseous Coagulum trap，由长谷川医疗公司销售）采集自体骨。

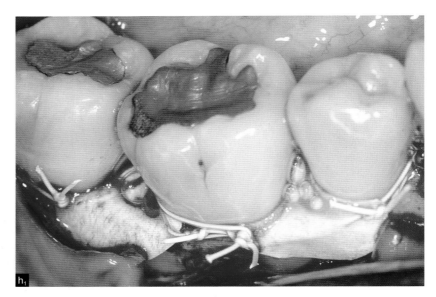

病例9-6h₁　将自体骨植到骨缺损部位，覆盖Gore-Tex膜并缝合。

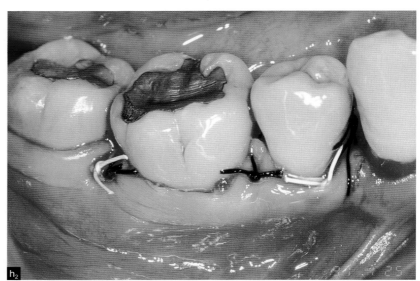

病例9-6h₂　之后将龈瓣冠向复位缝合。

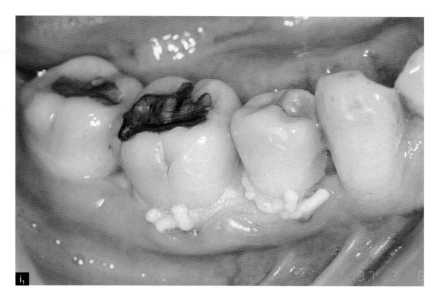

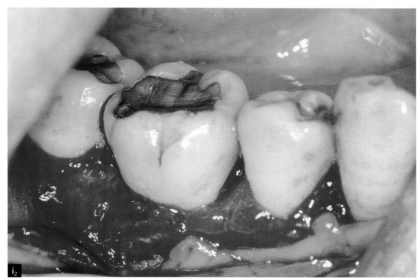

病例9-6i$_{1,2}$　约4周后，由于膜暴露增多，去除该膜。膜下有旺盛的新生组织。

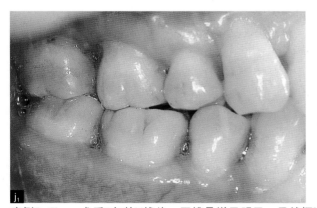

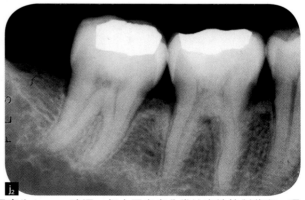

病例9-6j$_{1,2}$　术后2年的X线片。牙槽骨增量明显。虽然探诊深度为4mm，略深，但由于患者非常认真地控制菌斑，嘱每3个月行一次牙周维护（1999年1月）。

下颌左侧磨牙区牙周袋再次形成

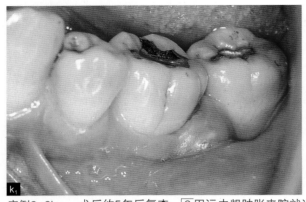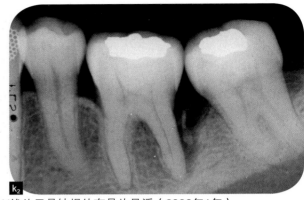

病例9-6k$_{1,2}$　术后约5年后复查，$\overline{6}$因远中龈肿胀来院就诊。X线片示骨缺损处有骨片悬浮（2002年1年）。

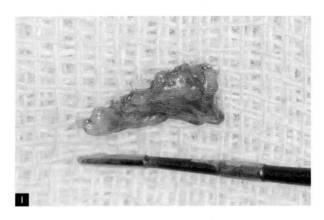

病例9-6l　麻醉下取出骨片，行根面清创。取出的骨片送去组织学检查。

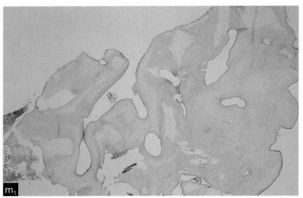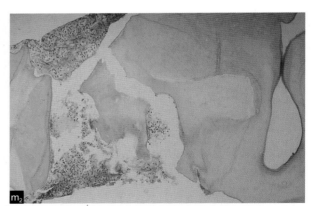

病例9-6m$_{1,2}$　制作组织标本检查，发现Bio-Oss®周围形成了层板状的新生骨，但该骨样组织中没有骨细胞（m$_1$）。骨样组织间隙有炎性肉芽组织（m$_2$）。从该组织切片的结果可以推测，在术后的一定时间内，Bio-Oss®周围因骨传导作用，有骨组织新生。之后，怀疑是因牙周炎复发，引起炎性变化，导致新生骨片状分离。

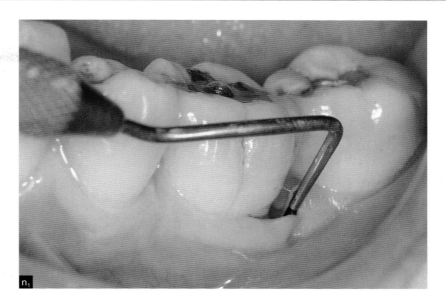

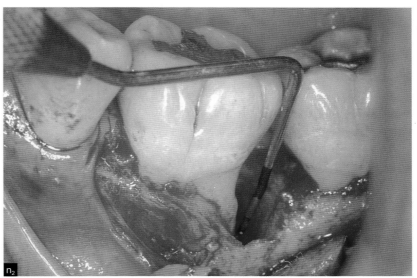

病例9-6n₁,₂ 2002年2月，⌐6再次手术。当时，虽然Emdogain®已成为牙周再生术的主流，但为了实现更可靠的空间维持，采用"Gore-Tex膜+Emdogain®+植骨（DFDBA）"。

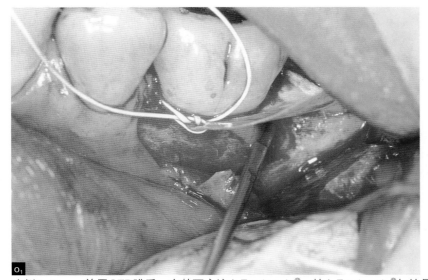

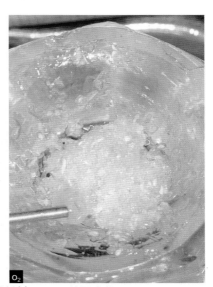

病例9-6o₁,₂ 放置GTR膜后，在其下方注入Emdogain®，植入Emdogain®与植骨材料DFDBA的混合物。

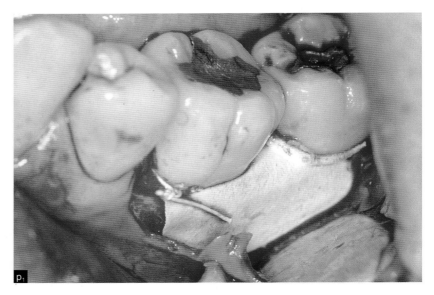

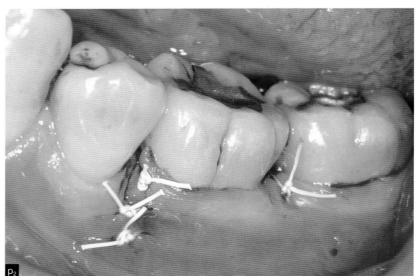

病例9-6p₁,₂　放置GTR膜，缝合，关
闭龈瓣时的状态。

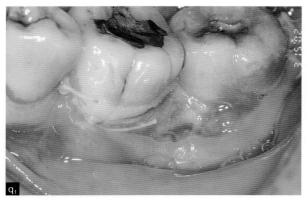

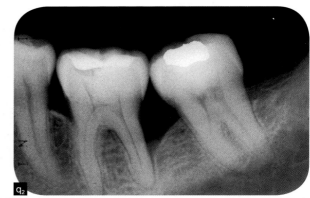

病例9-6q₁,₂　术后4周复查，膜暴露增大，龈乳头坏死。去除GTR膜，等待软组织愈合。术后1年的X线片示虽有骨生
成，但依然残留垂直骨缺损。⌐6的探诊深度为4mm。

下颌右侧磨牙区牙周袋再次形成

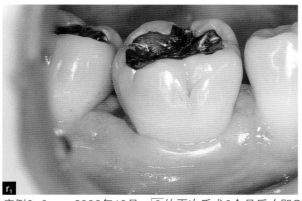

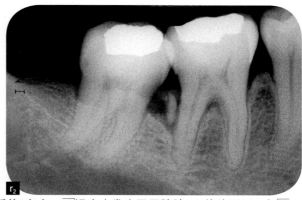

病例9-6r_{1,2} 2002年10月，⌐6的再次手术6个月后（即GTR后约5年），⌐6远中也发生牙周脓肿。X线片显示，与⌐6一样，有移植骨片漂浮。是否因为使用了Bio-Oss®作为植骨材料，才导致这样的结果发生呢？当发现⌐6也有骨片漂浮时，可以否定上述想法了。

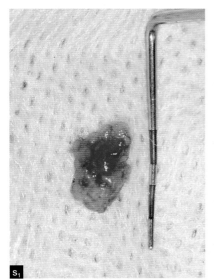

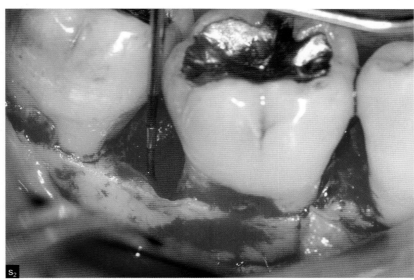

病例9-6s_{1,2} 漂浮的骨片有点变黑，可以想象是坏死的骨组织，所以这次没有拿去做组织检查。对复发的垂直骨缺损部位进行彻底的手术治疗。在此笔者提出一个疑问，为什么近中位点没有再次发生骨缺损？

病例9-6t_{1,2} 涂布Emdogain®，植入DFDBA，缝合。

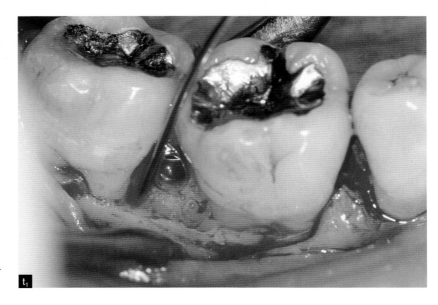

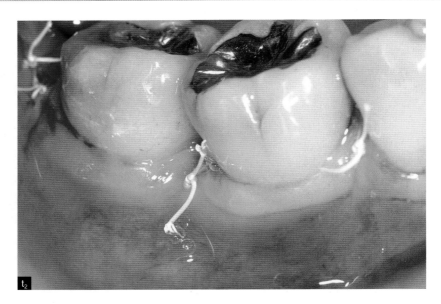

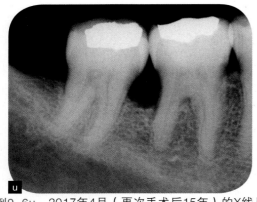

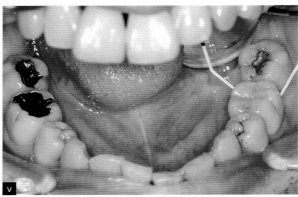

病例9-6u 2017年4月（再次手术后15年）的X线片。继续每3个月一次的牙周维护，6̄总算保存下来。也许是使用Emdogain®这样的仿生技术，更能获得稳定的牙周组织。

病例9-6v 第二次再生术后1年（2003年10月），6̄残余探诊深度为5~6mm牙周袋。为了寻找牙周袋再次形成的原因，取菌斑行细菌检查（PCR，见表9-2和表9-3）。

表9-2 细菌检查结果显示，有大量的*P.g.*、*B.f.*、*T.d.*，这些牙周病原体（red complex）是复发的原因。计划先行抗菌治疗，然后再次行再生术。已取得患者同意。进行为期4周的抗菌治疗（米诺环素）

表9-3 抗菌治疗后2个月，再次PCR检查。牙周致病菌几近消退

牙周致病菌		
	菌体数	总体菌数中的占比
主要的口腔内细菌	1200000	
★伴放线聚集杆菌（*A.a.*）	0	参考值　　　0.00
中间普氏菌（*P.i.*）		
★牙龈卟啉单胞菌（*P.g.*）	800000	参考值　　66.67%
★福赛拟杆菌（*B.f.*）	130000	参考值　　10.83%
★齿垢密螺旋体（*T.d.*）	2500	参考值　　0.21%

牙周致病菌		
	菌体数	总体菌数中的占比
主要的口腔内细菌	730000	
★伴放线聚集杆菌（*A.a.*）	0	参考值　　　0.00
中间普氏菌（*P.i.*）		
★牙龈卟啉单胞菌（*P.g.*）	11	参考值　　0.00
★福赛拟杆菌（*B.f.*）	0	参考值　　0.00
★齿垢密螺旋体（*T.d.*）	0	参考值　　0.00

下颌左侧磨牙区牙周袋再次形成

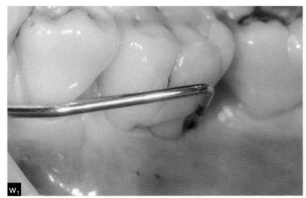

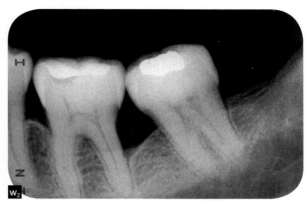

病例9-6w₁　2002年第二次再生术后，残留4～5mm的牙周袋。已经历13年的非手术牙周维护。

病例9-6w₂　2015年5月，由于探诊深度深达7mm，通过"Emdogain®+植骨术（FDBA）"进行第三次牙周再生术。

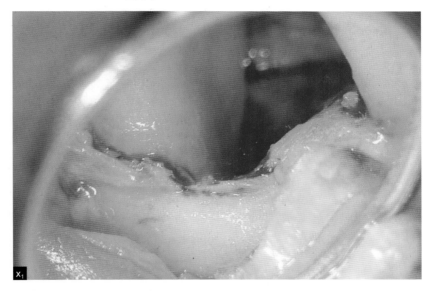

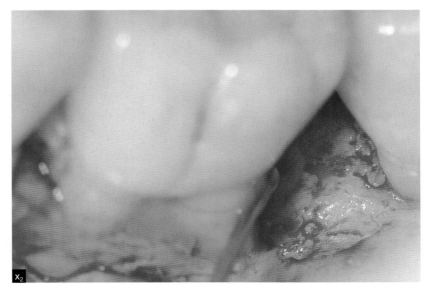

病例9-6x₁,₂　清创结束时的状态。┌6的远中面出现二至三壁骨内缺损。x₂为涂布Emdogain®时的状态。

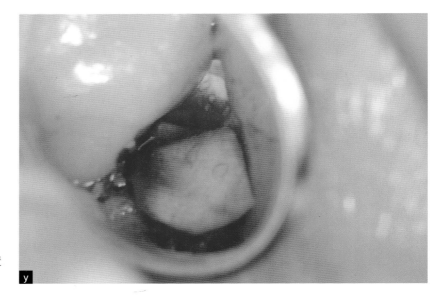

病例9-6y　之后，植入FDBA，放置可吸收膜"Bio-Gide"。

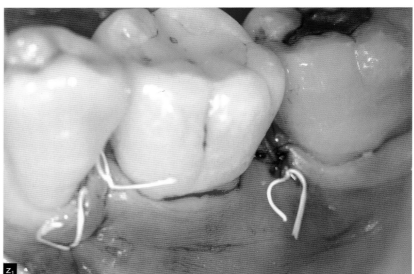

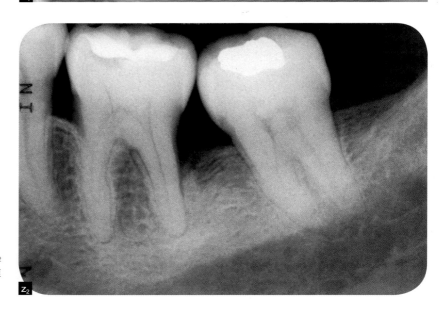

病例9-6$z_{1,2}$　缝合结束时的状态。z_2是术后1年的X线片。探诊深度浅，维持在3mm。

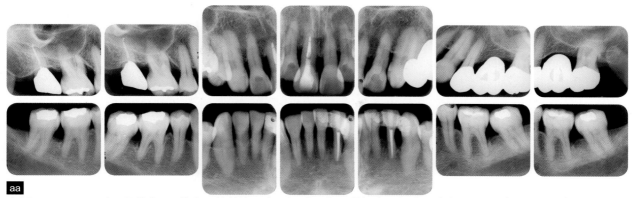

aa

病例9-6aa　2017年4月的全口X线片。从首诊至今已经过21年，其间由于根分叉病变的发展，6拔除，7颊侧半牙切除。2 3间行GTR，21年来一直保持稳定状态。6 6虽然如前所述，曾多次复发，但目前状态稳定。

病例讨论　GTR后牙周袋再次形成的原因是什么？本病例的特征是，牙周袋并没有逐渐加深，而是急剧出现骨破坏，恢复到原来骨缺损的状态。当然，细菌感染是主要原因，但骨破坏的模式与普通牙周炎的进展明显不同。究竟是未达成正常的组织再生，还是植骨材料出了问题？

下颌左侧采用"自体骨和Bio-Oss®"混合移植，下颌右侧单纯采用自体骨移植，但都发生坏死骨漂浮。可以推测移植骨与植骨床的结构不同。但是，其他部位（6的近中和2），经历术后23年复查，都没有出问题。这其中的差别是什么呢？

6 6的远中是较难控制菌斑的部位，可能是在患者免疫力下降时期复发的。

之后的细菌检查发现，复发与牙周致病菌中的红色复合体有关。患者菌斑控制的状态（细菌的质

和量）、宿主免疫力变化等因素都会有影响。实际上，只能通过加强菌斑控制（患者的努力和缩短维护间期等）来应对。

6处同时使用"Emdogain®+不可吸收膜"，出现大范围牙龈坏死，受此影响而遗留骨缺损。因此，在第二次手术13年后，当探诊深度值深达7mm时，采用"Emdogain®+植骨+不可吸收膜"的联合方法再次手术，此后探诊深度变浅，降至3mm，愈合没有问题。

6在第二次手术中采用了"Emdogain®+植骨"的联合疗法，术后17年情况稳定。

由此可以推测，与GTR法相比，使用Emdogain®的再生术能够获得更长久稳定的牙周组织。

病例9-7　疑为糖尿病导致牙周袋反复形成的病例

患者　48岁男性，非吸烟者

初诊日期　1994年2月

主诉　牙龈出血

全身性疾病　初次就诊时没发现全身性疾病。2007年10月体检时诊断为2型糖尿病。

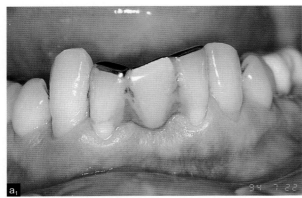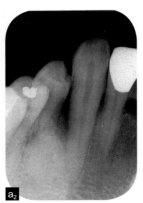

病例9-7a[1,2]　既往下前牙拥挤，10年前在外院拔除 $\overline{1|1}$，粘接桥修复。$\overline{3|}$ 远中有垂直骨缺损。

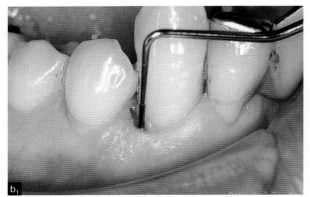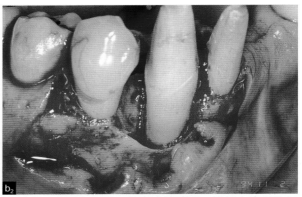

病例9-7b[1,2]　探诊深度为8mm。分析咬合创伤的影响较大，计划在牙周再生术后，兼顾改善美观，拟用全瓷桥修复 $\overline{3+3}$，以稳定咬合。牙周基础治疗，戴 $\overline{3+3}$ 临时桥后，行GTR。b[2]为骨缺损处清创后的状态。可见二壁骨缺损（1994年11月）。

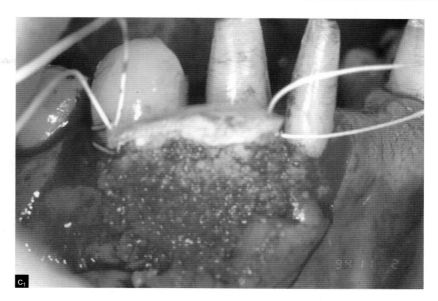

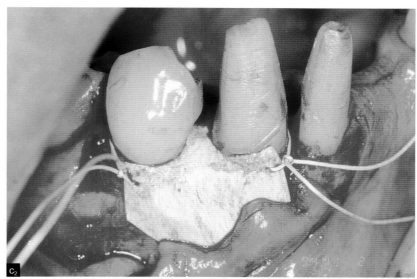

病例9-7c$_{1,2}$　先为GTR膜临时缝合，然后在其下方填塞植骨材料（DFDBA和四环素溶液混合物）。c$_2$示膜缝合固定后的状态。

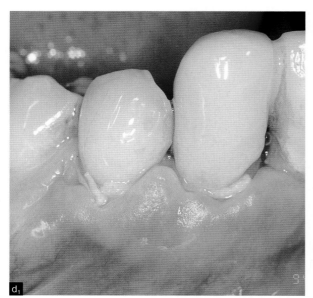

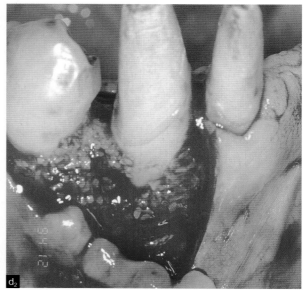

病例9-7d$_{1,2}$　4周后，去除膜时的状态。植骨高度已经达到了膜正下方水平。

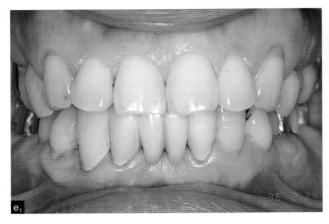

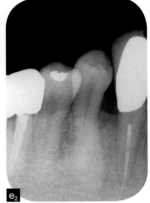

病例9-7e₁,₂ 安装下前牙修复体时的状态。X线片显示 3̄ 远中牙槽骨恢复情况（1996年2月，GTR后15个月）。

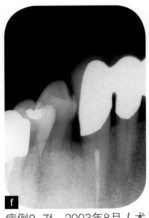

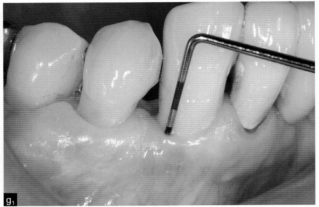

病例9-7f 2003年8月（术后8年）复查。3̄牙槽嵴顶有轻微的骨吸收，在局麻下行刮治和根面平整（SRP）。

病例9-7g₁,₂ 2007年7月（手术后13年），牙周袋变深，探诊深度为6mm。从X线片看，移植骨似乎呈悬浮态。

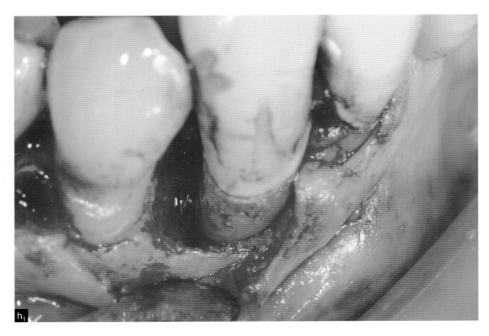

病例9-7h₁ 翻瓣后，见根面有牙石沉积，必须反省牙周维护时有疏忽大意。

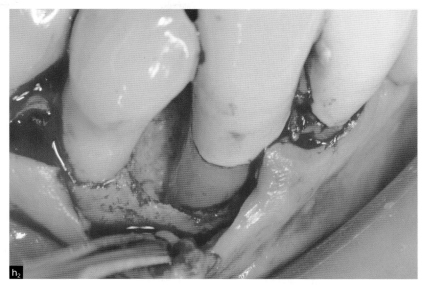

病例9-7h₂　根面及骨缺损处彻底清创。这与第一次手术时（1994年）所见的骨缺损非常相似。术后2个月，诊断为2型糖尿病。糖化血红蛋白（NGSP）为6.9%。

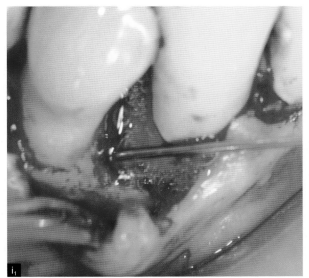

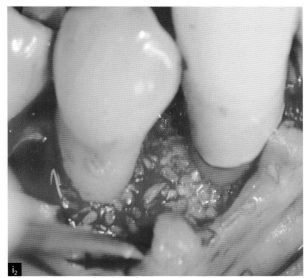

病例9-7i₁,₂　涂布Emdogain®，植入DFDBA。

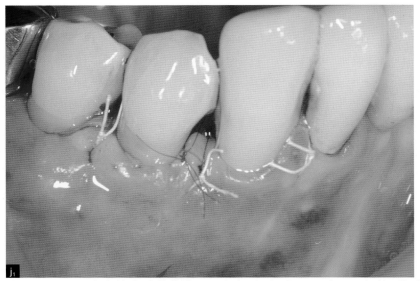

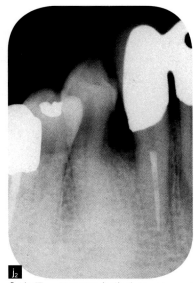

病例9-7j₁,₂　缝合结束时的状态。j₂为术后3年（2010年8月）的X线片。［注释：NGSP全称为National Glycohemoglobin Standardization Program，即（美国）国家糖化血红蛋白标准化计划］

病例9-7k$_{1,2}$　第二次手术后，一直密切监测糖尿病情况，并持续行牙周维护。但是，第二次手术后7~8年开始，由于牙周袋逐渐变深，反复行SRP。但2015—2016年糖化血红蛋白（HbA1c）一直处于8.0%左右的高位，牙周袋逐渐变深。等待HbA1c低于7.0%，终于在2017年8月进行了第三次再生术。k$_{1,2}$为手术前状态。探诊深度为10mm。与上次复发（2007年7月）时一样，可以通过X线片确认有骨片悬浮。

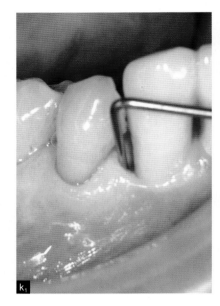
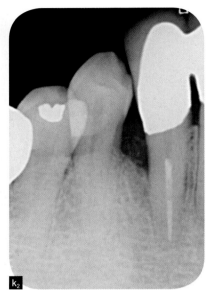

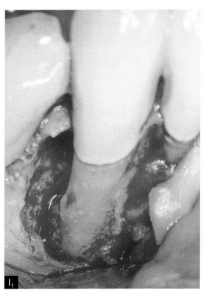
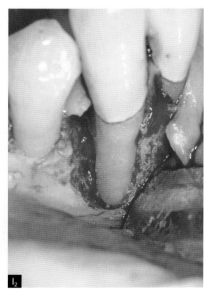
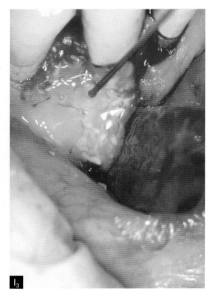

病例9-7l$_{1~4}$　从牙周袋再次形成到HbA1c降至7.0%，足足等待1年左右，在此期间骨破坏加剧，与第二次复发时相比，骨缺损明显增大。由于反复SRP，牙石附着较少。采用"Emdogain®+植骨（FDBA）"的再生术。

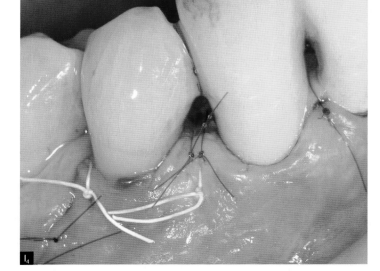

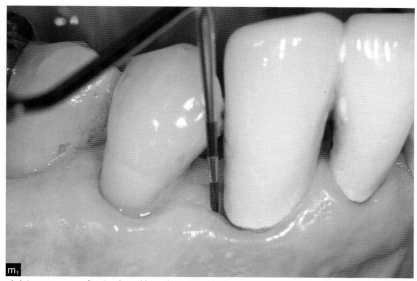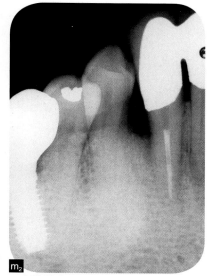

病例9-7m₁,₂ 术后6个月的口内照和X线片。目前状态稳定。2018年以来HbA1c一直维持在6.9%以下，牙周组织也保持稳定。

病例讨论 糖尿病患者容易罹患牙周病。据报道，HbA1c达到6.5%～7.0%以上，会增加牙周病恶化的风险[5-6]。糖尿病患者是否适合牙周手术？为了预防术后并发症的发生，理想的HbA1c应小于6.9%[7]。

而糖尿病患者是否合适做牙周再生术？关于这一点的论文很少。虽然有报道指出，糖尿病患者GTR也能获得良好的效果[8]，但是尚未检索到使用"Emdogain®牙周再生术"的文献。

本例患者因HbA1c为6.9%（NGSP值），诊断为糖尿病时，首次发现了牙周袋再次形成。此后，HbA1c的数值在6.5%～8.5%（NGSP值）之间波动，牙周组织逐渐遭到破坏。

虽然HbA1c的数值和牙周袋再形成时间存在一定的时间差，可以推测HbA1c数值和牙周袋的恶化有一定关联。与健全的牙周组织相比，通过牙周再生术重建的组织更加脆弱、抵抗力更弱。糖尿病患者接受牙周再生术时，需维持良好的菌斑控制和血糖控制[9-12]（病例9-7n，病例9-7o）。

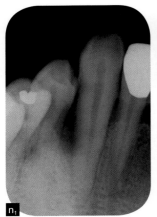

病例9-7n₁　1994年2月，初诊时。

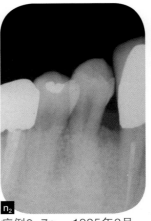

病例9-7n₂　1995年2月，GTR后1年。

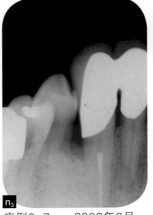

病例9-7n₃　2003年8月，GTR后9年。

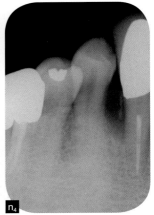

病例9-7n₄　2007年8月，GTR后13年，牙周袋再形成。

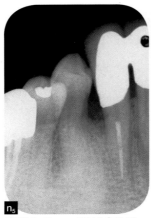

病例9-7n₅　2010年8月，Emdogain®术后3年。

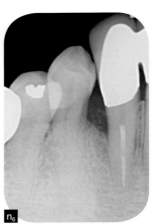

病例9-7n₆　2017年8月，使用mdogain®再生术后10年，牙周袋再次形成。

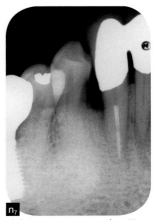

病例9-7n₇　2018年8月，使用Emdogain®再次手术后1年，探诊深度为3mm，目前处在维护期。

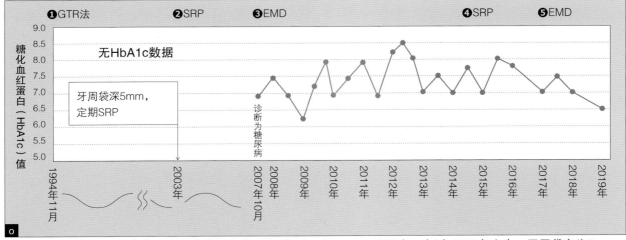

病例9-7o　糖化血红蛋白（HbA1c）值的变化。（1）1994年11月。GTR法。（2）2003年左右，牙周袋变为5mm，定期行SRP。（3）2007年8月。采用"Emdogain®+植骨"再次手术。同年10月被诊断为2型糖尿病。（4）牙周袋变成5mm，定期SRP。计划在糖尿病好转后，再次行再手术。（5）HbA1c为7.0%。采用"Emdogain®+植骨"再次手术（2017年8月）。

参考文献

[1] Murphy KG. Postoperative healing complications associated with Gore-Tex Periodontal Material. Part I. Incidence and characterization. Int J Peri-odontics Restorative Dent 1995；15（4）：363 - 375.

[2] Murphy KG. Postoperative healing complications associated with Gore-Tex Periodontal Material. Part II. Effect of complications on regeneration. Int J Periodontics Restorative Dent 1995；15（6）：548 - 561.

[3] Sanz M, Tonetti MS, Zabalegui I, Sicilia A, Rebelo J, Rasprini G, Merli M, Cortellini P, Suvan JE. Treatment of intrabony defects with enamel matrix proteins or barrier membranes：results from a multicenter practice-based clinical trial. J Periodontol 2004；75（5）：726 - 733.

[4] Sculean A, Auschill TM, Donos N, Brecx M, Arweiler NB. Effect of an enamel matrix protein derivative（Emdogain®）on ex vivo dental plaque vitality. J Clin Periodontol 2001；28（11）：1074 - 1078.

[5] Demmer RT, Holtfreter B, Desvarieux M, Jacobs DR Jr, Kerner W, Nauck M, Völzke H, Kocher T. The influence of type1 and type2 diabetes on periodontal disease progression：prospective results from the Study of Health in Pomerania（SHIP）. Diabetes Care 2012；35 2036 - 2042.

[6] Costa FO, Miranda Cota LO, Pereira Lages EJ, Soares Dutra Oliveira AM, Dutra Oliveira PA Cyrino RM, Medeiros Lorentz TC, Cortelli SC, Cortelli JR. Progression of periodontitis and tooth loss associated with glycemic control in individuals undergoing periodontal maintenance therapy：a 5year follow-up study. J Periodontol 2013；84 595 - 605.

[7] 日本歯周病学会編. 糖尿病患者に対する歯周治療ガイドライン改訂第2版 2014 2015.

[8] Mattson JS, Gallagher SJ, Jabro MH，McLey LL. Complications associated with diabetes mellitus after guided tissue regeneration：case report. Compend Contin Educ Dent 1998；19：923 - 936.

[9] Westfelt E, Rylander H, Blohmé G, Jonasson P, Lindhe J. The effect of periodontal therapy in diabetics. Results after 5years. J Clin Periodontol 1996；23：92 - 100.

[10] Dronge AS, Perkal MF, Kancir S, et al. Long-term glycemic control and postoperative infectious complications. Archives of Surgery 2006；141：375 - 380.

[11] Yoshii T, Y Hamamoto, S Muraoka, et al. Incidence of deep fascial space infection after surgical removal of the mandibular third molars. J Infect Chemother. Official Journal of the Japan Society of Chemotherapy 2001；7：55 - 57.

[12] Mattson JS, Cerutis DR, Parrish LC. Complications associated with diabetes mellitus after guided tissue regeneration：a case report revisited. Compend Contin Educ Dent 2002；23：1135 - 1145.

第10章

FGF-2（Regroth®）在牙周再生术中的应用

既往章节里，我们围绕Emdogain®牙周再生术，在科学依据和临床应用上展开阐述。而目前用于牙周再生术的生长因子除了Emdogain®之外，还有许多种类。其中，以人作为来源的细胞生长因子的应用，至今仍在研究的有血小板衍生生长因子（PDGF）、骨形成蛋白（BMP-2）、转化生长因子（TGF-β）等。在美国，β-磷酸三钙（β-tricalcium phosphate，β-TCP）和PDGF-BB组成的合剂（GEM21S®）和BMP制剂（INFUSE®）已获批准上市。

在日本国内，2016年日本研发的牙周组织再生剂，人碱性成纤维细胞生长因子（fibroblast growth factor-2，FGF-2）的Regroth®（科研制药，图10-1）的生产销售获得批准，已在临床上应用。原本FGF-2存在于生物体内，是调节细胞增殖和分化的一种蛋白质。在医学领域，它作为治疗压疮性溃疡的药物（Fiblast®喷雾），自2001年开始销售。

对于牙周组织，FGF-2可促进牙周膜来源细胞的迁移及增殖。还可以引导未分化间充质细胞的增殖和血管新生，从而促进纤维结缔组织、新生骨、新生牙周膜、新生牙骨质的形成。特别是它能强效促进血管新生，并且具备一种活性，即保持未分化间充质细胞的多分化能力的同时，促进细胞增殖。因此它是再生医疗中备受关注的生长因子[1]（图10-2）。

虽然笔者只有短期的临床病例报告，本章节笔者仍想对比Regroth®与Emdogain®牙周再生术的临床治疗结果（病例10-1，病例10-2）。

Regroth®牙周再生术的研究

Regroth®是将冷冻干燥的FGF-2（基因重组）和溶液（羟丙基纤维素）注入特制的容器中，提供给用户。手术前，在该容器内将两者混合，传输至注射器中，就能很方便地涂布在骨缺损部位。

Regroth®和Emdogain®同样是液体状的蛋白质，应用于骨缺损部位时，需要考虑创造再生空间。也就是说，需要判断骨缺损形态是容器状（contained lesion），还是非容器状（uncontained lesion）。

若为容器状骨缺损（contained lesion），需在瓣设计处下功夫，切开与缝合方面，要注意防止牙间乳头坏死、塌陷。如果软组织的愈合良好，即使单独使用Regroth®也能发挥最大再生效果。单独使用Emdogain®或Regroth®的时候，适应证和术式是相同的。

若为非容器状骨缺损（uncontained lesion），应该考虑与植骨材料和GTR膜的并用，创造再生空间。我们在临床上发现，合并使用Regroth®和植骨材料（FDBA）的病例，临床参数得到一定程度的改善。目前来看，疗效与Emdogain®不分伯仲。但是，临床应用时间仅约3年，尚无更长期的追踪，处于谨慎评价治疗效果的阶段。另外，虽然能查到Regroth®动物实验的组织学报告，但还没能找到相

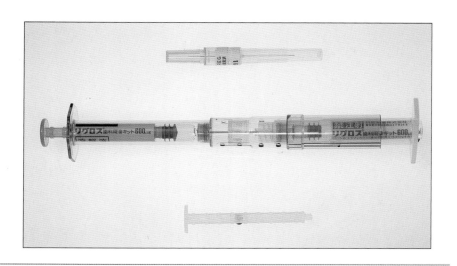

图10-1　Regroth®。

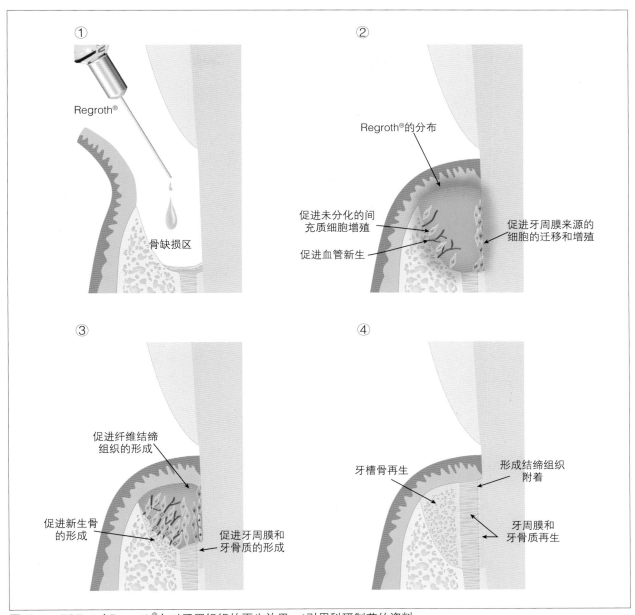

①

Regroth®

骨缺损区

②

Regroth®的分布

促进未分化的间
充质细胞增殖

促进血管新生

促进牙周膜来源的
细胞的迁移和增殖

③

促进纤维结缔
组织的形成

促进新生骨
的形成

促进牙周膜和
牙骨质的形成

④

牙槽骨再生

形成结缔组织
附着

牙周膜和
牙骨质再生

图10-2　FGF-2（Regroth®）对牙周组织的再生效果。*引用科研制药的资料

关的人体组织学评估，究竟长期预后如何，仍存在不确定性。

临床上Emdogain®和Regroth®的不同点

（1）Emdogain®是黏稠度高的液体，容易停留在骨缺损部位；Regroth®是黏稠度低的泡沫状液体，与Emdogain®相比，流动性稍高。

（2）Regroth®有强效促血管再生的作用，术后牙龈明显发红。而正是由于其促血管新生作用，龈乳头坏死和塌陷的频率主观上比Emdogain®少。

（3）由于这种强效促血管再生作用，术后炎症表现较强，因此主观上术后疼痛比Emdogain®强。

两者的不同点如何影响临床效果，目前尚未可知。期望未来能积累更多的临床数据和组织学评价，把握两者的组织再生特征，明确临床的选择标准。

病例10-1 在下颌磨牙区垂直骨缺损处合并使用FGF-2和植骨材料的病例

患者 52岁女性，非吸烟者

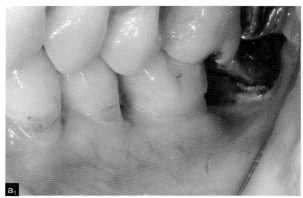 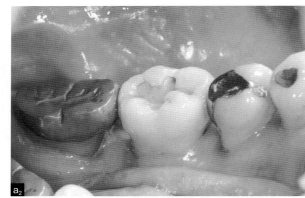

病例10-1a₁,₂ 52岁女生，非吸烟者。初诊时左下磨牙的状态。牙颈部有牙石沉积。

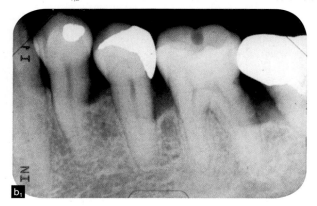 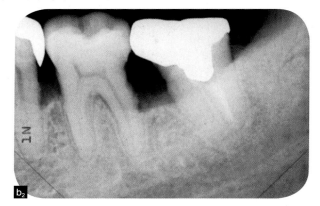

4			5			6			7		
3	3	⑥	3	2	⑥	3	2	⑥	③	2	3
3	2	④	③	2	5	3	2	5	④	②	④

病例10-1b₁₋₃ 初诊时的X线片。4 5 6 7 有垂直骨缺损。b₃为初诊时的探诊深度值。

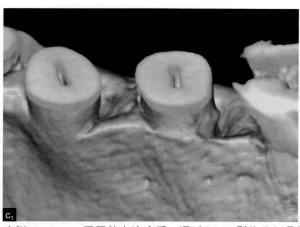 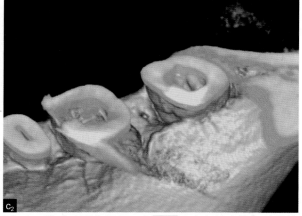

病例10-1c₁,₂ 牙周基本治疗后，通过CBCT影像分析骨缺损形态。三维重建图像显示，在4 5 远中有较宽的三壁骨缺损，在6 7 间有较宽的弹坑状骨缺损。向患者说明了牙周再生术的必要性，倾向使用Regroth®。根据骨缺损的形态，需创造再生空间，向患者说明有必要合并植骨术。患者知情同意。

病例10-1d　牙周基础治疗后状态。6 7间的根间距较宽，但角化龈较少，不适合使用颊侧入路的保留龈乳头术（papilla preservation technique-buccal approach, PPT-B），决定使用角化龈处切开的简化保留龈乳头术（simplified papilla preservation technique, SPPT）。还有一个理由是，SPPT更容易将龈瓣冠向复位。

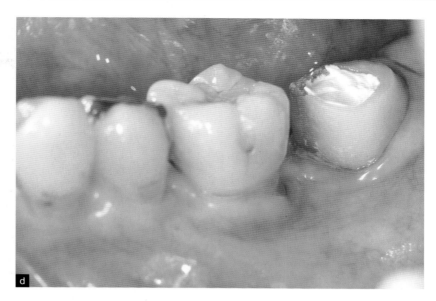

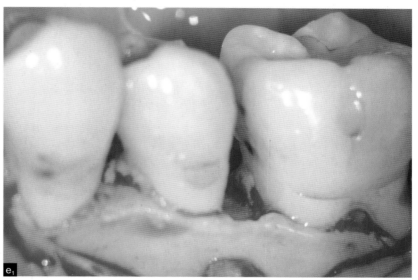

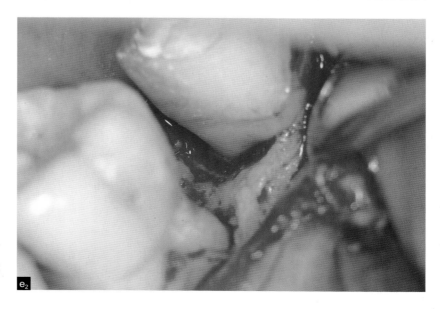

病例10-1e₁,₂　翻瓣时的状态。根面可见牙石沉积。6 7间发现了宽弹坑状骨缺损。

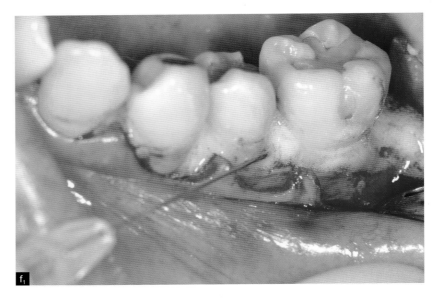

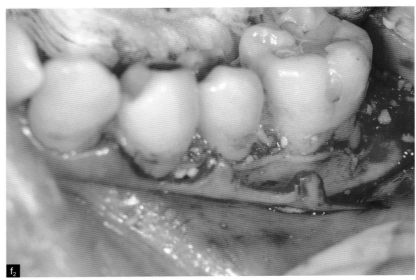

病例10-1f_{1,2}　清创结束后，在根面及骨缺损处涂布Regroth®。之后，在骨缺损处植入同种异体冻干骨（FDBA）。

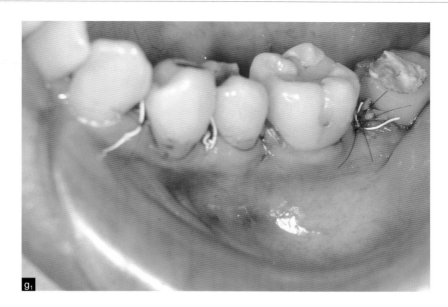

病例10-1g_{1,2}　瓣内侧面做减张切
开，牙龈冠向推进后缝合。$\overline{6\,7}$
间，由于颊侧角化龈少，因此使用了
SPPT。行褥式缝合加单纯缝合关闭
创口（由于$\overline{5}$嵌体脱落，在术中取
下，术后重新安装）。

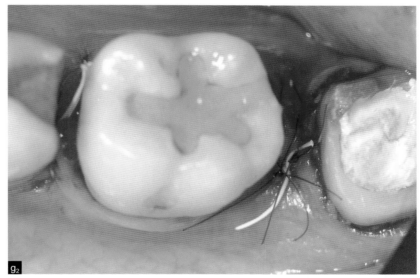

病例10-1h　术后1周复查。术
创无裂开，愈合良好。因使用了
Regroth®，术后牙龈显著发红，但印
象中龈乳头坏死、塌陷发生较少。

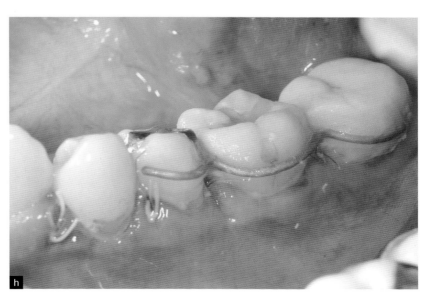

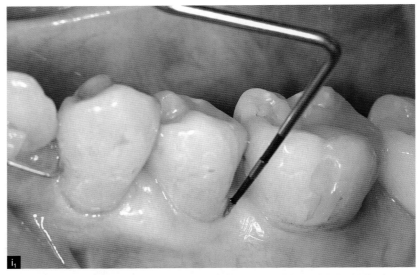

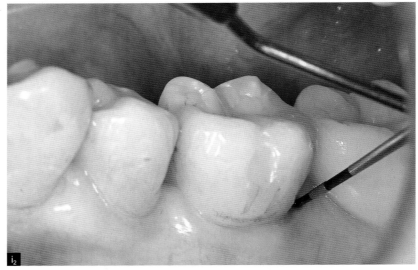

i₃	4			5			6			7		
	②	2	②	②	2	2	②	2	2	③	②	3
	3	2	③	2	2	2	3	2	3	3	2	2

病例10-1i₁₋₃　术后1年6个月复查。探诊深度稳定在3mm以下。

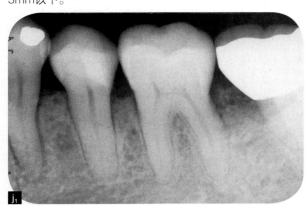

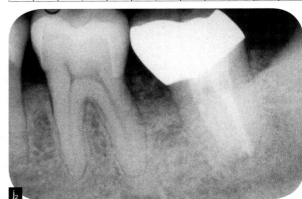

病例10-1j₁,₂　术后1年6个月的X线片示，虽然骨缺损处有不均匀透射影，但似有骨样组织形成。

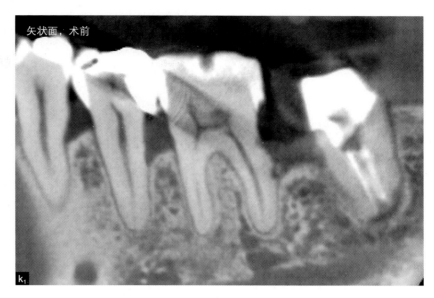

矢状面，术前

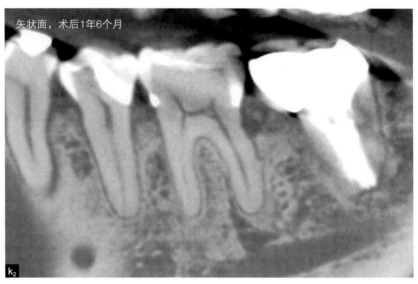

矢状面，术后1年6个月

病例10-1k₁,₂　术前和术后1年6个月的CBCT（近远中截面像）的比较。可见骨样组织增多（而三维重建图像中，修复体的伪影较大，无法辨析骨样组织）。

病例讨论　$\overline{4\,5}$间、$\overline{5\,6}$间为稍宽的三壁骨缺损，$\overline{6\,7}$间为宽而浅的弹坑状骨缺损。为确保垂直骨再生的空间，关键在于植骨材料的选择。如果软组织的初期封闭不佳，就难以形成充足的骨再生。关于龈乳头的切口选择方面，由于$\overline{6\,7}$间的根间距较大，故应该选择颊侧入路的保留龈乳头术（papilla preservation technique-buccal approach，PPT-B），但如果这么做，颊侧切口会让黏膜可动性增大，造成创口愈合问题。所以最终选择在角化龈内行SPPT。另外，SPPT更容易将龈瓣冠向复位。

术后愈合良好，但相比起Emdogain®，使用Regroth®后感觉软组织发红、肿胀更明显，但没有发生龈乳头坏死、塌陷。FGF-2也作为药物，用在压疮性溃疡的治疗中，似乎对软组织的治愈有显著促进作用。可以认为，术后初期创口愈合顺利，FGF-2起到了帮助。不过，术后观察时间较短，移植骨成熟需要些时间，但总体上笔者认为治疗效果等同于Emdogain®合并植骨术。

病例10-2　同一患者分区使用Emdogain®和FGF-2

患者　36岁女性，非吸烟者

初诊日期　2017年6月

主诉　于外院诊断牙周病，在笔者的医院治疗

病例概要　磨牙区可见局限深牙周袋和垂直骨缺损。牙周基础治疗后，首先在 6| 使用Emdogain®再生术。这时期Regroth®才刚刚应用到临床，我们也才刚开始在合适的病例中使用。本病例恰逢Regroth®在日本国内获批，成为牙周组织再生材料。向患者说明，Regroth®与Emdogain®相比，临床效果并无劣绩，计划在 6|、|6 的垂直骨缺损处使用Regroth®牙周再生术，得到患者知情同意。

此次治疗的3个部位的术前骨缺损的位置、缺损程度相同，也将使用大致相同的术式。术后无论在哪个位点，都能看到显著的附着获得，也都在X线片看到骨缺损有真实的改善。

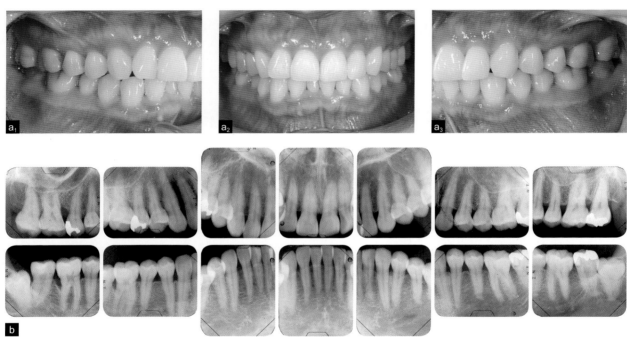

b　病例10-2a，b　初诊时的口内照和X线片。虽然没有明显的牙列不齐，但是在侧方运动时，磨牙区没有分离，故此处的骨缺损怀疑与咬合创伤有关。

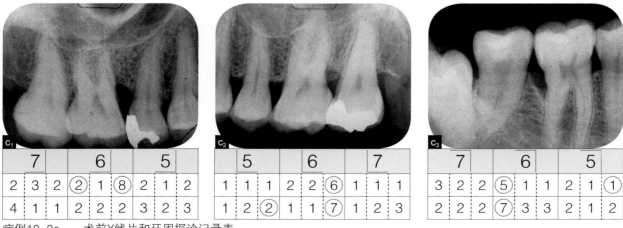

c₁									
7			6			5			
2	3	2	(2)	1	(8)	2	1	2	
4	1	1	2	2	2	3	2	3	

c₂									
5			6			7			
1	1	1	2	2	(6)	1	1	1	
1	2	(2)	1	1	(7)	1	2	3	

c₃									
7			6			5			
3	2	2	(5)	1	1	2	1	(1)	
2	2	2	(7)	3	3	2	1	2	

病例10-2c₁₋₃　术前X线片和牙周探诊记录表。

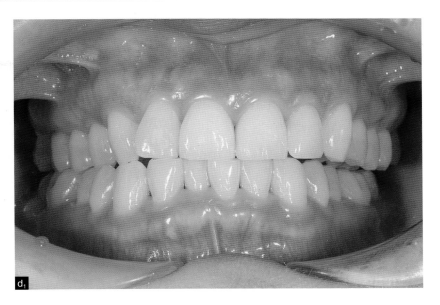

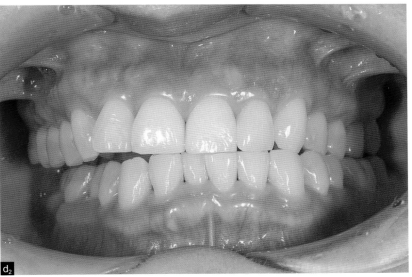

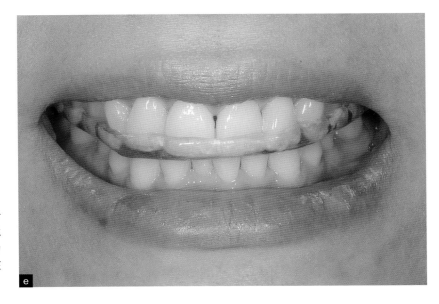

病例10-2d，e　初诊时检查咬合，在侧方运动时发现了磨牙区有干扰，因此行咬合调整。在牙周基础治疗开始时，就戴𬌗板治疗（e），尽可能地排除咬合创伤对磨牙区的影响。为了获得适当的磨牙分离关系，计划在再生术后行正畸治疗。

<u>6</u>近中：Emdogain®+FDBA，PPT-B

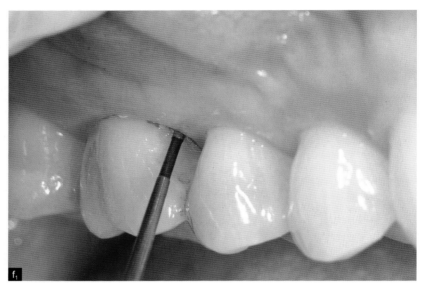

病例10-2f₁　<u>6</u>近中探及8mm的牙周袋。

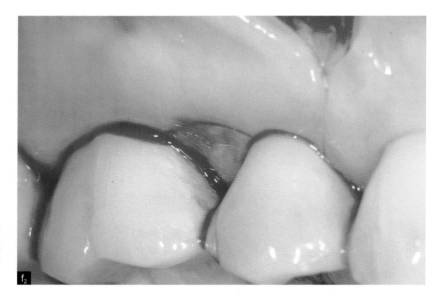

病例10-2f₂　根间距离大于2mm，故使用颊侧入路的保留乳头术（papilla preservation technique-buccal approach，PPT-B）。

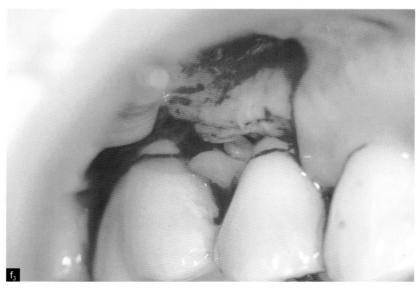

病例10-2f₃　见宽大骨缺损，为了充分清创，在<u>5</u>近中追加垂直切开，先分离颊侧瓣。

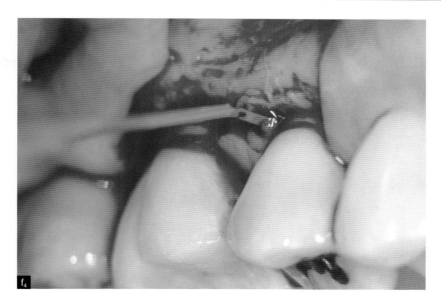

病例10-2f₄　使用显微刀片将骨缺损内的肉芽组织和龈乳头分离。

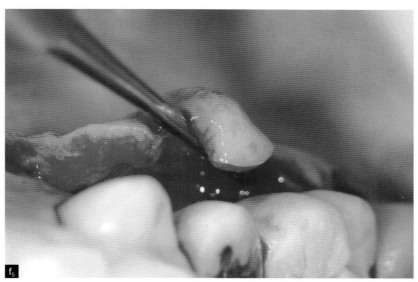

病例10-2f₅　使用显微骨膜起子，向腭侧方向剥离龈乳头。

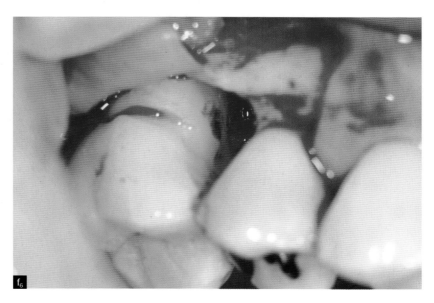

病例10-2f₆　翻瓣后所见的骨缺损状态。6近中根面发现牙石沉积。

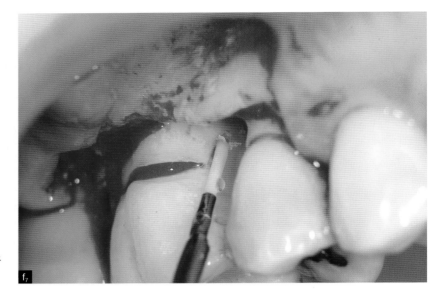

病例10-2f₇　使用Er：YAG激光，行
根面和骨缺损最深部的清创。

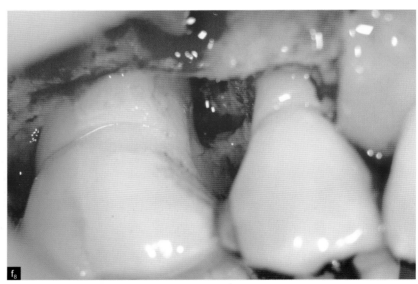

病例10-2f₈　清创结束时的状态。

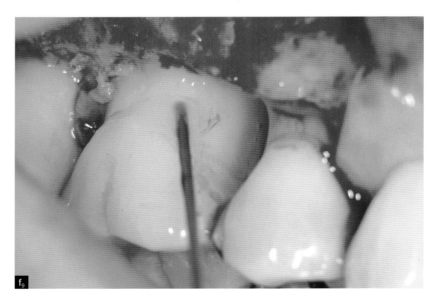

病例10-2f₉　根面涂布Emdogain®。

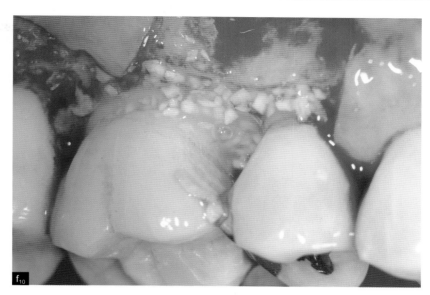

病例10-2f₁₀　涂布Emdogain®后，植入FDBA。

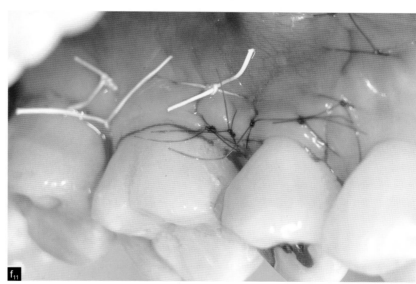

病例10-2f₁₁　在颊侧瓣内附加减张切口，使龈瓣略能冠向移动，无张力地缝合关闭创面。

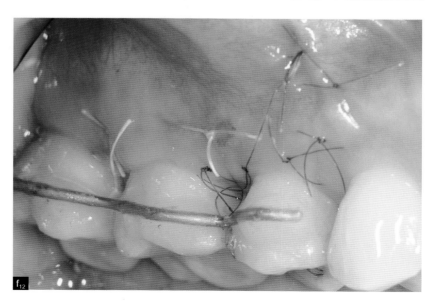

病例10-2f₁₂　术后1周复查。创面无裂开，愈合良好。

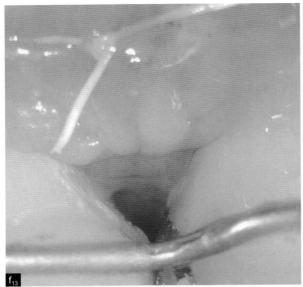

病例10-2f₁₃　术后1周复查。可见龈乳头能实现一期愈合，邻间组织无塌陷。

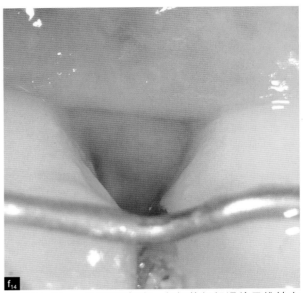

病例10-2f₁₄　术后2周复查。邻间软组织退缩量维持在最低限度。

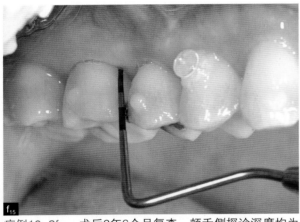

病例10-2f₁₅　术后2年6个月复查。颊舌侧探诊深度均为3mm。指导患者使用牙间刷和牙线。

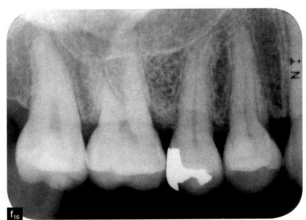

病例10-2f₁₆　术后2年6个月的X线片。骨缺损处似乎有骨样组织在逐渐成熟。

⌐6远中：FGF-2+FDBA，SPPT

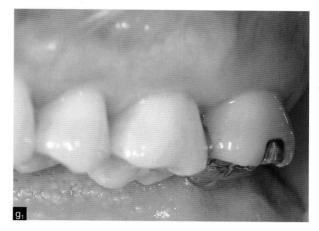

病例10-2g₁　在⌐6远中发现了垂直骨缺损。

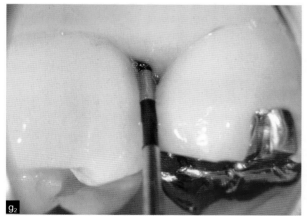

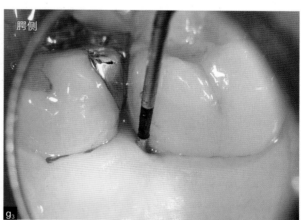

病例10-2g₂,₃　⌐6远中的探诊深度为6mm（g₂），腭侧为7mm（g₃）。

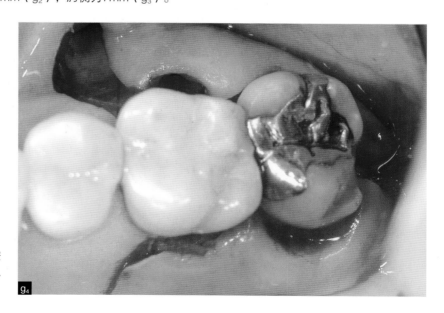

病例10-2g₄　⌐6⌐7根间距较窄，按SPPT术式切开，但在翻瓣时，龈乳头断裂。

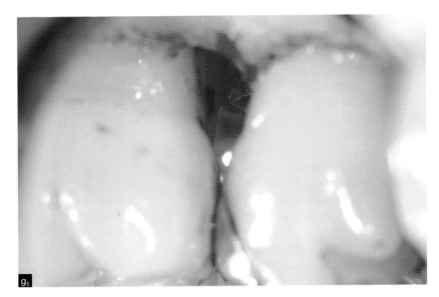

病例10-2g₅　6远中可见牙石沉积。

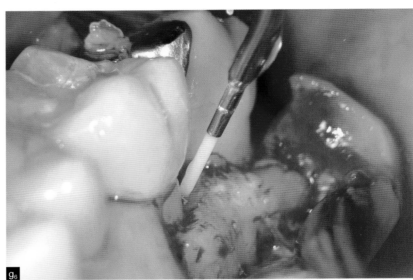

病例10-2g₆　使用Er：YAG激光，行根面和骨缺损最深部的清创。

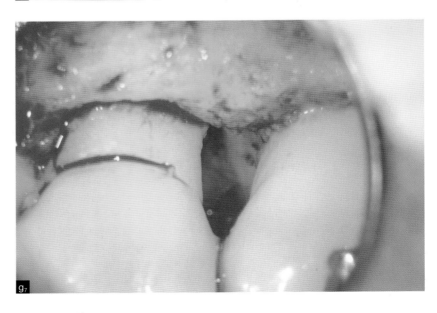

病例10-2g₇　清创结束时。

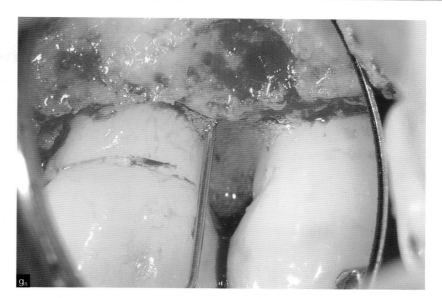

病例10-2g₈　涂布Regroth®。

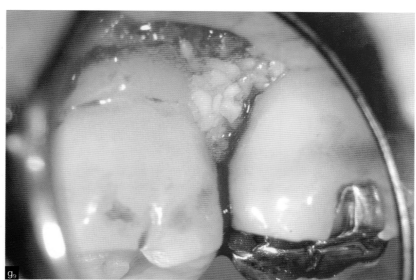

病例10-2g₉　植入FDBA。

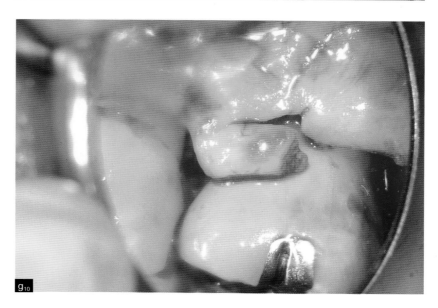

病例10-2g₁₀　由于翻瓣时龈乳头断裂，颊侧瓣附加小切口形成带蒂旋转瓣，尝试关闭邻间，争取一期愈合。

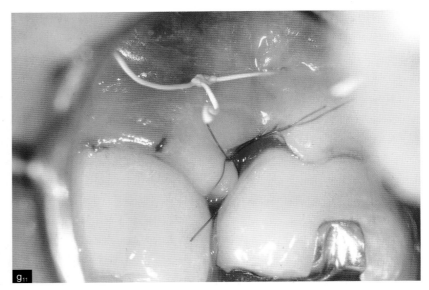

病例10-2g₁₁ 颊侧瓣减张切开，使用拉拢缝合，使颊侧瓣能稍冠向复位。创口与龈乳头处使用单纯缝合。

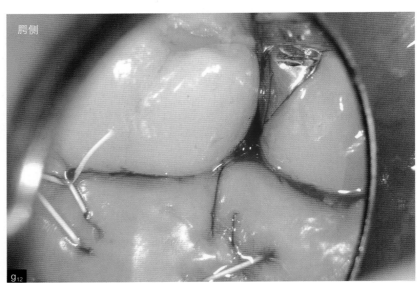

病例10-2g₁₂ 缝合结束时腭侧观。

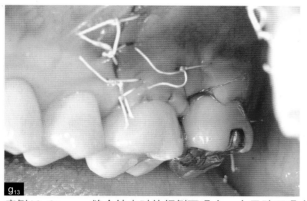

病例10-2g₁₃,₁₄　缝合结束时的颊侧面观（g₁₃）及𬌗面观（g₁₄）。

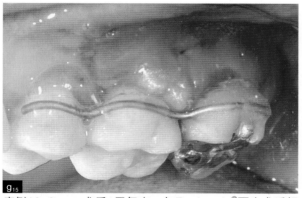

病例10-2g₁₅　术后1周复查。与Emdogain®再生术后相比，瓣肿胀更明显，发红感更强。

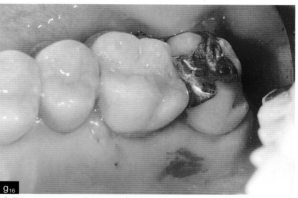

病例10-2g₁₆　术后1周复查。由于牙间组织水肿，无法分辨创面，但未见明显的创口裂开。

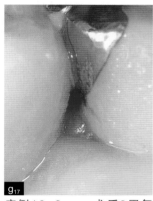

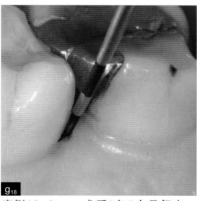

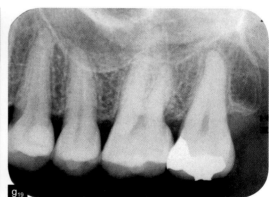

病例10-2g₁₇　术后3周复查。牙间区域软组织恢复饱满。

病例10-2g₁₈　术后2年3个月复查。术前5mm的探诊深度改善为3mm。

病例10-2g₁₉　术后2年3个月的X线片。骨缺损部位几乎被骨样组织充盈，恢复到了正常位置。

6̄ 远中：FGF-2+FDBA，SPPT

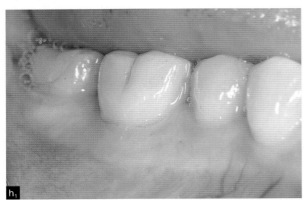

病例10-2h₁ 6̄远中发现垂直骨缺损。

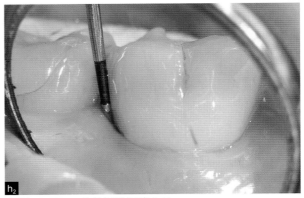

病例10-2h₂ 术前探诊深度为7mm。

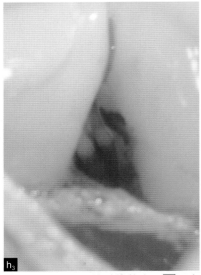

病例10-2h₃ 翻瓣时的状态。6̄远中发现牙石沉积。

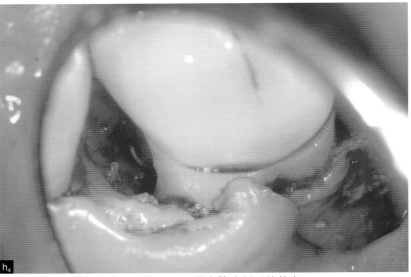

病例10-2h₄ 使用刮治器、Er：YAG激光等清创后的状态。

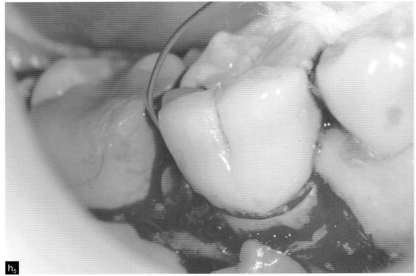

病例10-2h₅ 涂布Regroth®。

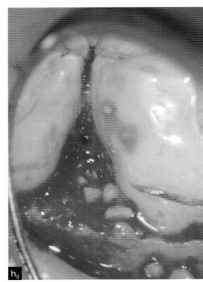

病例10-2h₆ 植入FDBA。

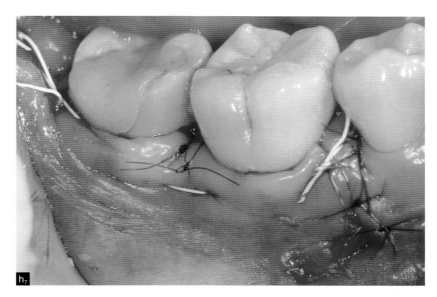

病例10-2h₇　缝合结束时的状态。与其他部位一样，行龈瓣拉拢缝合和创面关闭缝合。

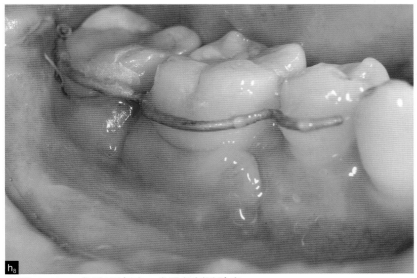

病例10-2h₈　术后1周复查。发现颊侧瓣肿胀。

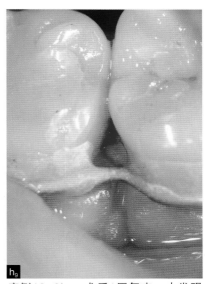

病例10-2h₉　术后1周复查。未发现牙间部位组织开裂。

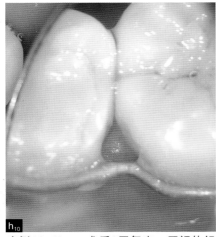

病例10-2h₁₀　术后2周复查。牙间软组织与术后1周时相比，略微增多。

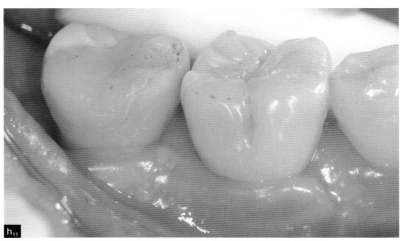

病例10-2h₁₁　术后1个月复查。牙间无塌陷，软组织愈合良好。

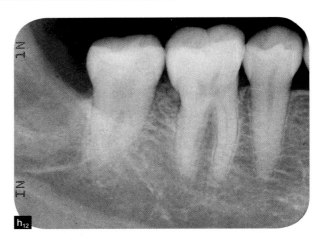

h₁₂

病例10-2h₁₂　术后3个月的X线片。由于软组织处理得当，移植物维持良好，因此植骨材料保持在较高水平。

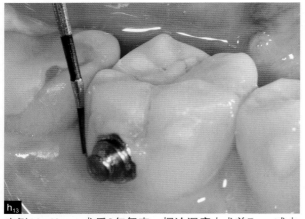

h₁₃

病例10-2h₁₃　术后2年复查。探诊深度由术前7mm减少到3mm。

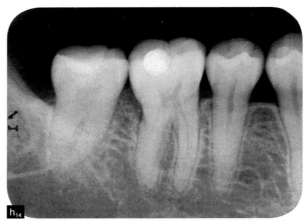

h₁₄

病例10-2h₁₄　术后2年的X线片。发现牙槽骨增量显著。

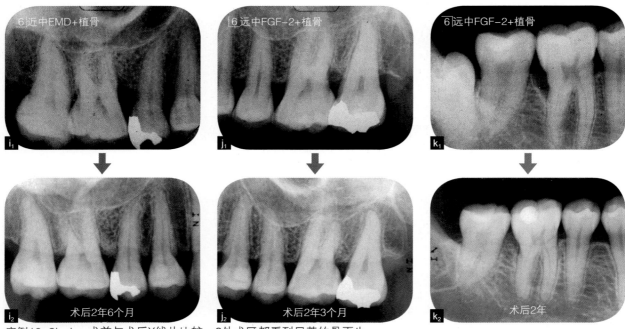

病例10-2i～k　术前与术后X线片比较。3处术区都看到显著的骨再生。

<u>病例讨论</u>　本病例有3个部位行牙周再生术，最终在X线片上都看到牙槽骨量增加，也发现附着水平改善。本病例表明，Regroth®与Emdogain®一样，都能获得足量的牙周组织再生。6 7间，尽管龈乳头断裂，没有取得一期组织封闭，但创面没有开裂，最终还是治愈了。猜测这归功于Regroth®强效促血管新生的作用，使得新生肉芽组织能迅速形成（图10-3）[2]。

本病例在两个部位使用了Regroth®，与使用Emdogain®的部位相比，术后的肿胀和发红显著，这一点给笔者留下了深刻的印象。

另外我们还评价了术后疼痛情况。使用视觉模拟评分（visual analog scale，VAS）评价3个部位手术后1周的疼痛程度（图10-4）。6处使用Emdogain®，6、6处使用Regroth®。相比之下，前者的疼痛感似乎较小。

尽管仅靠本病例无法得出确切的结论，但由于FGF-2具有较高的血管新生作用，因此术后炎症反应强烈，术后疼痛也许比Emdogain®强。

今后的研究中，我们应更谨慎地对比Emdogain®和Regroth®的临床效果，分析适应证的差异以及长期稳定性等。

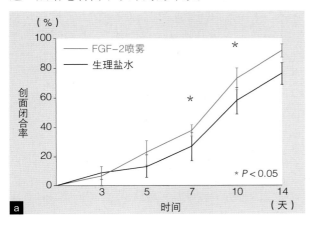

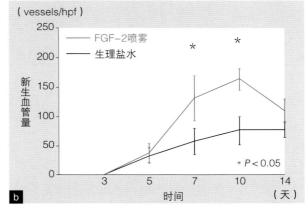

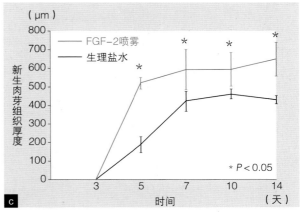

图10-3a~c　松本等学者将FGF-2和生理盐水分别应用于去除小鼠表皮的部位，观察其伤口治愈过程。结果显示，使用FGF-2的部位，创面的闭合率明显增高，新生血管更丰富，新生肉芽组织更厚[2]。

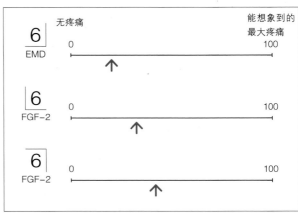

图10-4　术后疼痛评价。VAS是一项视觉尺度评分，即一条10cm线端的左端定义为"无疼痛"，右端定义为"能想象到的最大疼痛"，现时的疼痛程度如何，在该线段中表示[3]。对同一患者在基本相同的条件下手术，使用Emdogain®的部位的疼痛感小于使用Regroth®的部位。

参考文献

[1] Murakami S. Periodontal tissue regeneration by signaling molecule
（s）: what role does basic fibroblast growth factor（FGF-2）have in
periodontal therapy? Periodontol 2000 2011；56（1）：188 - 208.

[2] Matsumoto S, et al. The Effect of control-released basic fibroblast growth
factor in wound healing: Histological analyses and clinical application.
Plast Reconstr Surg Glob Open 2013；1（6）：e44.

[3] Hayes MHS, Paterson DG. Experimental development of the graphic
rating method. Psychol Bull 1921；18：98 - 99.

后记

　　我大三时，在一次牙周病学专题讲座上，第一次听了宫本泰和老师的课。他在课上展示了很多照片，结合临床讲解，那些牙周难题像被施予了魔法一般，均被完满解决，令我印象深刻。时过不久，已是五年级学生的我，开始在医院实习，那时的我开始思考作为牙科医生未来何去何从。思毕，我与当时的牙周病学教授涩谷俊昭老师交谈，希望可以跟着宫本泰和老师进修。幸运的是，我在（宫本泰和老师那里）进修结束后，立刻转正入职。在大约10年的时间里，我从头开始学习牙周治疗，积累了各种经验。

　　学习牙周再生术并非易事。必须依照科学基础，从零开始学习治疗的"策略"和"技巧"。我的技术目前还不成熟，我也一直在学习中。宫本泰和老师是日本牙周病学的先驱之一，我能从他的病例中获取宝贵的经验，实乃弥足珍贵。

　　本书讲述了牙周再生术在临床应用中的关键事项。以10年以上的长期病例为中心，结合大量的临床照片展示，并附上详细的记录。先不论书中关于手术技巧的分享，单就说本书对术前咨询、术后管理和术后并发症等方面应对策略的阐述都是淋漓尽致的。我听过不少讲习会、看过不少参考书，在细节方面，本书堪称个中翘楚。可以说，这是把切身体会凝缩成精华的一本书。如果本书能帮助更多的医生掌握牙周再生术，帮助他们的患者长期保存牙齿，提高患者的生活质量，我将感到无上荣幸。

　　我还是一名年轻后辈。在出版本书的过程中，多次与老师在方方面面展开讨论，这也是我精进牙周再生术的法门。宫本泰和老师对我这名初出茅庐的牙科医生一直悉心栽培、关怀备至，我由衷感谢老师。非常遗憾，涩谷俊昭老师在几天前已去世。我沉痛哀悼并感念涩谷俊昭老师，没有他的支持，也没有我后来的故事。同时我还想向诊所的前辈——重冈修司老师致以深深的谢意。多年来他一直给予我指导，为我的临床基本功打下坚实的基础。

　　最后，在本书发行之际，对反复修改原稿、给予宽容与支持的精萃出版社的板井诚信老师、大塚康臣老师，还有四条乌丸牙周种植中心每天奋斗在一线的工作人员，均表示衷心的感谢。

2020年4月

尾野　诚

写在最后

　　驻足回望，我已当牙科医生37年。时光飞逝，如白驹过隙。自从遇到小野善弘医生后，我成为从事牙周治疗为主的临床医生，每天与患者打交道。日复一日地在牙周治疗之路上求索，当中目睹牙周再生技术的进步，胸中萌生"真想为患者多留一颗天然牙"的执念，且愈发坚定。每天学习治疗技术，精研学问，废寝忘食，何其充实！回过神来竟已年过花甲。能走到今天，多亏了小野善弘医生热切的指导，我深存感激。

　　随着年事渐高，我意识到要实现"疗效持续"这一高远目标，不仅要掌握医疗技术，还需与患者建立长期良好的关系。只有让患者愿意长期前来维护，才能提高治疗的价值。为此，诊所全体工作人员都要有这样的意识——艰苦钻研，以厚德仁爱之心行善于患者。不仅要提升个人能力，还要发挥团队众人拾柴之势，集全院之力博施济众。本书收纳病例，大多是治疗后跟踪10～20年的长期病例，这些都归功于全体工作人员的共同努力。在此向他们表示衷心的感谢。

　　这一次，我与本院副院长尾野诚医生合著本书。我是开业牙科医生，每天忙碌于临床工作，想把技术和想法传授给年轻牙科医生实属不易。借此时际，共著卷籍，已超越预期，达成思想层面的共鸣。我相信这次的经验将助尾野诚医生日后在牙科执业生涯前行，并迎来巨大飞跃。

　　愿缘此书，更广泛普及牙周再生术，积下"多为患者留一颗牙"之善行。假使能等来这么一天，牙周病不再是日本国民失牙的首因，这该何等美好啊！

2020年4月
宫本泰和